惠民效方

刘维君　编著

天津出版传媒集团

天津科学技术出版社

图书在版编目（CIP）数据

惠民效方 / 刘维君编著. -- 天津 ： 天津科学技术
出版社，2023.9

ISBN 978-7-5742-1639-6

Ⅰ．①惠… Ⅱ．①刘… Ⅲ．①中医疗法 Ⅳ.
①R242

中国国家版本馆CIP数据核字(2023)第189888号

惠民效方

HUIMINXIAOFANG

责任编辑：马妍吉

责任印制：兰　毅

出　　版：天津出版传媒集团
　　　　　天津科学技术出版社

地　　址：天津市西康路 35 号

邮　　编：300051

电　　话：(022) 23332377

网　　址：www.tjkjcbs.com.cn

发　　行：新华书店经销

印　　刷：天津印艺通制版印刷股份有限公司

开本　710×1000　1/16　印张 21.375　字数 330 000

2023 年 9 月第 1 版第 1 次印刷

定价：98.00 元

前言

《惠民效方》是编者历经一年时间,将自己的临床经验及医学文献中的有效治疗方法汇编而成。

本方分为五部分:

1.针灸拔罐的临床应用

2.针灸特殊疗法

3.某些中药及中成药的临床应用

4.疾病各论治疗

5.临床典型医案

在治疗各证中,既有现代医学病名又有中医疾病名称。各种疾病均列出现代医学的病因、临床表现等,在临床实践中采用中医进行治疗,治疗方法多样,针灸、拔罐、刮痧分型辨证治疗,又有中药外治法。有些疾病单纯采用针刺法,如落枕取落枕穴,肩周炎取条口透承山。针刺治疗后,效如桴鼓,立竿见影。有些疾病采用针刺和外敷中药联合使用,如浅刺法配合外敷中药治疗面神经麻痹,治愈率高,疗程短。

在治疗方法中,编者擅长使用刺络拔罐治疗常见疾病。在采用针具上改变了传统使用三棱针具,而采用采血针进行刺络治疗。丹毒的刺络拔罐疗法是作者亲身体会所创。本人曾患左侧小腿丹毒,红肿疼痛采用外敷及内服中药,治疗不见好转,而采用患处刺络拔罐治疗后,肿痛大减,治疗4次而愈。继而用于临床为丹毒患者解除了痛苦,效果显著,愈后不易复发。有些疑难病如乳腺癌及腹腔癌证术后所致的淋巴回流受阻,采用刺络拔罐疗法后取得了显著效果。

在灸法及针刺治法中,本书选录了近代一些名医的治疗方法,如岳美中教授的背部大灸疗法,彭静山前辈的痹证十法、降压十法,王乐亭的治瘫十一法、中风十三法,对于基层中医临床医师,在治疗疾病中具有很好的指导作用。

在疫情防控中,针对当前的新型冠状病毒肺炎,作者根据《黄帝内经》"正气存内,邪不可干,邪之所凑,其气必虚"的观点,创立扶正祛邪预防新型冠状病毒肺炎方药,"益正抗毒汤"用于正常人、密接人员,效果显著。

在治疗新冠病毒感染中,根据临床表现不同,制定了 5 个抗毒方,对于无症状感染者采用固表抗毒方;发热头痛身痛者采用清解抗毒方;发热咽痛咳嗽者采用清肺抗毒方;恢复期干咳无力者采用养阴抗毒方;恢复期腹胀腹泻食少无力采用健脾抗毒方。在这次疫情治疗中疗效显著。

本书所录用的医案,皆是作者在三十余年的临床实践中的经验总结,涉及内、外、妇、儿及皮肤科。其中治疗方法和方药,对于治疗疾病效果显著。

序

时光荏苒,岁月如梭,转眼间我与刘维君主任从天津中医药大学毕业已有三十六个春秋。今日得知他著成《惠民效方》,恳请我作序,我感到非常荣幸,也心怀深深的敬意。

刘维君主任自大学毕业后,一直在天津市津南区从事中医基层医疗工作。不同于市区三甲医院的专科划分,维君主任在工作中需要直面患者群众纷繁不同的医疗需求,有内科、妇科、外科、皮肤科、儿科等各类疾病。基层是最好的课堂,实践是最好的教材,患者是最好的老师,在30余年的临床工作中,维君主任变成了临床多面手,擅长运用中医中药、针灸、中医外治法等多种手段,治疗各类疾病,尤其对疑难杂症有着独到的见解和方法。

正所谓"志之所趋,无远弗届",他心怀着对中医的热忱,在基层的广袤天地搭建出一片舞台,他不仅是津南区的名中医,也是名中医传承工作室的带头人。他培养了多名优秀的徒弟,传授了他的医学理论和技能,为中医的传承和发展做出了贡献。他为人诚恳,医德高尚,临证精明,医术高超,临床效果显著,深受广大患者的信赖和赞誉,惠民一方。

"无冥冥之志者,无昭昭之明;无惛惛之事者,无赫赫之功。"在几十年临床工作中,刘维君主任铢积寸累,集腋成裘,不断积累总结工作中的经验,最终付梓成书。《惠民效方》一书,是刘维君主任工作几十年的心血结晶,本书收录了他亲自诊治、疗效显著的典型医案和治疗方案。本书分为五个部分:第一部分记录了十余个典型医案,展示了刘维君主任对病因、病机、辨证、用药等方面的精湛分析和处理;第二部分论述了四十余种常见疾病的病因、症状、辨证、治法、方药等内容,涵盖了内科、妇科、外科、皮肤科等多个领域;而后分别论述了针灸、拔罐的基本原理和操作方法,以及治疗各种疾病的穴位选择和配伍原则;最后介绍了中成药的基本特点和使用方法,以及中成药治疗各种疾病的选用原则和注意事项。本书内容丰富、实用、易懂,适合广大中医工作者和爱好者学习参考。

中医文化博大精深,源远流长。守正创新,传承发展是每一位中医人的责任和使命。刘维君主任在津南这片土地上,用他的智慧和爱心,为人民健康事业奉献了自己的一份力量。我衷心祝愿他的《惠民效方》一书能够惠及更多的读者,让更多的人受益于中医之道。

天津市中医药学会脾胃病专业委员会主任委员　王秀娟

癸卯春于津

目录

疾病各论治疗

临床典型医案

针灸拔罐的临床应用

背部拔罐的临床应用

拔罐疗法概说

定义：以罐为工具，利用燃火、抽气等方法排除罐内空气，造成负压，使之吸附于体表的腧穴或病患处，使局部皮肤充血或瘀血，以达到防治疾病目的的一种疗法。

内经有云："其瘀毒者，刺而拔之。"历史沿革成书：最早见于春秋战国时期《五十二病方》"牡痔居窍旁，大者如枣，小者如核者，方以小角角之，如孰(熟)二斗米顷，而张角，絮以小绳，剖以刀。"

拔罐疗法的原理和作用

拔罐时，真空负压有一种较强的吸拔力，这种负压作用于经络穴位上，能够开泻腠理，使病邪或者一些病理产物从皮毛吸出体外，使经络气血得以疏通，恢复"阴平阳秘"的状态，促进脏腑经络功能恢复到正常状态。

长期的临床实践证实，拔罐疗法具有扶正祛邪、平衡阴阳、疏通经络、温经散寒、泻热解毒、行气活血、舒筋活络、消肿止痛、拔毒排脓、强壮身体等作用。

拔火罐操作方法

罐子的选择：一般选择玻璃罐，分大、中、小三个型号，外形如球状，口小肚大，罐口光滑，质地透明，可以观察拔罐过程中皮肤的情况。

燃料的选择：采用95%的酒精作为点火用的材料，可以使用酒精灯或用小口瓶装酒精，以便点火时方便蘸酒精。

火罐的具体操作方法：拔火罐是指用火燃烧掉罐内气体，使罐内形成负压，将罐吸附在皮肤上,做到吸拔有力还要防止吸力过大。一般采用闪火法:以止血钳夹住棉球,在95%酒精中浸湿,于酒精灯上点燃后,伸进罐内,在罐底部迅速绕2~3圈后退出,再迅速将罐扣在选择好的部位上吸住即可。本法操作的要点是动作要快,罐口离拔罐的部位不要太远,火焰在罐内不要停留太久。

背部拔罐的取穴

大椎:后背正中线上,第七颈椎棘突下凹陷中。主治热病、发热恶寒、咳嗽、气喘等外感病证。

肺俞:第三胸椎棘突下,旁开1.5寸。主治咳嗽、气喘、咯血等肺疾。

心俞:第五胸椎棘突下,旁开1.5寸。主治心痛、惊悸、失眠、健忘等心与神志病变;咳嗽、吐血等。

膈俞:第七胸椎棘突下,旁开1.5寸。主治呕吐、呃逆、气喘、吐血等上逆之证。

肩髃:在肩部,三角肌上,臂外展肩峰前下方凹陷中。主治肩、背、上肢病证。

背部拔罐的适应证解析

根据各穴位主治:用于治疗呼吸系统疾病,如咳嗽、气喘等。

根据各穴位归经:大椎取自督脉,督脉可以振奋人体阳气,调节人体免疫功能;肺俞、心俞、膈俞取自足太阳膀胱经,用于治疗外感太阳经的病变及心肺疾病;肩髃取自手阳明大肠经,大肠与肺相表里,故其有疏通经络、理气化痰之效。

根据各穴位所处人体的位置:均位于上焦,胸肺部,故治疗肺系疾患。

根据各穴位所包含的穴位群:拔罐不是单个穴位而是一个穴区,每个穴区包含多个具有相同或相似主治的穴位,这些穴位相互促进、补充,故能取得满意的疗效。

大椎穴区:

1.定喘(大椎穴旁开0.5寸,主治呼吸系统病症:哮喘、咳嗽、支气管炎等,经外奇穴)

2.陶道(后正中线上,第一胸椎棘突下凹陷中,主治热病、咳嗽、气喘等外感病证,督脉)

3.肩中俞(大椎旁开2寸,主治呼吸系统病症:哮喘、咳嗽、支气管炎等,手太阳小肠经)

4.大杼(第一胸椎棘突下,旁开1.5寸,主治咳嗽,足太阳膀胱经与手太阳小肠经交会穴)

肺俞心俞穴区:

1.风门(第二胸椎棘突下,旁开1.5寸,主治感冒、咳嗽、发热、头痛,足太阳膀胱经)

2.身柱(后正中线上,第三胸椎棘突下凹陷中,主治身热、头痛、咳嗽、气喘等外感病证,督脉)

3.厥阴俞(第四胸椎棘突下,旁开1.5寸,主治咳嗽、胸闷,足太阳膀胱经)

4.膏肓(第四胸椎棘突下,旁开3寸,主治咳嗽、气喘、肺痨等肺之虚损证,足太阳膀胱经)

心俞膈俞穴区:

1.神道(后正中线上,第五胸椎棘突下凹陷中,主治心痛、心悸、失眠、咳嗽、气喘,督脉)

2.灵台(后正中线上,第六胸椎棘突下凹陷中,主治咳嗽、气喘等,督脉)

3.至阳(后正中线上,第七胸椎棘突下凹陷中,主治胸胁胀满、咳嗽、气喘等,督脉)

肩髃穴区:

1.肩髎(肩峰后下方,上臂外展时,当肩髃穴后寸许凹陷中,主治肩臂痛、手少阳三焦经)

2.肩井(肩上,大椎穴与肩峰连线的中点,主治颈项强痛、肩背疼痛,足少阳胆经)

结语

背部拔罐主要用于治疗肺系外感病证,如感冒、发热、咳嗽、气喘、过敏性鼻炎等疾病。经脉穴区具有扶正祛邪的双向调节作用,据虚则补之,实则泻之之原则区别应用。如风寒表实证可以用力拔之,风热证可以刺络拔之;对于虚证,如老年人哮喘可加脾俞、肾俞加以扶正,不同病情区别对待。肺开窍于鼻,临床上使用此法治疗鼻炎患者,疗效满意,能迅速缓解其鼻塞、流涕等症状。

刺络拔罐的临床应用

笔者一直从事临床工作,总结应用刺络拔罐结合中药内服治疗糖尿病溃疡、带状疱疹、紫斑病、丹毒、痛风等疑难病症,取得良好的疗效,特列举典型病例如下。

一、糖尿病溃疡案例

魏某,男,50 岁

主诉:右侧胫骨下端溃疡 40 天。

现病史:患者有糖尿病史 10 年,40 天前因外伤后于右侧胫骨前缘有一溃疡面,3cm×3cm,疮口色紫,周围色红,局部皮温增高,久不愈合。舌红苔薄白,脉弦滑。

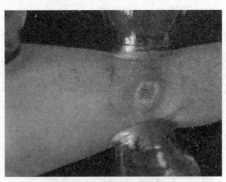

诊断:糖尿病溃疡

病机:阴津亏损,燥热偏胜是本病的基本病机,病情迁延日久,燥热亢盛,伤津耗气,而致气阴两虚,燥热内结,营阴被灼,蕴毒成脓,引发痈疽。

治疗:补气养阴,清热解毒

丹参 10g,牡丹皮 10g,赤芍 10g,黄芪 20g,地黄 10g,地丁 10g,川芎 10g,

金银花 10g,连翘 10g,白术 10g,玄参 10g,甘草 10g,黄柏 10g,车前子 10g,三七10g,7付,开水冲服,每日 1 剂。

二诊症减

右侧胫骨下端溃疡缩小,疮口色转红,周围色转淡红,局部皮温不高,舌红苔薄白。

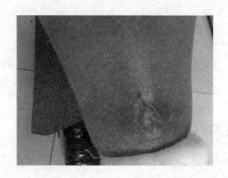

患者一周两次刺络拔罐治疗,生肌膏外用,每日一次,连服中药 20 余剂,一月后疮口愈合。

二、紫癜案例

冯某,男,71 岁

现病史:患者无明显诱因出现左侧大腿内侧、小腿内侧片状紫色斑疹,夜间疼痛加重,舌淡,紫暗,脉弦滑。

血常规:血小板 141×10^9/L,其余各项指标均正常。

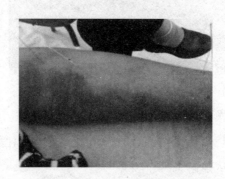

诊断：紫癜

病机：热毒内炽,营阴被灼,血液黏滞难行,患者气虚,不能摄血于脉内,血溢脉外,离经之血即为瘀,瘀血停滞经络。

治疗：1 中药治疗　　清热凉血止血,补气化瘀

丹参 15g,丹皮 15g,生地 30g,赤芍 10g,牛膝 10g,红花 10g,川芎 6g,乳香 10g,没药 10g,黄柏 10g,龙胆草 10g,车前子 10g,金银藤 15g,三七 3g,熟地 10g,柴胡 10g,黄芩 10g,焦山楂 10g,焦麦芽 10g,甘草 10g,白芍 10g,大蓟 10g,小蓟 10g,白茅根 10g,仙鹤草 10g,黄芪 15g,7 付,水煎服,每日 1 剂。

2 针刺治疗　取穴血海、阴陵泉、三阴交,每日 1 次。留针三十分钟。

二诊下肢紫斑色变浅,疼痛减轻,范围较前缩小,舌淡紫暗,脉弦滑,加大活血化瘀之功。

去川芎,加红花 10g,泽泻 10g,丹参 15g,7 付,水冲服,每日 1 剂。

三诊紫斑消退,疼痛消失,病灶部位只留下浅淡印记,舌淡紫暗,脉弦滑,病情已趋于痊愈,加大补气化瘀之功。

去大蓟,小蓟。

黄芪加至 20g。续中药 7 付,巩固疗效。

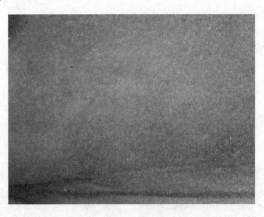

三、带状疱疹案例 1

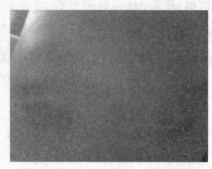

林某,男,62 岁

主诉:左侧腹部、肋部、背部簇状疱疹 7 天。

现病史:7 天前左侧腹部肋部背部出现水泡,色红,簇状分布,疼痛,夜间加重,难以入眠,纳可,舌红,苔薄腻,脉滑。

诊断:带状疱疹

病机:患者肝气郁结,久而久之则产生内火,由于饮食不规律,脾失健运,体内水湿停滞,湿邪化瘀变成湿热邪,瘀积于肌肤之外。

治疗: 1.中药清热利湿,活血止痛

2.刺络拔罐连续 3 次,每日 1 次

处方:柴胡 10g,龙胆草 10g,黄芩 10g,丹皮 10g,赤芍 10g,生地 30g,半夏 10g,川棟子 10g,元胡 10g,白芍 10g,瓜蒌 15g,炒白术 10g,黄柏 10g ,党参 10g,车前子 10g,连翘 15g,乳香 10g,没药 10g ,7 付,水煎服,每日 1 剂。

二诊皮疹色变淡,疼痛减轻,舌淡红,苔白腻,边有齿痕,脉弦细,为增加利湿功效,加苍术 10g。续服中药 7 付,巩固疗效。

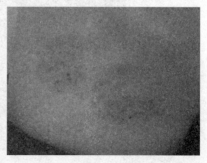

三、带状疱疹案例 2

张某,女,56 岁 左侧上肢皮疹

现病史:左上肢皮疹痒,胀痛,夜间加重,纳差,舌红,苔薄白,脉弦细。

诊断:带状疱疹

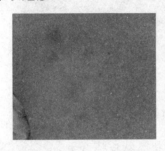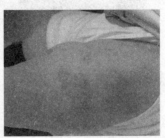

病机:患者肝气郁结化火,机体免疫功能减低,脾失健运,体内水湿停滞,湿邪化瘀变成湿热邪,久而化瘀于肌肤之间,阻滞气血,疼痛尤甚。

治疗:清热解毒,健脾利湿,活血祛瘀

处方:

柴胡 10g,板蓝根 15g,半夏 10g,云苓 15g,没药 10g,金银藤 15g,丹皮 10g,白芍 10g,焦三仙各 10g,甘草 10g,连翘 15g,生地 30g,炒白术 10g,黄连 10g,车前子 10g,马齿苋 30g,炮姜 10g,黄芩 10g,山药 15g,乳香 10g,赤芍 10g,党参 10g,炒薏米 15g,桑枝 15g,7 付,水煎服,每日 1 剂。

二诊左上肢胀痛症减,皮疹症减,色转淡红,皮疹痒减轻,便溏,舌红苔薄白,脉弦滑,加大利湿健脾止痒之效。

加苍术 10g,木香 6g,藿香 10g,白鲜皮 10g,地肤子 10g,7 付,水煎服,每日 1 剂。

三诊皮疹色浅,痒、疼痛症减,范围缩小,舌淡紫暗,苔薄腻,脉缓。

地肤子加至 15g,加葛根 10g,7 付,水煎服,每日 1 剂,巩固疗效。

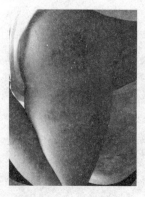
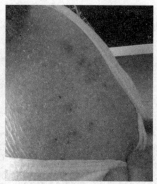

三、带状疱疹案例 3

唐某,男,79 岁

主诉:左侧臀部,大腿内侧及外侧片状簇状皮疹 3 天。

现病史:3 天前左侧臀部,大腿内侧及外侧出现片状簇状皮疹,疼痛,夜间加重,皮疹周围可见正常皮肤,色红,疼痛程度逐渐加重,皮疹范围逐渐加大,舌红苔白腻,脉滑。

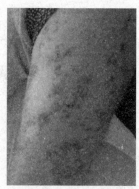

病机:老年体弱,正气不足,湿热毒邪侵犯腠理,由表入里,深入营血,熏灼血脉,导致血溢脉外,瘀积于肌腠之间,导致皮肤紫点。

诊断:带状疱疹

治疗:1 中药治疗　清热解毒,化湿祛瘀,补气健脾

丹皮 10g,赤芍 10g,生地 10g,牛膝 10g,黄柏 10g,知母 10g,连翘 10g,地丁 15g,金银花 10g,乳香 10g,没药 10g,云苓 15g,滑石粉 15g,炒白术 10g,党参 10g,山药 15g,炒薏米15g,焦神曲 10g,焦麦芽 10g,焦山楂 10g,甘草 10g,7 付,

水煎服,每日1剂。

2 刺络拔罐一周3次

二诊皮疹色变淡,疼痛减轻,皮疹范围未见加大,皮疹间皮肤红色消退,舌红,苔薄腻,脉缓,调整药物加大化湿之力。、

去乳香,没药,金银花,山药,云苓。

加金银藤15g,龙胆草10g,土茯苓30g,白芍10g,车前子10g,柴胡10g,紫草15g。

7付,水煎服,每日1剂。

三诊皮疹色变淡,疼痛消失,局部皮肤可见结痂,舌红,苔薄白,脉弦细,因诸症得减,结合患者年老气虚,继服前药巩固疗效,加黄芪20g,补气健脾,7付,水煎服,每日1剂。

四诊皮疹色变淡,疼痛消失,仅在大腿内侧可见结痂,患者无不适。

四、三叉神经痛案例

患者姓名:付某　**性别:**男　　**年龄:**60

民族:汉族　**职业:**教师　**婚姻情况:**已婚

初诊时间:2018年8月17日

主诉:左侧面痛,牙疼四个月。

现病史:一日疼痛数次,每次持续约20秒,面部皮肤及左侧牙齿不可触摸,会引起剧痛,如针扎,有电流过,有灼烧感。说话和咀嚼都会诱发疼痛或加深疼痛。严重影响睡眠质量。就诊前一天疼痛难耐且疼痛间隔缩短。持续服用卡马西平进行止痛。患者自述面部疼痛可能与生气有关。

体格检查:面红,舌红苔薄腻脉弦。

中医诊断:面痛风热上扰证,阳明少阳经热证

西医诊断:三叉神经痛

辨证分析:由于患者生气肝阳暴增,又因年迈素体阴虚,导致肝阴不足以制阳,则肝阳上亢,损伤面部经络。由于经络损伤,导致气血流通不畅,发生阻滞,不通则痛。由于久病阻络,热盛气壅血瘀。有血瘀则痛有定处,痛如针刺。

治法治则:清热平肝,祛痰化瘀

1 方药:半夏白术天麻汤

姜半夏 10g,炒白术 10g,天麻 10g,钩藤 10g,黄芩 10g,白芷 10g,全蝎 3g,蜈蚣 1 条,生石膏 30g,元参 10g,生龙骨 15g,牡蛎 15g,白芍 10g,龙胆草 10g,车前子 10g,瓜蒌 15g,当归 10g,川芎 6g,生甘草 10g,僵蚕 10g,丹皮 10g,赤芍 10g,栀子 10g,黄柏 10g,7 付,水煎服,每日 1 剂。

2 针灸穴位:合谷、外关、下关、瞳子髎、风池、颊车。

3 刺络拔罐:手三里、瞳子髎、颊车。

二诊:2018 年 8 月 20 日,服药 3 日,针灸 2 次,刺络拔罐2 次。患者自觉疼痛明显减轻,当面部皮肤用力搓揉或用力咀嚼会引起疼痛。痛感减轻,频率减少,且止痛药卡马西平停药。

三诊:2018 年 8 月 24 日,服药 7 日,针灸 5 次,刺络拔罐4 次。疼痛消失,患者心情改善。

按:患者年迈体虚,肝阴不足加之情绪变化导致肝风上扰,热盛阻络。所以治疗上应该以清热平肝,活血通络为治则。治疗方法应该以针药拔罐并用比较好。用药方面为半夏白术天麻汤加减。主治:化痰祛风,健脾祛湿。方中天麻、钩藤平息肝风,姜半夏、白术祛湿健脾,元参、黄芩、白芷、生石膏、龙胆草、车前子、瓜蒌、赤芍、栀子、黄柏、牡丹皮清除火热,其中黄芩、白芷、龙胆草、黄柏具有燥湿的功效,车前子渗湿通淋。附方加味逍遥丸:当归、赤芍、白术、牡丹皮、栀子、甘草,主治肝郁内热证。全蝎、蜈蚣、天麻、川芎共用治疗顽固性偏正头痛。僵蚕用于祛风散热止痛,专治肝经风热上攻之头痛。白芍、生龙骨、牡蛎补阴潜阳。

针刺穴位主治:

合谷:头痛、齿痛、目赤肿痛、口眼歪斜、恶寒发热、中风失语。

外关:热病、耳聋耳鸣、胸胁痛、上肢痿痹。

风池:目赤肿痛,头疼发热、中风、颈项强痛。

瞳子髎:目赤肿痛、目翳、头痛。

颊车:齿痛、口眼歪斜、颊肿口噤。

下关:齿痛颊痛、口眼歪斜、耳聋耳鸣。

五、痛风

患者姓名:曾某　　**性别**:男　　**年龄**:69 岁

就诊日期:2022 年 5 月 23 日　**初诊、复诊**:初诊　**发病节气**:小满

主诉:足趾及足背红肿疼痛 3 天

现病史:3 天前无明显诱因出现左侧足第一趾关节及足背红肿疼痛,未行特殊诊治。

既往史:否认高血压、心脏病史。否认 14 天内出现发热、咳嗽、咳痰等呼吸道症状,否认 14 天内有国内中高风险地区和境外的旅行史或居住史。

过敏史:否认药物及食物过敏史。

体格检查:神志清,精神可,夜寐不佳,心律齐,肝脾肋下未及,二便可,舌红苔腻,脉细。

辅助检查:血常规、肾功能未见异常

中医诊断:热痹

证候诊断:肾虚湿热证

西医诊断:痛风

治　法:1 中药治疗　　清热解毒,凉血化瘀通络

处　方:丹皮 10g,赤芍 10g,生地黄 30g,牛膝 10g,车前子 10g,玄参 10g,川芎 10g,乳香 10g,没药 10g,地龙 10g,生薏苡仁 15g,蒲公英 15g,紫花地丁 10g,金银花 10g,连翘 10g,苍术 10g,黄芪 10g,甘草 10g,知母10g,鸡血藤 10g,山药 15g,三七 3g,开水冲服,早晚分服,日一剂,共 7 剂。

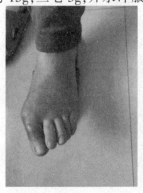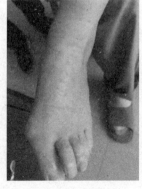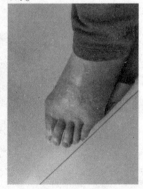

2 刺络拔罐连续治疗 3 次,日 1 次。

复诊:5 月 24 日复诊,服药及局部刺络拔罐治疗后红肿疼证减;

5 月 25 日复诊,服药及局部刺络拔罐治疗后疼消,微红肿;

5 月 30 日复诊,痊愈。

刺络拔罐配合中药外敷治疗面神经麻痹

治疗方法

1.刺络拔罐

取穴:阳白、颊车,用采血针点刺放血,留罐 5 分钟,每周二次。

2.中药外敷

全蝎,蜈蚣,僵蚕,羌活,白芷,川芎,当归,肉桂,白附子,甘草。

以上药物研面,蜜调,外敷患侧 6 小时,6 小时后洗净,每日一次。

3.中药内服

牵正散加减治疗,水煎服,日一剂,早晚分服

4.针刺治疗

取穴:风池、太阳、阳白、攒竹、四白、迎香、颊车、地仓、承浆、人中、合谷等,针灸每日 1 次。

经过采用上述方法治疗 10 例面神经麻痹患者。

发病:5 天以内者,一般经过 2~3 周治愈;

5 天以上、15 天以内者,经过 4~6 周治愈;

15 天以上者,经过 8~10 周治愈。

典型病例

一、肝郁风痰阻络

患者姓名:陈某　　性别:男　　年龄:50 岁

就诊日期:2022 年 02 月 26 日　初诊、复诊:初诊　发病节气:雨水

主诉:右侧口角歪斜3天。

现病史:患者3天前无明显诱因出现右侧面颊部动作不灵,口角歪斜,闭眼困难。不伴有右侧肢体运动及感觉异常症状。

既往史:否认高血压、心脏病史。

过敏史:否认药物及食物过敏史。

体格检查:一般状况可,心肺肝脾未见异常,右侧额纹消失、鼻唇沟消失,右侧眼裂增大,闭目、皱额、抬眉困难,示牙时口角向左下歪斜,鼓腮右侧漏气,进食物右侧有残留,伸舌居中,舌前2/3无明显感觉异常及味觉障碍。舌红脉弦。

辅助检查:无

中医诊断:口僻

证候诊断:肝郁化火、卫外失固、风痰阻络证

西医诊断:周围性面神经麻痹

治　　则:清肝火祛风化痰通络

治疗方法:

1.刺络拔罐

每周二次。

2.中药外敷

药物研面,蜜调,外敷患侧6小时,6小时后洗净,每日一次。

3.中药内服

白附子10g,僵蚕10g,全蝎2g,蜈蚣1条,羌活10g,白芷10g,白术10g,龙胆10g,黄芩10g,柴胡10g,龙骨10g,牡蛎10g,甘草10g,夏枯草10g,栀子10g,生地黄20g

水煎服,日一剂,早晚分服。

4.针刺治疗

针灸2次/周。

健康指导:①合理饮食,忌食辛辣刺激食物,适量运动。②注意休息。③不适随诊。

经过三周治疗后双侧额纹对称,鼻唇沟对称,右眼闭合正常,痊愈。

二、肝郁风痰阻络

患者姓名:程某　　**性别**:男　　**年龄**:50 岁

就诊日期:2022 年 9 月 27 日　**初诊、复诊**:初诊　**发病节气**:秋分

主诉:右侧口角歪斜 15 天。

现病史:患者于 2022 年 9 月 12 日突然感觉右侧口歪。

既往史:否认高血压、心脏病史。

过敏史:否认药物及食物过敏史。

体格检查:一般状况可,心肺肝脾未见异常,右侧额纹消失、鼻唇沟消失,右侧眼裂增大,闭目、皱额、抬眉困难,示牙时口角向左下歪斜,鼓腮右侧漏气,进食物右侧有残留,伸舌居中,舌前 2/3 无明显感觉异常及味觉障碍。舌红苔薄腻脉滑。

辅助检查:无

西医诊断:面神经麻痹

中医诊断:口僻

证候诊断:肝郁化热、风痰阻络证

治　　则:疏肝清热 祛风化痰通络

治疗方法:

1.刺络拔罐

每周二次。

2.中药外敷

药物研面,蜜调,外敷患侧 6 小时,6 小时后洗净,每日一次。

3.中药内服

黄芩 10g,羌活 6g,白附子 10g,僵蚕 10g,全蝎 3g,蜈蚣 1 条,白芷 10g,柴胡 6g,熟地 10g,甘草 6g。

水煎服,日一剂,早晚分服。

4.针刺治疗:针灸 2 次/周。

19

健康指导:①合理饮食,忌食辛辣刺激食物,适量运动。②注意休息。③不适随诊。

经过六周治疗后双侧额纹对称,鼻唇沟对称,右眼闭合正常,痊愈。

三、气虚风痰阻络

患者姓名:王某　　**性别:**男　　**年龄:**49 岁

就诊日期:2022 年 10 月 01 日　**初诊、复诊:**初诊　**发病节气:**秋分

主诉:右侧口角歪斜 4 天。

现病史:患者 4 天前无明显诱因出现右侧面颊部动作不灵,口角歪斜,闭眼困难。不伴有右侧肢体运动及感觉异常症状。

既往史:否认高血压、心脏病史。

过敏史:否认药物及食物过敏史。

体格检查:一般状况可,心肺肝脾未见异常,右侧额纹消失、鼻唇沟消失,右侧眼裂增大,闭目、皱额、抬眉困难,示牙时口角向左下歪斜,鼓腮右侧漏气,进食物右侧有残留,伸舌居中,舌前 2/3 无明显感觉异常及味觉障碍。舌淡苔薄脉细。

辅助检查:无

中医诊断:口僻

证候诊断:气虚、卫外失固、风痰阻络证

西医诊断:周围性面神经麻痹

治　　则:补气祛风化痰通络

治疗方法:

1.刺络拔罐

每周二次

2.中药外敷

药物研面,蜜调,外敷患侧 6 小时,6 小时后洗净,每日一次。

3.中药内服

白附子 10g,僵蚕 10g,全蝎 2g,蜈蚣 1 条,羌活 10g,黄芪 10g,白术 10g,防

风 10g,当归 10g,川芎 10g,甘草 10g

水煎服,日一剂,早晚分服。

4.针刺治疗

针灸 2 次/周。

健康指导:①合理饮食,忌食辛辣刺激食物,适量运动。②注意休息。③不适随诊。

经过二周治疗后双侧额纹对称,鼻唇沟对称,右眼闭合正常,痊愈。

四、气虚风痰阻络

患者姓名:安某　　**性别:**男　　**年龄:**70 岁

就诊日期:2022 年 02 月 18 日　**初诊、复诊:**初诊　**发病节气:**立春

主诉:右侧口角歪斜 12 天。

现病史:患者 12 天前无明显诱因出现右侧面颊部动作不灵,口角歪斜,闭眼困难。不伴有右侧肢体运动及感觉异常症状,发病 2 天后予以针灸治疗 10 天,未见改善。

既往史:否认高血压、心脏病史。

过敏史:否认药物及食物过敏史。

体格检查:一般状况可,心肺肝脾未见异常,右侧额纹消失、鼻唇沟消失,右侧眼裂增大,闭目、皱额、抬眉困难,示牙时口角向左下歪斜,鼓腮右侧漏气,进食物右侧有残留,伸舌居中,舌前 2/3 无明显感觉异常及味觉障碍。舌红苔薄腻脉细。

辅助检查:无

中医诊断:口僻

证候诊断:气虚、卫外失固、风邪中络证

西医诊断:周围性面神经麻痹

治　　则:补气祛风化痰通络

治疗方法:

1.刺络拔罐

每周二次。

2.中药外敷

药物研面,蜜调,外敷患侧 6 小时,6 小时后洗净,每日一次。

3.中药内服

黄芪 20g,当归 10g,川芎 10g,羌活 10g,白附子 10g,僵蚕10g,全蝎 3g,蜈蚣 1 条,白芷 10g,甘草 10g

开水冲服,日一剂,早晚分服。

4.针刺治疗:针灸 1 次/日,10 日。

健康指导:①合理饮食,忌食辛辣刺激食物,适量运动。②注意休息。③不适随诊。

复诊:治疗 10 天后右侧额纹、鼻唇沟轻微显现,右侧闭目、皱眉轻微有力,口角向左下方歪斜程度减轻,鼓腮漏气程度减轻,伸舌居中,舌前 2/3 无明显感觉异常及味觉障碍。医嘱:继续口服中药、外敷中药及针灸治疗 1 次/日,10 日。

复诊:治疗 10 天右侧额纹显现,抬眉轻微有力,鼻唇沟加深,患侧存留食物情况减轻。眼睛不能闭合,伸舌居中,舌前 2/3 无明显感觉异常及味觉障碍。医嘱:继续口服中药、外敷中药及针灸治疗 1 次/日,10 日。

……

复诊:12 个疗程后痊愈。

按语:面神经麻痹是颞骨内面神经管内段的面神经急性非化脓性炎症,造成病侧面部肌肉瘫痪和口眼歪斜的一种急性周围性神经疾病,属于中医学的口僻病。以上 4 例患者:2 例为肝郁风痰阻络证,2 例为气虚风痰阻络证。针对病证不同中药内服在牵正散的基础上辨证治疗。肝郁者加入柴胡、黄芩疏肝解郁、和解少阳;肝郁化热风痰阻络证加入柴胡、黄芩、龙胆草、夏枯草清肝泻火;气虚者加入黄芪、白术、防风益气固表。刺络拔罐,中药外敷、内服,针刺配合治疗,共同起到祛风化痰化瘀通络的作用。其中有 3 例病人由于工作,每周只能进行 2 次针刺及拔罐治疗,效果同样显著。安某由于年过 7 旬,身体虚弱,通过补气扶正、祛风化痰通络去邪,历经 12 个疗程而愈。

刺络拔罐治疗带状疱疹后遗神经痛

临床表现

1.整体症状

发生于带状疱疹病毒感染后,10%的患者疼痛时间超过一个月,如得不到及时治疗或治疗不当,疼痛可在疱疹消失后仍然存在,有的病例疼痛甚至超过数十年。可于皮疹出现前或伴随皮疹出现。

2.好发部位

(1)皮疹多沿某一周围神经分布:肋间神经(占53%):最多见,常累及2~3个肋间神经分布区,皮疹从后上向前下方延伸,与神经分布区一致,一般不过中线,出疹前剧烈疼痛,酷似胸膜炎或心肌梗死。三叉神经(占15%)、颈部神经(占20%)、腰骶神经(占11%)分布区发生。

(2)无疹性带状疱疹:本病不出现疱疹,而有典型的局部周围神经痛,以肋间神经痛多见,还可在脑神经分布区域出现神经痛和瘫痪,病程可迁延2周。

刺络拔罐

操作方法:在疼痛部位常规消毒后,用一次性采血针刺络出血,然后再进行拔罐,留罐时间根据出血量判断,5~10分钟左右取下,再用干棉球擦净皮肤即可。

典型病例

1.瘙痒后遗症

患者姓名:郑某　　**性别**:男　　**年龄**:54岁

就诊时间:2019年7月10日

初诊、复诊:初诊　**发病节气**:小暑

主诉:右侧胁肋部皮肤暗沉瘙痒如针刺4个月。

现病史:患者于2019年2月中旬,身体胁肋部出现簇状疱疹,疼痛剧烈,先后到三级医院经过15天抗病毒输液,皮疹消除,剧痛消失,但皮肤瘙痒如针刺,夜间尤甚直到现在。

既往史:否认高血压、心脏病史。

过敏史:否认药物及食物过敏史。

体格检查:精神欠佳,纳差,夜寐差,二便调,舌红苔腻,脉弱。

西医诊断:带状疱疹后遗神经痛

中医诊断:瘙痒症

证候:脾虚湿热证

辨证分析:患者瘙痒的原因是脾虚,脾气不足,不能正常运化,水谷精微代谢障碍,无以外濡皮肤,则可见皮肤瘙痒。也由于患者较年轻,气血尚且充沛,故未形成不荣则痛的严重疼痛后遗症。

治疗:①刺络拔罐:每周一次

②针灸:在瘙痒局部排刺

③中药内服:半夏10g,苍术10g,炒白术10g,龙胆草10g,地肤子15g,白鲜皮15g,滑石粉30g,金银花10g,连翘15g,川楝子10g,元胡10g,生薏苡仁15g,元参10g,白芍10g,瓜蒌30g,蜈蚣1条,生甘草10g,生黄芪20g,蝉蜕6g,蒺藜10g。

水煎服,日一剂,早晚分服。

④西药口服:氯雷他定片,每晚10mg

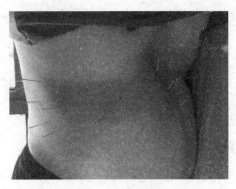

二诊:2019 年 7 月 26 日,刺络拔罐 3 次,服药 14 付,针灸 10 次,痒感消失。

按语:带状疱疹后遗症除疼痛外,还有瘙痒一类,结合患者脉弱的情况,辨证分析为脾气不足,无以濡养肌肤,则出现瘙痒,瘙痒大多与风邪有关,选用黄芪、白术、苍术健脾益气,元参、白芍养阴和血,金银花、连翘清热解毒,半夏、瓜蒌燥湿化痰,滑石、薏米利湿清热,龙胆草、川楝子、元胡清肝化瘀通络,蜈蚣、地肤子、白鲜皮、蝉蜕、蒺藜祛风止痒。

2.患者姓名:潘某　　**性别**:女　　**年龄**:85 岁

就诊时间:2022 年 11 月 5 日

主诉:右侧上肢疼痛 2 年

现病史:患者于 2020 年 10 月出现右侧上肢及肩胛部疱疹,色红,疼痛,皮疹消退后遗留右侧上肢疼痛。夜间上臂尤甚,触摸痛甚,多方治疗疼痛未减,于 2022 年 11 月 5 日来我院就诊。

既往史:既往高血压、糖尿病、冠心病病史。

过敏史:否认药物及食物过敏史。

体格检查:神清,痛苦面容,纳差,眠差,二便调,舌红苔腻脉细。

初步诊断:西医诊断:带状疱疹后遗神经痛

　　　　　　中医诊断:痹病

证候:脾虚湿热内蕴

治则:健脾化湿,清热解毒化瘀

治疗:①中药内服:牡丹皮 10g,三七粉(冲服)3g,桑枝 10g,赤芍 10g,忍冬藤 10g,桂枝 10g,甘草 6g,生石膏 20g,生地黄 10g,白芍 20g,醋乳香 10g,生黄芪 10g,滑石粉 20g,醋没药 10g,川芎 10g,瓜蒌 10g,全蝎 1g,当归 10g,姜黄 10g,玄参 10g

水煎服,日一剂,早晚分服。

②针刺治疗:患处排刺,留针 30 分钟,2 次/周。

③刺络拔罐:每周两次。

复诊:经过两周治疗右侧上肢疼痛大减,前臂触摸无痛感。

3.后背胁肋痛痒症

患者姓名:刘某　**年龄:**79 岁　**性别:**男

初诊时间:2018 年 11 月 28 日

主诉:右侧后背胁肋疼痛瘙痒 3 月。

现病史:患者于 2018 年 3 月患带状疱疹,不久片状皮疹消失,出现后遗神经痛伴瘙痒,近三月加重。

既往史:否认高血压、心脏病史。

过敏史:否认药物及食物过敏史。

体格检查:精神欠佳,纳差,夜寐差,小便赤,大便干燥,舌红苔薄腻,脉细。

西医诊断:带状疱疹后遗神经痛

中医诊断:胁痛

证候:脾虚湿热证

辨证分析:患者带状疱疹初起时,体内有郁热,且年纪较大,素体脾胃虚弱,虽然带状疱疹皮损消失,但湿毒热毒仍瘀滞体内,长时间以来热毒灼伤脉络,气血瘀滞不通,则出现局部剧烈疼痛。

治疗:①中药内服:金银花 10g,连翘 15g,滑石粉 30g,黄柏 10g,知母 10g,生石膏 30g,苍术 10g,炒白术 10g,生黄芪 15g,元参 10g,乳香 10g,没药 10g,三七 3g,蒲公英 15g,川楝子 10g,元胡 10g,白芍 20g,丹皮 10g,赤芍 10g,生地 30g,生甘草 10g,熟军 10g,火麻仁 20g

水煎服,日一剂,早晚分服。

②刺络拔罐：每周两次。

③针灸：沿胁肋部取穴，瘙痒疼痛部位排刺，每日一次

经过刺络拔罐及针灸治疗两周后，患者胁肋疼痛症消，无瘙痒，治愈。

按语：身体虚弱时，隐藏在神经节的病毒繁殖，致使神经节发炎、坏死，同时再次激活的病毒可以沿着周围神经纤维再移动到皮肤发生疱疹并伴有疼痛；年龄愈大，神经痛愈重。如果体内病毒及传感到末梢神经的病毒清除体外是不会有后遗症发生的，反之就可能形成后遗神经痛。

从中医角度分析，患者经过治疗后，皮疹消失，出现后遗疼痛，是由于素体脾虚且体内郁热未清除，瘀滞于皮肤，灼伤脉络，气血阻滞，导致疼痛。跟其他类型的带状疱疹不同的是，患者皮疹及疼痛出现在胁肋，为肝经循行部位，所以在中药中加入川楝子、元胡清除肝经郁热。患者发病时间较长，脉细，气血亏虚严重，药中加入炒白术、黄芪、白芍、知母补气养阴。

4.臀部及大腿痛

患者姓名：李某　**性别：**女　**年龄：**82 岁

初诊时间：2019 年 7 月 11 日

主诉：右侧大腿前外侧及臀部疱疹，疼痛 15 天，夜甚，失眠。

现病史：患者 6 月中旬，即疹出前，在上级医院住院几天，期间纳差，6 月 25 日皮肤出现疱疹，随即到诊所注射抗病毒药治疗，外抹中药膏等治疗后，皮疹消失，但皮肤疼痛严重，夜甚，失眠严重，每天 2~3 小时睡眠，纳差，3~4 天一次大便。服用止痛药每日两片。

既往史：既往高血压、糖尿病、冠心病病史。

过敏史：否认药物及食物过敏史。

体格检查：精神不佳，纳差，眠差，小便调，大便干，舌红苔腻脉细。

西医诊断：带状疱疹后遗神经痛

中医诊断：痹病

证候：湿热下注证

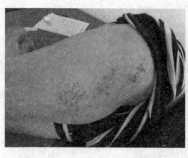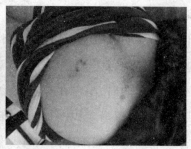

辨证分析:患者年过八旬,脾虚湿热,泛溢肌肤则色红出现疱疹,虽然皮损恢复,由于治疗一段时间,湿毒热毒郁阻于内,灼伤经络,气血运行不畅,则疼痛。且患者年老脾虚,气血充盈度不够,故不荣则痛表现更为明显。

治疗:①中药内服:金银花10g,连翘15g,元参10g,丹皮10g,赤芍10g,生地30g,乳香10g,没药10g,三七粉3g,生薏苡仁15g,黄柏10g,知母10g,白芍20g,瓜蒌15g,滑石粉30g,当归10g,川芎10g,地丁15g,蒲公英15g,焦神曲10g,焦山楂10g,焦麦芽10g,生甘草10g,生黄芪15g,山药15g

水煎服,日一剂,早晚分服。

②刺络拔罐:每周两次。

③针灸:沿疼痛部位排刺,每日一次。

二诊:2019年7月16日,疼痛症状明显减轻,睡眠达五小时,西药止痛药停服。经过3周治疗,疼痛症消,痊愈。

5.大腿部痛痒

患者姓名:赵某　**性别:**男　**年龄:**60岁

初诊时间:2019年1月28日

主诉:左侧大腿疼痛麻木10天。

现病史:患者于2018年12月30日患带状疱疹,上级医院就诊,经过抗病毒药物输液治疗,皮疹消失,2019年1月18日左右出现带状疱疹后遗症,大腿疼痛剧烈麻木,每日吃两粒芬必得和一粒强效止痛药。严重影响睡眠,不足4小时,疼的不敢穿内裤,愁眉苦脸。

既往史:既往高血压病史。

过敏史：否认药物及食物过敏史。

体格检查：神清，痛苦面容，焦虑，纳差，眠差，二便调，舌红苔腻脉滑。

西医诊断：带状疱疹后遗神经痛

中医诊断：痹病

证候：湿热下注证

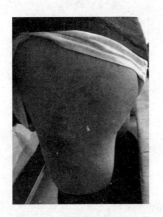

辨证分析：患者体内有湿热，泛溢肌肤则色红出现疱疹，虽然皮损恢复，但湿毒热毒郁阻于内，灼伤经络，气血运行不畅，阻滞则疼痛麻木。

治疗：①中药内服：丹皮 10g，赤芍 10g，生地 30g，苍术 10g，黄柏 10g，牛膝 10g，滑石粉 30g，金银花 10g，连翘 15g，地丁 15g，蒲公英 15g，知母 10g，生石膏 30g，元参 10g，金银藤 15g，乳香 10g，没药 10g，当归 10g，川芎 10g，生甘草 10g，三七 3g

水煎服，日一剂，早晚分服。

②刺络拔罐：每周两次。

③针灸：沿疼痛部位排刺，每日一次。

二诊：2019 年 2 月 1 日，刺络拔罐 2 次，患者仍疼痛，但疼痛麻木范围减小，大腿后侧部疼痛症消，睡眠稍改善。

三诊：2019 年 2 月 13 日，刺络拔罐 4 次，患者大腿疼痛症消，患者情绪明显改善，睡眠改善。

按：跟其他带状疱疹后遗神经痛患者不同，这位患者脉滑，气血尚充盈，以实证为主，故在用药时选择清热解毒活血凉血行气止痛药。剧烈疼痛是由于患者湿热灼伤脉络,气血瘀滞,故在方中加入乳香、没药、三七、金银藤等行气化瘀止痛药。刺络拔罐能有效祛除体内郁热湿毒,祛除病邪。针灸可以使局部气血流通,则疼痛症状消除。

刺络拔罐治疗丹毒

丹毒多因血热内蕴,外染毒邪,或体表皮肤破伤,毒邪乘袭,外窜肌肤,内走营血而成。可发于身体任何部位,多见于腿胫、头面,如不根治,常可反复。

临床诊断:①本病多见于年老体弱者及婴儿,好发于小腿、头面等处。②起病急骤,患处焮红肿赤,色如涂丹,廓鲜明,压之褪色。继而迅速蔓延扩展,有时可出现水疱或血疱。③四季均可发生。④易于反复。

刺络拔罐操作方法:在患处常规消毒后,用一次性采血针刺络出血,然后再进行拔罐,留罐时间根据出血量判断,5~10分钟左右取下,再用干棉球擦净皮肤即可。

典型病例

案例一:手背丹毒

姓名:宋某　**性别:**男　**年龄:**79岁

就诊时间:2019年8月14日

主诉:右手背红肿疼痛1月。

现病史:患者右手背红肿疼痛1月,于外院输液、服药治疗效果不佳,现右手背皮肤红肿疼痛难忍,2019年8月14日就诊于我处。

既往史:既往高血压、冠心病病史。

过敏史:否认药物及食物过敏史。

体格检查:神清,痛苦面容,纳差,眠差,二便调,舌红苔腻脉滑。

辅助检查:血常规中白细胞数值为 13.9×10^9/L、中性粒细胞 11.3×10^9/L

西医诊断:丹毒

中医诊断: 丹毒

证候: 湿热内蕴证

治则: 清热解毒,化瘀止痛

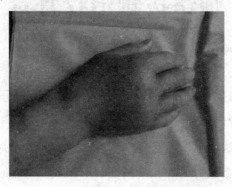

治疗:1.中医处方

牡丹皮 10g,赤芍 10g,生地 30g,乳香 10g,没药 10g,金银藤 15g,元参 10g,生黄芪 30g,桑枝 20g,薏米 20g,丹参 20g,车前子 10g,白芍 10g,山药 30g,太子参 10g,焦山楂 10g,焦麦芽 10g,焦神曲 10g,生甘草 10g,黄柏 10g,知母 10g,苍术 10g

水煎服,日一剂,早晚分服。

2.刺络拔罐: 患处局部刺络放血 3 次,每日一次。

二诊: 治疗 1 次后症状明显减轻,红肿渐消,疼痛减轻。8 月 21 日复诊手背肿痛消失。

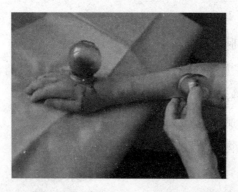

按语: 西医认为丹毒与溶血性链球菌感染有关,细菌进入皮内网状淋巴管所引起的急性炎症性疾病。从中医角度来说,患者或因饮食不节,或因素体脾

虚,痰湿内生,郁而化火,发于手背及手臂,瘀阻经络,化生火毒,郁于肌肤,引发红肿疼痛。通过刺络拔罐,祛除局部湿热,使瘀血邪毒出有通路,红肿疼痛瘙痒自然消除。考虑患者年高,不思饮食,方药兼顾清利湿热与健脾益气,扶助正气,从而更好鼓邪外出。

案例二:上肢丹毒

患者:李某　　**性别**:女　　**年龄**:49 岁

就诊时间:2018 年 8 月 29 日

主诉:发热 38.4℃,右前臂持续性灼痛 2 天。

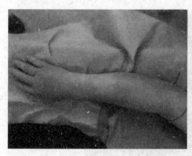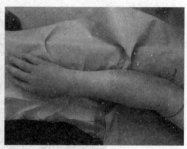

现病史:患者右前臂出现边界明显的水肿性红斑,患者描述疼痛为不可触摸,灼痛。体温 38.4℃,身热不退,患处体表摸起来烫手,肿胀严重,无皮肤破损。患者情绪激动,就诊时哭泣。因手臂疼痛难耐,导致前一天夜里无法入眠,精神状态极差。同时患者头痛严重,兼有恶寒发热的症状。来我院就诊前,在上级医院,输消炎药两天,无效。

既往病史:2013 年 5 月 4 日,患者曾做过乳腺切除手术。

过敏史:否认药物及食物过敏史。

体格检查:神清,精神不佳,痛苦面容,纳差,口苦,夜寐差,大便干燥,小便黄,舌红苔腻,脉数。

辅助检查:血常规显示白细胞 $18×10^9$/L

西医诊断:丹毒

中医诊断:丹毒

证候:湿热内蕴证

治则:解表,清热解毒,祛湿化瘀

治疗:1.中药处方

金银花 10g,连翘 15g,荆芥 10g,防风 10g,丹皮 10g,赤芍 10g,生地 30g,黄柏 10g,乳香 10g,没药 10g,芦根 30g,元参 10g,薏米 15g,蒲公英 15g,地丁 15g,柴胡 10g,黄芩 10g,竹茹 10g,藿香 10g,姜半夏 10g,枳壳 10g,厚朴 10g,滑石粉 30g,焦山楂 10g,焦麦芽 10g,焦神曲 10g,生甘草 10g,生石膏 20g,知母 10g,苍术 10g,山药 15g

水煎服,日一剂,早晚分服。

2.刺络拔罐:在右前臂红肿疼痛处进行

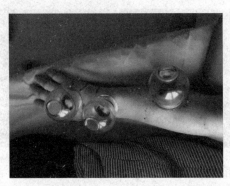

二诊:2018 年 8 月 30 日复诊,服药一副,刺络拔罐治疗一次。患者描述疼痛稍好转但依旧灼痛,情绪明显好转,体温 37.4℃,患者自述刺络拔罐后疼痛明显消减,且食欲增强,夜间睡眠改善。

三诊:2018 年 8 月 31 日复诊,服药两副,刺络拔罐两次。患者右前臂红色退去,但皮肤仍肿胀,患者描述偶尔有疼痛,持续性瘙痒,隐隐胀痛。期间排便一次,便干难以排出,小便黄。患者体温 36.5℃,血常规报告中白细胞为 0.8 万,回归正常。夜间睡眠安,食欲强。明显看出患者心情改善。9 月 4 日复诊痊愈。

按语:女性在乳腺切除手术后,可能会出现患侧臂淋巴管代谢阻滞,导致前臂色红肿胀疼痛。从中医角度来说,可能与情绪或气候变化有关,导致患者感受风热,加之患者素体脾胃虚弱,内生湿邪,湿郁化热,化生火毒,郁于肌肤,引发红肿。又因患者体内热盛,易灼伤津液、灼伤经络导致津少、血瘀。所以治则以解表清热解毒祛湿化瘀为主。金银花、连翘、柴胡、黄芩同用清热解毒疏散风热解表,荆芥、防风祛风解表,蒲公英、地丁、柴胡、黄芩都具有清热解毒功效,消除体内郁热,丹皮、赤芍、乳香、没药、枳壳具有凉血化瘀功效,生地、芦根、白芍、元参具有养阴生津的功效,对症热盛伤津,薏米、藿香、姜半夏、厚朴、苍术、竹茹、滑石粉具有除湿功效,石膏、知母清热泻火,焦三仙搭配苍术、白术具有健脾功效,防止众多寒凉药伤害脾胃。

案例三:下肢丹毒

姓名:魏某　**性别:**男　**年龄:**53 岁

就诊时间:2018 年 10 月 29 日

主诉:左侧小腿下部红肿疼痛 4 天。

现病史:患者于 2018 年 10 月 26 日感到左侧小腿红肿疼痛并伴发热,遂到上级医院就诊且住院治疗,经治疗,患者发热症消,但左侧小腿下部红肿疼痛未减,走路痛甚。于 10 月 29 日到我院中医科就诊,查左侧小腿下部红肿发热,按之痛甚,并有散在水疱。患者自述连续饮酒 20 余日,每日半斤以上。

既往史:既往高血压、糖尿病病史。

过敏史:否认药物及食物过敏史。

体格检查:神清,痛苦面容,纳差,眠差,二便调,舌红苔腻脉滑。

辅助检查:血常规中白细胞数值为 8.7×10^9/L

西医诊断:丹毒

中医诊断:丹毒

证候:湿热下注证

辨证分析:由于酗酒,湿热内生下注小腿,湿热阻络而致气血瘀滞,症状出现红肿疼痛。

治则:清热解毒,利湿化瘀,消肿止痛

处方:1.中医处方:四妙散加减

苍术 10g,黄柏 10g,滑石粉 30g,牛膝 10g,乳香 10g,没药 10g,金银花 15g,连翘 15g,地丁 15g,蒲公英 15g,车前子 10g,生黄芪 30g,薏米 15g,金银藤 15g,

元参 10g,熟军 10g,生甘草 10g

水煎服,日一剂,早晚分服。

2.刺络拔罐:每日一次,在皮肤肿痛处。

二诊:10 月 30 日,刺络拔罐 1 次后红肿减轻,疼痛消失,皮肤发热症状消失。血常规中白细胞指标正常。

三诊:10 月 31 日,刺络拔罐 2 次后,红肿消退,小腿外侧及前侧皮肤接近正常。

四诊:11 月 2 日,刺络拔罐 3 次后,左侧小腿皮肤恢复正常。

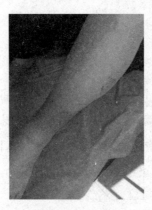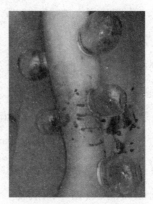

按:西医认为,小腿部丹毒与足部溶血性链球菌感染有关,细菌进入皮内网状淋巴管所引起的急性炎症性疾病。从中医角度来说,患者过度酗酒后,湿热内生下注小腿,湿热阻络,化生火毒,郁于肌肤,引发红肿疼痛。通过刺络拔罐,祛除下肢湿热,吸出经络瘀血,使下肢经络贯通,红肿疼痛自然消除。方剂选择四妙散加减,用于湿热下注证,清利湿热,乳香、没药破瘀滞消肿痛,金银藤、金银花、连翘、地丁、蒲公英用于清热解毒,方中重用生黄芪补气,苍术、薏米健脾利湿。正气复湿热清。

案例四:下肢丹毒

姓名:王某　**性别:**女　**年龄:**63 岁

就诊时间:2019 年 1 月 21 日

主诉:左侧小腿下部红肿疼痛 1 天。

现病史:患者左侧小腿红肿疼痛1天,初期局部皮肤见小片红斑,迅速蔓延,边界清楚。

既往史:既往高血压病史。

过敏史:否认药物及食物过敏史。

体格检查:神清,精神欠佳,痛苦貌,纳差,眠差,二便调,舌红苔薄脉滑。

辅助检查:血常规正常

西医诊断:丹毒

中医诊断:丹毒

证候:湿热下注证

治则:燥湿健脾,清热解毒,凉血活血

治疗:1.中药处方

半夏10g,茯苓10g,苍术10g,黄柏10g,牛膝10g,滑石粉30g,乳香10g,没药10g,金银藤15g,金银花10g,连翘15g,地丁15g,蒲公英15g,丹皮10g,赤芍10g,生地30g,生甘草10g

水煎服,日一剂,早晚分服。

2.**刺络拔罐**:每日一次

复诊:2019年1月22日第一次复诊,刺络拔罐一次后红肿疼痛症减。

2019年1月23日第二次复诊,刺络拔罐两次后疼痛症消。

第三次复诊,刺络拔罐3次后,红肿消退,症状消失。

按:从西医角度分析,丹毒是由溶血性链球菌从皮肤黏膜破损处侵入皮内网状淋巴管所引起的急性炎症。从中医角度分析,患者年过六旬,体内素有湿热,且脾虚而运化水湿能力减退,湿热郁阻于下肢皮肤,则皮肤色红,热灼津液,血行不畅,血流阻滞则局部皮肤疼痛。治疗清热利湿,健脾益气,扶正祛邪。

案例五:下肢丹毒

姓名:冯某　**性别**:男　**年龄**:84岁

就诊日期:2022年10月1日

主诉:右侧小腿红肿疼痛5天。

现病史:患者 2022 年 9 月 26 日,突然感觉右侧小腿红肿疼痛,到上级医院治疗,输液 4 天小腿红肿疼痛略减。2022 年 10 月 1 日到我院就诊。

既往史:一年前右侧小腿曾患丹毒,既往高血压病史。

过敏史:否认药物食物过敏史。

体格检查:精神欠佳,纳差,不寐,二便调,舌红苔薄腻,脉细。

西医诊断:丹毒

中医诊断:丹毒

证候:脾虚湿热下注证

治则:健脾清热,解毒化湿,化瘀消肿

治疗:1.中药处方

丹皮 10g,赤芍 10g,生地 30g,苍术 10g,乳香 10g,没药 10g,金银花 10g,连翘 10g,元参 10g,滑石 20g,车前子 10g,炒薏米 10g,蒲公英 10g,地丁 10g,黄芪 10g,甘草 6g

水煎服,日一剂,早晚分服。

2.刺络拔罐:每日一次,4 日。

10 月 8 日复诊:经过中药及刺络拔罐治疗,右侧小腿红肿症消,疼痛大减。续服中药 7 剂,刺络拔罐 1 次。随访,右侧小腿疼痛消失,痊愈。

火针疗法

火针的操作方法

火针是用火烧红的针尖迅速刺入穴内,以治疗疾病的一种方法。早在《灵枢·官针》中就记:有"焠刺者,刺燔针则取痹也。"《伤寒论》中也论述了火针的适应证和不宜用火针医治的病候。《千金翼方》有"处疔痈疽,针惟令极热。"的论述。《针灸大成》中总结了明以前用火针治疗的经验,可以参考。本法具有温经散寒,通经活络作用,因此在临床可用于对虚寒痈肿等症的治疗。

1.选穴与消毒

火针选穴与毫针选穴的基本规律相同,根据病症不同而辨证取穴。选定穴位后要采取适当体位以防止患者改变姿势而影响取穴的准确性。取穴应根据病情而定,一般宜少,实证和青壮年患者取穴可略多。选定穴位后进行严格消毒。消毒方法宜先用碘酒消毒,后用酒精棉球脱碘,以防感染。

2.烧针

烧针是使用火针的关键步骤,《针灸大成·火针》说"灯上烧,令通红,用方有功。若不红,不能去病,反损于人。"因此,在使用前必须把针烧红,才能用。

较为方便的方法是用酒精灯烧针,但也有不足,有人采用打火机和一次性5ml注射器(戴针头)火针治疗脊椎损伤和小儿脑瘫疗效确切。

3.针刺与深度

针刺时,用烧红的针具,迅速刺入选定的穴位内,即迅速出针。关于针刺深度,《针灸大成·火针》中说:刺针"切忌太深,恐伤经络,太浅不能去病,惟消息取中耳。"火针针刺的深度要根据病情、体质、年龄和针刺部位的肌肉厚薄、血管深浅而定。一般四肢、腰腹针刺稍深,可刺 2~5 分深,胸背部穴位针刺宜浅,可刺 1~2 分深,夹脊穴可刺 3~5 分深。

适应范围

火针有温经通络、祛风散寒的作用。主要用于痹证、胃下垂、胃脘痛、泄泻、痢疾、阳痿、瘰疬、风疹、月经不调、痛经、小儿疳积及扁平疣、痣等。

火针的临床应用

1.毫针火针治疗带状疱疹

许氏用 26 号 1.5 寸毫针置酒精灯上烧红,迅速刺入疱疹后并立即拔针,每个疱疹上点刺 1 针,涂上紫药水。

2.缝衣火针治疗肩周炎

夏氏用 20~22 号粗针或缝衣针 1 根,根部用棉线包裹,置酒精灯上烧红发白后,快速准确刺入患侧臑俞穴后迅速出针,用消毒纱布包敷针孔,每周 1 次。

3.注射针火针治疗嵌顿性内痔

张氏以左手轻按确定痔核中心,用 7 号注射针头在灯上烧红,粘取硫磺粉,快速刺入痔核中心点后迅即拔针,再外敷方纱,然后用花椒水坐浴。

4.火针治腰痛

郑氏分 2 组取穴,一组取委中、肾俞、腰眼,一组取昆仑、气海俞、志室。两组交替,将火针通电至针尖变红,入穴 3~5 毫米,速进疾出。

5.便携式电子火针治疗外科病

接通电源,打开电子火针治疗仪指示灯,手持火针针柄,指按开关待火针针头部发热发红后操作。将火针对准病变中心部位迅速烧灼至基底部,治乳头状瘤先用镊子将乳头状物往外牵拉,再将火针烧红横放,从根部切割,数秒钟即可割除,徐氏用此法治疗寻常疣、色素痣、乳头状瘤、扁平疣、角化瘤、皮脂腺瘤、鸡眼等。

6.鞍钢火针治疗有色痣和疣

扁平疣:中医称"扁瘊",多见于青年,好发于颜面、手背。表现为米粒到绿豆大扁平隆起丘疹,表面光滑,浅褐色或正常皮色,圆形、椭圆形或多角形,可沿抓痕分布排列成条状,常无自觉症状,偶微痒。

寻常疣:中医称"疣目",好发于手背、手指,为针头至绿豆大的疣状赘生物,呈半球形或多角形,突出表面,色灰白或污黄,粗糙而坚硬,可发展成乳头状赘生物,多者可达数十个,可呈群集状分布。

掌跖疣:发生于手掌、足底或指(趾)间,为角化性丘疹,中央稍凹,外周有稍带黄色高起的角质环,除去表面角质后可见有小的出血点,凝固后形成小黑点,数目多时可融合成片。

将火针烧至通红,用针尖从疣体顶部刺入达到基底部,四周再用针刺以加强刺激。对于部分顽固难愈或数目较多的疣体,在治疗中可联合其他方法,如修剪、激光、软射线、局部注射、中药外洗等治疗,以加强治疗效果。

马氏采用鞍钢自动化所研制的直径为 0.5,1.0,0.25 毫米三种型号的火针,将针头在灯上烧红,迅速烧灼患部,几秒钟后离开,反复进行,直至完全烧损。

7.火针加拔罐治疗膝关节积液症

患处常规消毒用细火针在酒精灯上烧至白炽状,迅速在关节高突处点刺,如有积液溢出,连刺 5~7 针;积液黏稠难出者,可用粗火针烧红连刺,然后用闪火法拔罐,可有淡黄色积液溢出,绷带包扎固定膝关节。积液消除后,改以关节局部取穴。

8.火针治疗肱骨外上髁炎

肱骨外上髁至桡骨颈间寻找压痛点,消毒后,火针烧红快速刺入 2~3 针,留针 1~2 分钟,针后拔罐 10 分钟。

9.火针放血治疗痛风

主穴:行间、太冲、内庭、陷谷。湿热蕴结加丘墟、大都、太白;瘀热阻滞加血海、膈俞;痰浊阻滞加丰隆、脾俞;肝肾阴虚加太溪、三阴交,均取患侧。足部穴用粗火针,余穴用细火针。消毒后,火针烧红速刺疾出,深 0.3~1 寸,每穴 1~3 针。足部穴以出血为度,每次出血量小于 100ml 为宜。

10.火针温通法治疗斑秃

取穴:阿是穴、肾俞、肝俞。阿是穴用三头火针,后两穴用单头火针,局部消毒后将烧红的火针对准穴位快速点刺。

11.火针加外敷涌泉穴治疗复发性口腔溃疡

暴露创面,创面过大或数目过多,则先行黏膜麻醉,火针烧红后点刺创面,点净而不伤及正常黏膜,而后陈醋调吴茱萸成糊状,外敷涌泉穴,麝香壮骨膏固定 24 小时。

12.火针为主治疗顽固性面神经麻痹

取面部穴:鱼腰、丝竹空、攒竹、四白、阳白、下关、迎香、地仓、颊车、太阳、头维;每次选 5~6 穴。体穴取合谷、足三里、太冲。用单头火针(d=0.5mm)烧红点刺穴位,进针 1~2 分,不留针;再用毫针针刺,用平补平泻法。

13.火针治疗氟骨症

取穴:夹脊穴、阿是穴。氟骨症是一种地方病,选用穴数因人及症状而确定。

火针用师怀堂针具烧至白亮,速进疾出,深约 1 寸,针毕加拔竹罐(用中药汤液加温),变凉更换,每次 30~60 分钟。

14.痤疮结节、囊肿,毛囊炎

痤疮:俗称粉刺、青春痘,是一种毛囊皮脂腺的慢性炎症性皮肤病。好发于面部,以前额、颊、颏部为主。初起为针头大小的毛囊性丘疹,或为白头粉刺,黑头粉刺,因感染而呈红色小丘疹,顶端可出现小脓疱,感染部位较深者可出现紫红色结节、囊肿,严重者甚至破溃形成窦道和瘢痕,影响美观。

毛囊炎:一种化脓性毛囊及毛囊深部周围组织的感染。多发于项后发际,背部。表现为与毛囊一致的炎性小丘疹,周围有红晕,可迅速变为脓疱。

采用火针烧至通红发白,迅速点刺皮损的顶部和基底部或脓头部位,快速出针,使脓血或粉刺样物质尽量排尽,可同时配合红蓝光或半导体治疗。

15.脂溢性角化

又称"老年斑",多见于中老年男性,以头面部、前臂外侧及手背等多见。皮损为单个或多个褐色、黑褐色斑丘疹,表面粗糙呈乳头瘤状,部分可随时间缓慢增大并相互融合成片。

采用中粗火针烧至通红后迅速点刺皮损部位,点刺深度以点至皮损基底部为宜。对于较厚皮损,可同时联合激光治疗,以火针消瘀散结,助气血运行之力,加速表皮细胞代谢,促进坏死物质排出及皮肤再生。

16.火针治疗银屑病

血瘀证

主症

皮损鲜红,新出皮疹不断增多或迅速扩大,瘙痒较重;可伴有心烦易怒,咽部出血,口干,小便黄,大便干。舌质红或绛,脉弦滑或数。

治则

活血化瘀,行气通络。

操作要点

点刺法或散刺法。一般选用皮损处或大椎、膈俞、肝俞、肺俞,施术者在被刺部位或其周围用推、揉、挤、捋等方法,使局部充血,用三棱针或其他针具点刺时,用一手固定被刺部位,另一手持针,露出针尖 3~5mm,对准所刺部位快速刺入并迅速出针,进出针时针体应保持在同一轴线上,点刺后可放出适量血液或黏液,以中等出血量为宜,刺血后可配合拔罐,留罐 5~10 分钟后,用干棉签擦去血液,针孔再次消毒。

疗程

隔日治疗 1 次,3~5 次为 1 个疗程。局部可酌情配合艾灸、温针灸治疗以温经通络。

此外,火针具有明显的通络止痛、祛风、除湿、止痒等作用,以此用于治疗带状疱疹,慢性湿疹,神经性皮炎,结节性痒疹等均可起到较好疗效。

火针治疗机制

火针疗法刺激病变部位可以减轻或改善局部组织水肿,加快局部的血液循环,增强局部非特异性防御机能,促进白细胞的增殖并提高其吞噬功能,可迅速使炎症消退,消除疼痛肿胀。

火针有何治疗功效

火针是一种比较古老的方法,是用火烧红的针尖迅速刺入穴内,以治疗疾病的一种方法。此法具有温经散寒,通经活络作用,因此在临床可用于对虚寒痈肿等症的治疗。

两位大师使火针焕发活力

火针疗法属于针灸范畴,是指将特制的针具用火烧红后,快速刺入腧穴或某些部位,从而达到治疗疾病的一种方法。《黄帝内经》最早提出了火针疗法,被称为燔针、焠刺,对火针的针具、刺法以及其适应证、禁忌证有初步描述。《千金要方》首次称为"火针",进一步记述了火针的操作技巧,并扩大了治疗范围。"火针"之名由此沿用至今。

黄蜀说，历代火针焠法都有所发展，但取得前所未有的进步是在新中国成立后，其中以贺氏火针和师氏火针最有影响。国医大师贺普仁首先发起和倡导了火针疗法的临床使用，使这一古老疗法焕发出新的活力。几十年来，贺普仁不仅在临床实践中坚持应用火针治疗各种疾病，并且成立"贺氏三通法研究会"，其中的温通法即火针疗法。在阐发火针治疗原理、规范火针操作方法的同时，扩大了施术区域和适应症范围，将火针广泛运用于临床各科疾病。师氏火针法是山西省针灸研究所所长师怀堂主任医师研制的"新九针"法内容之一。如改进火针针具、完善操作方法、注重辨病施针、因病选用针具、经络学与解剖学结合、各种刺法综合运用等。

集毫针和艾灸之功效于一身

既然是针灸，为什么要用火烧针呢？火针有什么特殊的功效呢？黄蜀解释，火针是针刺与艾灸相结合的一种方法。这种疗法借"火"之力取效，集毫针和艾灸之功效于一身，直接激发人体经气，内温脏腑而壮阳气，起到防病治病的作用。

在局部方面，火针可温通经络，加速局部气血运行，改善微循环，使瘀结得消、寒湿得散、热毒得泻、疼痛得除。因此，临床上采用火针局部取穴治疗各种疮痈、瘰疬、带状疱疹等，效果既快又好。

在整体方面，火针焠刺之后，通过局部刺激和经络的传导感应，能够调节人体的气血、津液、阴阳、气机，既恢复人体脏腑功能活动，又能使阴阳相对平衡。如不少人局部或全身疼痛，是因为引起疼痛的主要是寒邪之气，而火针具有的热力可温其经脉，鼓动人体阳气上升，以达到驱散寒邪、调和脉络、疼痛自止的整体功效。

从现代医学角度看，火针疗法能对人体多个系统产生功能调整作用，增强机体免疫功能，促进新陈代谢与细胞修复。

中医认为，"风动则痒"。黄蜀说，火针具有疏散外风、熄灭内风、行血止痒的作用。火针治疗可直接疏泄腠理，使风邪从表而出；又可以使局部气血流动正常，腠理得养而瘙痒自停。

这只是众多病例中的一个。其实，火针疗法可以治疗许多疑难病症。黄蜀说，如肾阳虚患者有腰痛、阳痿、遗精等症状时，用火针点刺肾俞、命门等穴，可起到益肾壮阳的作用，脾胃阳虚者有胃脘寒痛、胃下垂等症状，火针点刺内关、脾俞、中脘等穴，可温运中焦，升提阳气，祛除寒邪。心阳虚者有胸痛、心悸等症状，火针刺心俞、内关以及心前区等部位，可壮心阳、益心气等。

虽然火针疗法还有祛腐排脓、清热解毒、软坚散结、生肌敛疮、解痉止挛等作用，但黄蜀提醒大家，不是人人都适应于火针治疗的，如银屑病、扁平疣等急性皮肤病发作阶段不宜使用火针；面部慎用火针；年老体弱者和小儿及孕妇应慎用火针；精神过于紧张以及醉者禁用火针；危重症患者，如心肝肾严重器质性损害者、糖尿病患者等慎用火针。黄蜀建议，一定要到正规医院，听从大夫安排，在专业人士的操作下进行治疗。

真寒假热证的临床治疗

刘维君　选自《天津中医学院学报》NO.2　2000 年 6 月

在临床上有些疾病,虽然体温升高甚至达到 40℃,它并不纯属中医之"热证",如"气虚感冒","阳虚感冒"及某些"真寒假热证",若仅以体温升高为据,妄施寒凉,则祸不旋踵。下面通过老中医的病案来谈谈体温与热证这个问题。

1 湿温案

施今墨老先生曾治疗一陈姓病人,男,50 岁。农历五月间,感染湿温,西医诊断为肠伤寒,住医院两旬,高热不退,精神萎顿不堪,返家服中药,犀、羚、膏、黄、连、芩、知、柏、十香、紫雪、至宝、安宫莫不备尝,迁延月余,脉由洪滑转濡缓,而体温迄未平静,上午、下午或夜间,仍有升至 38℃左右,口干强饮,舌苔垢厚,大便始燥涩,后见稀溏,小便量少,不能食,间作呕逆,不寐汗出。邀施老诊治,遍阅前服各方,详察脉症,至再至三,以为开始治法,初无错误,继进寒凉太过,遂由热中转为寒中。此病属于正虚阴亏。脾胃寒凝,虚热外浮之证。先固本元,复津液,温脾胃,退虚热,药用人参、党参、茯苓、白术、姜炭、附片、山萸、五味、山药、桔梗、半夏、建曲、陈皮、白芍、炙甘草等味出入为治。数服后,病人津复神旺,热退身和。

2 胸膜炎

1978 年 6 月间,李统华老中医会诊一患者,年 18 岁,该年元月因低热咳嗽住某医院,经 X 线胸部摄片,诊断为"左下胸膜炎",伴少量积液,长期应用抗痨药、抗生素等,胸水大部分吸收,形成包囊性积液。6 月 12 日,突然高热畏寒,头痛剧烈,经 X 线胸部摄片:则两肺有均匀、弥漫的细小颗粒状病灶,左肺部分有不规则的透明区,体温 39.8℃,心率 100 次/分。血液检查:白细胞 7.8×10⁹/L,中性 73%,淋巴 26%,单核 1%,血沉 20mm/小时,西医诊断为结核性胸膜炎合并急性粟粒性肺结核。治以链霉素、利福平等,效果不显。精神萎靡,食纳极差,呼吸急促,时值炎夏,身覆厚被,面色㿠白,形瘦神疲,唇舌俱淡,舌根黄而润,脉细数无根。

据以上症情分析,患者为肾阳虚,阴寒内盛,阴极似阳之真寒假热证。治宜急温少阴,益气养血。

处方:附子 15g,干姜 9g,肉桂 10g,党参 15g,黄芪 30g,白术 12g,陈皮 9g,半夏 9g,茯苓 12g,当归 9g,甘草 3g。6 剂后,体温降至 36.8℃,头痛消失,换盖薄被,食纳稍增,继服药一周,体温降至正常。但仍食少腹胀,上方加代代花 10g,麦芽 15g,做善后调理。

3 化脓性扁桃腺炎

李统华老中医 1979 年 11 月间治一化脓性扁桃腺炎,年 41 岁,男,发热,咳嗽,咽痛已 8 天。某医院诊断为化脓性扁桃腺炎,以庆大霉素、磺胺及中药清热解毒之剂治疗,咽痛不减,体温不降,时值初冬,天未大寒,而患者身穿皮袄,外披大衣,面色苍白,测体温 39℃,扁桃腺肿大化脓,但其周围黏膜色淡,舌质淡,苔薄白多津,脉细数无力,据其病情分析,其素体阳虚,感受寒邪,使阴寒更甚,寒在骨髓,故重衣不知暖,体温升高阳虚浮越,热在皮肤,扁桃腺肿大化脓其黏膜反见淡白,知为虚阳上浮所致;咳嗽乃肺感寒邪失于宣肃,它如面色,舌脉之象也为阳虚之征。治宜温阳健脾,引火归元,止咳化痰。

处方:党参 15g,白术 15g,干姜 10g,肉桂 10g,补骨脂 15g,菟丝子 15g,陈皮 10g,半夏 10g,杏仁 12g,款冬花 15g,紫苑 10g,百部 15g,甘草 3g。仅进 1 剂,即咽痛止而热退,大衣脱去,效不更方,继进 2 剂而愈。

4 急性胃肠炎

姓名:刘某　**性别**:女　**年龄**:32 岁

就诊日期:1995 年 7 月 28 日

主诉:发热、腹泻半月余。

现病史:半月前无明显诱因出现发热伴咽痛、腹泻、稀水样便,2~3 次/日,量不多。在当地卫生所,肌注退热药,上证无明显改变。10 天后腹泻加重,6~7 次/日,仍稀水便,量不多,伴恶心、呕吐。住院治疗,查:T39℃;胸 X 片:心肺膈正常;肥达氏反应(-);血钠 138mmol/l,白细胞 10.2×10⁹/L,其中嗜中性粒细胞 0.9,淋巴细胞 0.1;血培养无菌落发育;尿检查阴性;大便检查 WBC1~3,便培养无致病菌生长。诊断:①急性胃肠炎②发热侍查。予以:抗炎,补液并辅以物理降温。治疗五天,体温仍在 39~40℃,辅以输冰水后,体温不但不降,反而出现胸闷、憋气、心慌等症。疗效不显,而于 1995 年 7 月 27 日出院。次日前来就诊。

既往史:既往体健。

过敏史:否认药物及食物过敏史

体格检查:神清,面色微红,表情淡漠,双乳下、腋下有红斑,按之退色,语言清晰,发热,体温 39℃,腹泻,便稀如水,量不多,3~4 次/日,恶心,纳呆,倦怠乏力,双下肢水肿,胫前及足部按之凹陷,舌淡,苔白腻,脉数 7~8 至,按之无力。

西医诊断:①急性胃肠炎②发热侍查

中医诊断:1.发热 2.水肿 3.泄泻

证候:阳虚水泛

治则:温阳利湿 止泻消肿退热

处方:

1.真武汤加减:附片 6g,白术 12g,干姜 6g,茯苓 12g,半夏 9g,苍术 9g,泽泻 9g,薏米 9g,车前子 9g,木通 9g,滑石 15g,陈皮 9g,甘草 9g

三剂,水煎服,日一剂,早晚分服。

2.紫雪散:2 瓶/日,早晚各一瓶。

3.西洋参 10g/日,水煎服,日一剂,早晚分服。

二诊:上方服 3 剂后,体温降至 37.8℃,腹泻愈,红斑消退,双下肢水肿大减,饮食渐增,舌淡,苔腻变薄,脉数 5~6 至,较前和缓。效不更方,将紫雪散改为 1 瓶/日,续服三剂,体温降至 37.5℃,下肢水肿消失。

三诊:续服西洋参 10g/日,紫雪散 1 瓶/日,原方去附片、干姜、苍术、白术,加杏仁9g,叩仁9g,服六剂,体温降至36.8℃,饮食正常,舌淡红,苔薄略干,脉缓。嘱患者,以芦根、石斛煎水服用,以固疗效。一个月后随访,体温正常。

按语:本病为正虚阴亏,脾胃寒凝,水湿泛滥,虚热外浮的湿温重证。本案病人,由于输液冰水过用,寒湿互结,脾阳受损,水湿内停,溢于肌肤,出现下肢水肿。此病遂由热中转为寒中,矛盾性质发生了根本变化,更兼病人病久正虚,津液耗伤,致阴盛格阳,虚热外浮,临床即现错综复杂之征象。故以西洋参扶正,正复津回;紫雪散退热消斑;真武汤加味温阳利水消肿。纵观全方,扶正祛邪并用,寒温兼施,正复邪去,阳复阴退。

通过以上病例分析,我们看到治法上,对其体温升高不但没有用寒凉药,反而用温热药进行治疗,达到了热退身凉,疾病康复的效果。究其原因,上述病例实属真寒假热证。是由于阳虚阴寒内盛,阳浮越于外,热在肌肤。因此通过运用温阳法,而达到了阳复寒去,引火归元的目的。在临床中,若不辨体质,对于阳虚重症患者,则其体温升高,概投清热之剂,妄进芩连、石膏、紫雪等无疑为雪上加霜,愈亡其阳。而起到反作用。

对于真寒假热证的辨别,当从外部的形色舌脉中求之。如望其面色白或晦暗,或面红如妆;望其口舌生疮,然疮面周围不红或微红,口润不渴或渴喜热饮,溺清便溏,咯痰稀薄,呕吐痰涎,妇女带下清稀等多为真寒假热证。在辨证中,尤当注重舌象。临床经验证明,凡舌质淡白、淡蓝、暗蓝或舌体淡胖有齿痕;舌面湿润或津液欲滴者,患者反而体温升高,多为真寒假热证。其中,舌红无苔多津,口不干渴者,为虚阳上浮,生发之机不足而致;舌质淡或舌体胖大,苔薄白或白腻,状似缺津而口不干,或黄腻苔,舌质淡而多津者当属寒证,在真寒假热证的施治中,只有温扶心肾阳气,方能阳复阴退,化险为夷。

针灸特殊疗法

背部大灸疗法

贾一江等《当代中药外治临床大全》

大灸疗法是间接灸法的一种。因其施灸的范围涉及背、腹部面积广泛的区域,临床常起大症,故以大灸命名。

大灸疗法在一般书中未见述及,为河北省丰润县高怀老医师家传秘法。1950年岳美中教授在唐山执医时,曾登门求教。因感求知之心诚,故传其所秘,才使此法得以传世。

1.操作方法

(1)操作人员:医师一人,助手二人。

(2)操作用具:床一张,三棱针一支,毫针二支(针长2寸),大方盘二三个,大镊子二三个,小刀一二把,捣药缸一个,草版纸一条(长60厘米,宽3厘米),蜡签子二三个(插蜡用)。

(3)操作用品:艾绒250 g,咸萝卜(即腌好的红色大萝卜,如无,青萝卜亦可)2000~2500 g,紫皮大蒜500~750g,蜡烛一支,酒精少许,脱脂棉少许,火柴一盒。

(4)操作前准备:将咸萝卜切成长1寸,厚0.5寸方块(这里的"寸",为病人中指同身寸),紫皮大蒜捣烂如泥,平摊萝卜片上,中间用手指按一凹,深度使萝卜片显露,蒜泥即形成一圆圈。另将艾绒放在平板上,用右手拇、食、中三指捏成食指大的小炷。放置在萝卜片上的蒜泥凹中。

(5)施方:患者背,次患者腹部。

背部灸法:①让患者伏卧好,将草版纸长条自大椎穴起至长强穴上,顺脊椎铺好。因脊椎骨这条线不灸。② 将做好之咸萝卜片先放在两边大杼穴处各一个,以后再沿着草版纸条由大杼往下顺着排列到秩边穴。其间所排之片多少无定数,以排满为止。③在第一排的外侧,沿着排第二行,起点在大杼、风门二穴之间(即在第一排一二块咸萝卜及蒜片之间的外侧),依次往下排,排到秩边穴外上部(比第一排少一块)为止。④将蜡烛用火柴点燃,插在烛签上(粘在他处亦可),便可开始灸。⑤用镊子夹住做好的艾球,在烛火上点着,放在咸萝卜片蒜凹中逐个放好、排齐,灸的壮数多少要看患者的皮肤忍受性来决定,一般每个灸点灸3~5壮。灸毕,休息片刻,再灸腹部。

腹部灸法:①先在膻中穴部位放一片咸萝卜片,以此为中心点,在这点的上下左右周围放上8块,即形成一个九片的大方形。②在鸠尾穴神阙穴各放上一块不着蒜的咸萝卜片。该片的大小宽度仍如前,上下长度则要短3分(即宽1寸,长07寸),此点不灸,两穴之间放咸萝卜片6片。③在神阙穴以下至曲骨穴这一段放五片。若是妇女,则石门穴不灸,放一块不着蒜的咸萝卜片(长、宽各为1寸)。④腹部沿正中行的(即正中行巨阙穴与下脘穴之间为起点)两侧,向下一行,每行放七片。⑤沿第二行两侧(低半片与下脘穴平),再各排一行放六片。⑥以上步骤完成后,便可开始灸治。灸治操作方法和壮数均同背部灸法。

针刺方法:腹部灸完后,必须用三棱针于十宣穴放血。并针双侧三阴交穴,深1寸,用泻法,不留针,借以泻火热之气。

2.适应证

本法具有较强的温阳补虚功效。可治久病体弱,虚寒痼疾,慢性肠胃衰弱,中阳不振,肾元不充及一切虚寒衰弱、久病不能起床者。

3.注意事项

(1)禁用于急证、新证、热证、实证及神经过度敏感者。

(2)在施灸过程中,要随时接上艾球,防止灸火中断,直至完成壮数为止。

(3)本法点较多,应密切观察灸的部位,各灸点施灸程度应接近一致,以皮肤红晕为度。皮肤若稍现深红色时,即停止灸治,以免造成烧伤或灸疮。若患者感觉灼痛,可将萝卜片抬起一点,或将艾火减弱一些。

(4)灸毕必须于十宣穴刺血,针泻三阴交,否则会影响疗效,并产生副作用。

长蛇灸

处方：麝香 50%，斑蝥粉 20%，丁香粉 15%，肉桂 15%。(《中国医学疗法大全》)

方法与主治：按上述药物比例制成斑麝粉备用。于暑夏三伏天施灸，让患者俯卧，取斑麝粉 1~1. 8g，沿脊柱正中线上敷药末，再取大蒜 1500g 捣烂如泥，在斑麝粉上铺成宽 5 厘米、高 2. 5 厘米的蒜泥 1 条，再加上 3 厘米宽、2. 5 厘米高的艾炷 1 条(断面呈三角形)，然后点燃艾炷两头与中间，使整条艾绒慢慢燃尽，术毕。

主治肾虚型及肝阴不足型肥大性脊柱炎。

注意事项：施灸宜在白天进行，灸后注意调养休息 1 个月。灸治后可起水泡，宜注意预防感染。

三伏贴

药物

冬病夏治消喘膏

处方:炙白芥子 21g,元胡 21g,甘遂 12g,细辛 12g。(新医药学杂志 1978;(5): 28)

方法与主治:取肺俞、心俞、膈俞等穴。将上药共研细末,装塑料袋备用。每次用上药 1/3 药面,加生姜汁调成糊状,分别摊在 6 块直径约 5 厘米的油纸或塑料布上,贴敷在上述穴位处,用胶布固定,一般贴 4~6 小时。如果贴后局部有烧灼感或疼痛,可提前取下,若温热舒适或微痒,可多贴几小时,待药干燥后再取下。夏季入伏 10 天贴 1 次,即初伏、二伏、三伏各贴 1 次,共贴 3 次,一般连贴三年。哮喘发作期、缓解期均可使用。

注意事项:本法于正午时分,择晴天贴治效佳。贴药后不要过分活动,以免药物移动、脱落。个别病人有时局部起小水泡,一般不做处理,保持干燥可自然吸收。贴药当天禁食生冷、肥甘厚味及辛辣刺激之品,1 岁以下小儿不宜贴。

适应证

三伏贴敷可以治疗多种反复发作及过敏性病症,如慢性支气管炎,支气管哮喘,过敏性鼻炎,体虚感冒咳嗽;风湿与类风湿性关节炎,强直性脊柱炎;慢性胃肠炎,溃疡病,慢性腹泻;小儿厌食,遗尿;虚寒头痛、颈肩腰腿痛、胸腹痛、痛经等。连续贴敷三年以上,上述疾病大多能够明显减轻症状,减少发病率。

三伏贴可疏通经络,调理气血,宽胸降气,健脾和胃,鼓舞阳气,调节人体的肺脾功能,使机体的免疫功能不断增强,从而达到振奋阳气、促进血液循环、祛除寒邪、提高卫外功能的效果。

附:三九贴

哮喘外用方

处方:川乌、白芨、云苓、草乌、乌药各30g,连翘、当归、白芷、木鳖子、官桂、赤芍、白薇各40g,牙皂、枣枝、桑枝、桃枝、柳枝、槐枝各25g

功能与主治:宣肺止咳。适用于哮喘。

制用法:上药用麻油1500g,浸药一宿,熬焦去渣,入飞黄丹500g,如麦色,急以桃柳棍2根,搅至滴水成珠,入乳香、没药细末各20g,收膏摊成膏药,将膏药贴肺俞穴,风门穴,贴三伏九九,其病可以根治,神效。

出处:《中国膏药学》。

温白膏

处方:生麻黄、白苏子、紫菀各9g,南星、半夏、桔梗、川贝、细辛、杏仁、甘草各15g,生姜30g

主治:哮喘。

制用法:上药麻油熬,黄丹收,阿胶30g搅。贴肺俞。

出处:《中医外治法类编》。

治瘫十一法

——王乐亭临证经验

瘫即瘫痪,指四肢不用或肢体筋缩弛缓,软弱无力,日久因不能随意运动而致肌肉萎缩的一种病证。其中外伤性截瘫是由于脊柱突然受到外界直接或间接暴力,引起骨折或脊柱脱位,完全或不完全的损伤了脊髓,损伤平面以下肢体感觉,运动功能完全或不完全的丧失,以及二便功能障碍等。自1965年始重点研治截瘫病以来,总结出不少临床和理论方面的经验,他在继承古医书的理论基础上,又有所发挥和创新。"治瘫首取督脉",就是王氏最突出的创新之一,他认为截瘫相当于中医的督脉损伤,因此治瘫就要抓住治督脉这个根本,才能突出治疗的重点。王氏说:针灸治疗截瘫并非"一针一得"所能胜任,而是要调动全身十二条经脉、奇经八脉以及所属的脏腑机能,才有可能医治好损伤,恢复和改善机体的机能状态。所以治截瘫应着眼于整体,开阔思路,围绕着督脉进行全面的治疗,由于督脉损伤部位有高低之不同,损伤的程度有轻重之分,而且临床表现与一般的瘫痪不同。所以治疗时王氏特别强调,要根据其临床特点,着眼于整体,重视局部,局部与整体相结合,采取分阶段分重点分步骤针刺方案,要充分体现出中医辨证施治的特点。通过大量的临床实践,摸索出一套实用而又行之有效的"治截瘫十一法"。现将"十一法"介绍如下:

(1)治督法

①处方:百会、风府、大椎、陶道、身柱、神道、至阳、筋缩、脊中、悬枢、命门、腰阳关、长强。

②功能:疏通督脉,补髓健脑。

(2)治夹脊法

①处方:由第二胸椎下缘两侧旁开0.5寸,隔一椎一穴,直至第四腰椎,左

右共计十六穴。

②功能:疏导阳气,调理脏腑。

(3)治背俞法

①处方:肺俞、心俞、膈俞、肝俞、脾俞、肾俞。

②功能:调补五脏,益气和血。

(4)治膀胱法

①处方:八髎、环跳、承扶、殷门、委中、承山、昆仑、涌泉。

②功能:调节州都,强筋健步。

(5)治任脉法

①处方:巨阙、中脘、下脘、气海、关元、中极、梁门、天枢、水道、章门。

②功能:育阴固本,舒肝和胃。

(6)治脾胃法

①处方:气冲、髀关、伏兔、犊鼻、足三里、上巨虚、下巨虚、解溪、陷谷、内庭、三阴交。

②功能:调胃健脾,养血荣筋。

(7)治肝胆法

①处方:带脉、居髎、风市、阳陵泉、阳交、光明、悬钟、丘墟、足临泣、侠溪、太冲。

②功能:强筋壮骨,舒利关节。

(8)治足三阴法

①处方:气冲、阴廉、箕门、阴陵泉、三阴交、照海、太冲。

②功能:滋阴养血,缓痉熄风。

(9)治手三阳法

①处方:肩髃、肩贞、曲池、三阳络、郄门、合谷、阳池、中渚。

②功能:疏导阳气,通调血脉。

(10)治手三阴法

①处方:巨骨、腋缝、侠白、尺泽、支沟、神门、大陵。

②功能:养血安神,柔筋通络。

(11)调理阴阳法

①处方:曲池、内关、合谷、阳陵泉、足三里、三阴交。

②功能:疏通经络,调和阴阳。

中风十三法

——王乐亭临证经验

(1)**牵正刺法**:适用于外风中于络脉,病情轻,病程短,症见半侧面部皮肤肌肉麻木不仁,口眼歪斜,口角流涎,漏水,流眼泪,咀爵不利等。处方:水沟、承浆、地仓、颊车、颧髎、阳白、四白、大迎、合谷。功用:祛风牵正,通经活络。

(2)**牵正透法**:对于中风后遗口眼歪斜,日久重症,久治不愈的患者,可采用透刺法,以加强刺激增强治疗作用。定名为牵正透刺方。处方:阳白透鱼腰,攒竹透丝竹空,四白透承泣,风池透风府,太阳透颧髎,禾髎透巨髎,地仓透颊车,曲池透合谷。功用:通经活络,祛风牵正。(注:透刺的目的主要是加强治疗作用。)

(3)**手足十二针**:本方是根据手足部之腧穴精选而组成,为治疗半身不遂的首选方。处方:曲池、合谷、内关、阳陵泉、足三里、三阴交。功用:通经活络,调气和血。(注:本方不但是治疗半身不遂的首选方,而且也可用于治疗高血压病、瘫痪、痹症以及其他虚弱病证等。)

(4)**纠偏法**:适用于半身不遂,风阻经络:偏侧瘫痪,采用患侧的穴组,以通调气血,祛风通络。处方:百会、风府、风池、肩髃、曲池、合谷、环跳、委中、阳陵泉、悬钟、太冲。功用:通经活络,舒筋利节。(注:方中取督脉的百会、风府以祛风通经,胆经的风池、环跳、阳陵泉、悬钟,阳明经的肩髃、曲池、合谷,膀胱经的委中,肝经的太冲,阴阳协调,表里相配,通达上下,调和阴阳气血,疏通经络,以促进患侧肢体功能恢复。)

(5)**十二透刺法**:适用于半身不遂,病程日久,偏侧肢体废痿不用而功能恢复较慢者。处方:肩髃透臂臑,腋缝透胛缝,曲池透少海,外关透内关,合谷透劳宫,阳池透大陵,环跳透风市,阳关透曲泉,阳陵泉透阴陵泉,绝骨透三阴交,丘墟透申脉,太冲透涌泉。功用:通经活络,舒筋利节。

(6)**开闭醒神法**:适用于中风神昏窍闭者,相当于脑血管病变的卒中期,醒神开窍,以促苏醒和恢复神志。处方:首用三棱针刺百会、四神聪放血;或手足十二井放血。继用针刺人中、承浆、风池、风府、合谷、劳宫、太冲、涌泉。功用:醒神开窍。主治卒然昏倒,不醒人事,歪僻偏瘫,口噤面赤、手握、二便闭阻,息粗痰多,属于中医闭证范围者。王氏治疗此类危急病候,则以放血疗法为主,他惯用的放血法有三棱针放血、毫针点刺放血两种,前者放血量大,适用于实证、热证,后者放血量少,适用于虚证、瘀证。三棱针放血主要用于中风闭证,热盛窍闭,晕厥、血瘀、疼痛等实证。本方中所用的百会,四神聪放血,功能为清脑醒神开闭;十二井放血功能为泄热、平肝、祛痰。处方中前者适用于病情危急作为抢救之用,后者可醒神开闭,功能持续而稳效,此两者是他对于一般神昏所惯用的苏醒方,其功能为滋肾水,清心火,醒神开窍。王氏体会,劳宫、涌泉二穴合用,具有清心泻热,安神定志之动。颇类中药的牛黄清心丸之效。

(7)**回阳固脱法**:此法适用于神昏仆倒,目开口张,面色苍白,手撒遗尿,鼾睡痰鸣,汗出淋漓,四肢厥冷,脉微欲绝之脱症。处方:神阙(灸)、气海、关元(灸)、百会、内关、足三里、涌泉。用炒盐将肚脐填平,上盖姜片,用大艾柱灸数十壮或百壮,并灸气海、关元,然后再针百会、内关、足三里、涌泉。功用:回阳固脱。

(8)**督脉十三针法**:督脉能总督一身之阳。半身不遂阴阳偏废,气虚血亏,针刺督脉振奋诸阳,以期阳生阴长,有利于偏瘫者恢复正常和整体机能的改善。处方:百会、风府、大椎、陶道、身柱、神道、至阳、筋缩、脊中、悬钟、命门、腰阳关、长强。功用:补阳益气,填髓健脑。(注:督脉十三针方,不但适用于中风半身不遂,也可用于其他瘫痪者,癫狂痫,痹证等。)

(9)**治背俞法**:此法适用于中风后遗半身不遂日久,五脏虚损,气血两亏,阴阳两虚,神疲肢痿等虚弱证侯。处方:膈俞、肺俞、心俞、肝俞、脾俞、肾俞。功用:调气和血,调理阴阳。(注:本方除用于半身不遂外,也可用于虚损不寐,遗精,癫狂痫,月经不调,脏躁,咯血,便血等病证。)

(10)**老十针法**:适用于半身不遂、肠胃不和、食少纳呆、脘腹胀满或嗳气吞酸、呃逆时作等。处方:上脘、中脘、下脘、气海、天枢、内关、足三里。功用:调中健脾,理气和血,升清降浊,调理胃肠。(注:本方重在调理脾胃,治在后天,应用范围较广。)

(11)**治任脉法**:任脉为阴脉之海,其意义在于补阴济阳,疏导气机,开胸宣肺,升清降浊,调理肠胃。用于中风半身不遂,取其调和阴阳与通理肠胃之功。适用于半身不遂,脾胃不和,湿聚生痰,痰涎壅盛或痰湿缠绵不愈者。处方:任脉十二针方(承浆、廉泉、天突、紫宫、膻中、鸠尾、上脘、中脘、下脘、气海、关元、中极)。功用:补阴济阳,调和肠胃。

(12)**治六腑俞法**:选用六腑俞,其意义与五脏俞加膈俞相似。六腑属阳,以下降为顺,泻而不藏,功主受纳腐熟运化,输转水谷之精微,传化糟粕,通调三焦气化,通利二便。六腑不通则腑气郁滞,轻者上逆作呃,重则痛、呕、胀、闭四证俱悉,而上下不通矣。中风后遗半身不遂,病程日久,特别是胃肠功能失调,后天失于荣养,二便功能障碍,气血脏腑功能日衰,取六腑之俞穴与其募穴,俞募配合,相得益彰。处方:六腑俞穴(胆俞、胃俞、三焦俞、大肠俞、小肠俞、膀胱俞)。功用:运化水谷,调理六腑。(注:六腑俞的功能也比较广泛,除用于半身不遂,六腑功能衰弱,胃肠失调,饮食二便功能障碍外,也可用于治疗脾胃虚寒,停饮蓄食,胃脘痛,湿热泄痢,呕吐呃逆等六腑不和所引起的病证。)

(13)**刺募法**:所谓刺募法,是指针刺脏腑募穴的方法。而脏腑募穴方的制定,是根据凡募穴为五脏的内部精气在胸腹部聚集之处,募穴均分布在胸腹部,其位置是以脏腑的部位而定,并不局限于本经,因此募穴与脏腑的部位更为接近。在脏腑发病时,或为顽疾,脏腑功能日衰,久治不愈,即可选用脏腑募穴。处方:中府、膻中、巨阙、期门、章门、天枢、中脘、关元、中极。功能:调理脏腑,益气和营。(注:刺募法不但可用于中风后遗症,半身不遂,也可用于治疗截瘫,主要适用于病程日久,脏腑功能虚弱者等证。也可用于肝气横逆,胃失和降所引起的呃逆,胁痛,腹胀,以及久泻久痢,脾肾阳虚,运化失职,二便不固。旨在温肾暖脾,固肠止痢,清利肝胆湿热,以及癃病,虚劳损伤等证。)

降压十法

——彭静山临证经验

彭氏治高血压,颇积心得,计有十法。

(1)人迎洞刺:又名窦刺,其穴在颈动脉窦处。令患者仰卧,头部低位。先用手按压之,如感眩晕,则不宜针刺。针刺时,左手指固定其下动脉,右手持 1.5 寸针刺在动脉壁上,以针后针柄微颤为度。不用手法,10 秒钟后起针,留针最长不宜超过 2 分钟。主要适用于原发性高血压。也可用于支气管喘息,胆石症,胃痉挛。

(2)膈俞皮内针:找准穴位,双侧各埋 1 号皮内针一支,可留之七天。适于体胖,畏针者。此法简便,但取穴必须准确。

(3)耳后降压沟:在耳轮后面上 1/3 有静脉可见,以三棱针点刺,出血如豆。用于高血压急症。上三法均可在针后 10 秒降压。

(4)太渊脉刺:用 2 寸针刺于桡动脉寸口部位,不用手法,以针柄微颤为度,不动可微提针柄调整。

(5)眼针降压:刺心,肝二区。

(6)鼻针降压:取印堂、素髎,用 5 分针以 45 度角斜刺。以上三法可在 5 分钟内降压。

(7)太冲泻法:刺太冲穴,用提插泻法。适用于肝阳上亢,眩晕较重的高血压。

(8)合谷透后溪:手掌侧置,用 3 寸针,由合谷透刺后溪,得气后,用捻转泻法,透天凉法更佳。适用于高血压而致大便秘结,小便黄赤,口燥舌干,食欲不振,内有郁热者。

(9)三里降压:体质虚弱,有胃肠疾患而患高血压者,刺足三里,用补法。

(10)**石门降压**：多用于妇女。任脉偏盛，胸腹胀满，妇人经闭，赤白带下者。

高血压的兼证治疗，眩晕者多用侠溪、上廉。失眠加行间、神门、肝俞。头痛太冲透涌泉、肓俞。肾虚阴亏配太溪、肾俞。阳虚灸关元、气海、命门。

痹证十法

——彭静山临证经验

(1)**上下四穴**:肩髃、曲池、环跳、阳陵泉,为治上肢及下肢风湿寒热痹症要穴,可单用也可全用。既可用常规刺法,以得气为度,也可用芒针深刺。如杨某,男,55岁,左肩疼痛1月余。上举时肘不能伸,屈肘抬臂仅与肩平,前伸后伸均受限。用芒针,肩髃透曲池,不留针,1次可伸肘,2次能上举,3次临床症状消失。

(2)**缪刺法**:痹证疼痛较重,用之甚佳。1cm以内痛点,刺其相应对侧。也可用前后、左右、平行、上下等缪刺方法。曾治薛某,女,39岁,沈阳灯泡厂工人。因夜间睡觉开窗受风,次日晨起右上肢不能上举,活动极度受限,诊查其右肩胛上部有明显压痛点,缪刺其左肩,1次而愈。

(3)**皮内针法**:风邪为患,疼痛部位于全身游走不定者,可找其最明显压痛处,或背俞穴,埋皮内针治疗,疗效颇佳。膝部疼痛,在膝盖上一寸处的压痛点上埋皮内针,疗效亦佳。

(4)**眼针疗法**:针上,中,下三焦区,并辨证取之其他眼区穴位,奏效颇速。如蔡某,男,25岁,辽宁中医学院教师,曾有风湿病史,平时久坐后下肢发麻。早晨骑车上班为颇途中忽感左腿膝关节疼痛剧烈,逐渐加重,到学校时已不敢屈伸,就诊时上楼颇感困难。诊脉沉迟,双眼下焦区血管颜色和形状均有明显变化,颜色较淡,证属虚寒。针双眼下焦区,针后痛减,5分钟后,临床症状消失,行动自如。

(5)**胛缝抬肩**:针刺部位在肩胛骨之下,胸膜之上,取坐位,令其挺胸,使胛缝暴露,找其压痛点,右手持针,紧靠胛缝刺入0.5寸,然后将针放倒,平刺向胛内。如有一患者,左肩胛缝疼痛数月,抬肩困难,久治不愈。五月末症状加重,而来求治。治疗如上,进入2针,起针后痛止。

(6)**条口举臂**：风湿痹证,臂不能上举,针患侧条口,或条口透刺承山,手法要强,疗效佳。

(7)**悬钟抬肩**：适应证如上,临床治疗多例,也很理想。

(8)**指节多刺**：风湿热痹,指节肿大,屈伸不便,或指节强直,可点刺指缝,放血少许,用之亦验。

(9)**角针妙用**：如单一指、趾活动困难,又无其他兼证,妙用角针,可奏良效。如王某,男,63岁,辽宁中医学院医师。右手拇指僵直强硬,屈伸困难。在大指关节处放一角针,胶布固定,一周后取下,治愈。

(10)**循经取穴**：根据病变位置,用首尾,两端,远端循经取穴法。

闪电穴的应用

——徐彬临证经验

1.上闪电穴

上闪电穴是徐氏在长期临床实践中摸索出来的,以疗效显著,针感像闪电,又因其位于身体上部因而命名为上闪电穴。

(1)位置:在喉头结节正中旁开 3 寸(手阳明大肠经扶突穴),向外斜下 1 寸,即胸锁乳突肌的后缘,相当于从耳垂端向下引垂直线和胸锁乳突肌后缘交点处。正坐位取穴。

(2)针刺手法:用 1.5 寸 32 号毫针常规消毒后,选准穴位,用触针法徐进,浅刺,一般不超过 5 分深(不宜深刺)。然后用雀啄法,针尖向病灶,针感麻至手指尖部为有效,不留针。

(3)注意事项:①首先应消除患者因针感大而产生的紧张情绪和恐惧心理。②局部(患处)有红肿变化、骨折及肌肉损伤者不宜针刺。③妇女妊娠和严重的风心病患者不宜针刺。④针后个别患者在胸背部留下针感,自觉呼吸困难,遇此情况,应在原穴位上重新针刺,针感一定达到原遗留针感处马上提针,原遗留针感即可消失。⑤针后避免重体力劳动,剧烈运动和手脚着凉。

(4)临床应用:徐氏自 1967 年发现闪电穴以来,至 1981 年为止,曾总结治疗肩胛痛,胸背痛和上肢扭伤等症 264 例,其中痊愈 133 例,显效 122 例,有效 9 例。

2.下闪电穴

下闪电穴亦是徐氏长期针灸临床实践中摸索出来的,以其位于下肢,疗效显著,针感象闪电,因而命名为下闪电穴。

(1)位置:在第二十一椎旁开 6 寸(尾骶四椎旁开 6 寸,是太阳膀胱经秩边穴外 3 寸),与秩边穴和环跳穴形成三角形。即在臀中肌、臀小肌、坐骨大切迹的边缘。

(2)取穴体位:直立位。患者站在平髋高的物体前弓腰,头向下倾,两足叉开,距离 30cm,两小腿向后用力,同时让患者两手支撑在物体上,臀部肌肉放松,站稳选准穴位即可施针。另外,特殊情况下亦可采取俯卧位。

(3)针刺手法:用 4~6 寸 28~30 号毫针常规消毒后,选准穴位,用触针法徐进,深刺提插(稍向内斜刺)重刺激,一般 3~4 寸深为宜,针感麻至足跟和足尖部有效,不留针。

(4)注意事项:①首先应消除患者因针感而产生的紧张情绪和恐惧心理。②局部(患处)有红肿变化,骨折及肌肉损伤者,不宜针刺。③妇女妊娠和严重的心脏病患者不宜针刺。

(5)临床运用:①徐氏自 1967 年发现本穴以来,至 1981 年为止,曾总结治疗腰扭伤 518 例,绝大多数患者针刺 2~3 次即获痊愈和显效。此外对下肢瘫痪,麻痹,风湿症和坐骨神经痛等均有较显著疗效。②该穴属经外奇穴,位于足三阳经脉的循行线上,根据临床观察针刺新环跳穴、环跳、秩边的疗效无法代替下闪电穴。

下秩边穴的应用

——师怀堂临证经验

下秩边穴是师氏应用四十年的一个俞穴,位于秩边穴之外下,因受秩边穴临床疗效的启发而发现,故名下秩边,亦称代秩边。

(1)取法:让患者侧卧,伸下腿,屈上腿,上腿腘窝须屈曲为130度,躯干部稍向前倾斜,其姿势体位必须正确。然后在髂前上棘与股骨大转子中点连线作为一边,画一等边三角形,在三角形的另外两边相交处即为本穴。

(2)主治范围:①下肢疾患:腓肠肌痉挛,下肢麻痹,坐骨神经痛,梨状肌损伤,小儿麻痹后遗症,腰肌风湿痛,脑血管意外的后遗症,截瘫,格林-巴刺综合征,末梢神经炎,下肢各神经损伤,血栓闭塞性脉管炎等。②泌尿生殖:妇科疾病,膀胱炎,尿道炎,尿道痛,遗尿,尿潴留,痛经,带下,子宫脱垂,阴道炎,外阴白斑,阴痒,崩漏出血,月经不调,肠痉挛。③直肠、肛门疾病:便秘,肛门瘙痒,脱肛,大便失禁,排便困难(并非便燥干结),肛门痛。

(3)针法:取3.5~5寸长28号毫针,随体胖瘦选用,垂直刺入,针感即达下肢、足趾,用于治疗下肢诸疾患(如前述)。针身斜向前(腹侧)倾斜10度,针感即达少腹、阴器、会阴部,用于治疗泌尿、生殖、妇科疾病。针身斜向后(背臀侧)倾斜10度,针感即达肛肠部,并有便意感。该穴针感强烈,传导明显,受针者常因得气感应而急呼,或体力猛动,刺时注意。进针后,在轻微提插捻转得气后,迅速施用滞针手法,使针感速达病所,留1~2分钟时间即出针。如久留针后常致明显的后遗症。

附:①环中上穴:位于环跳穴上2寸5分,深刺可达4~6寸。这个穴根据针刺方向不同,气可分至趾端,胞宫,肛门,而治多种疾病。②上面瘫穴、下面瘫穴对刺:上面瘫穴在太阳穴外5分,进针2寸许,针尖向下面瘫穴透刺;下面瘫穴在地仓与颊车连线的中点下 5 分,进针 2 寸许,针向上面瘫穴。针对两针对刺,留针 30 分钟,治面瘫甚效。

刺血疗法

——杨介宾临证经验

杨氏擅长刺血疗法,认为刺血法具有解表发汗,泻热解毒,消瘀去滞,通经活络,调和气血,养血活血的作用。尤其对某些急危重证,痹麻顽疾,更具神效。杨氏在临床常将刺血法应用于中风,高血压,流感,黄疸性肝炎,急性胃肠炎,食物中毒,癫痫,疟疾,扁桃体炎及脓肿,口腔溃疡,麻风,哮喘等三十多种疾病。

刺血疗法临床应用

(1)**中风闭证**:治以启闭开窍,平肝熄风。取穴:急刺五心即百会(顶心)、劳宫(二手心)、涌泉(二足心);重症可配人中、十二井、十宣、合谷、太冲;如身现红点,刺曲泽、委中出血以泻热。

(2)**急性吐泻**:治以清热化湿,调中降逆。取穴:十宣、委中、曲泽、内庭、金津、玉液点刺出血;足三里、中脘、内关、承山锥刺之。

(3)**气营高热**:治以清热泻火,凉血醒神。取穴:百会、攒竹、太阳、耳尖、人中、十二井点刺出血;尺泽、委中锥刺放血;大椎至长强每节宜刺之,常获速效。

某些中药及中成药的
临床应用

玉米须的功效与作用

出处《四川中药志》

药理作用

1.利尿作用

玉米须对人或家兔均有利尿作用,可增加氯化物排出量,但作用较弱。其水浸膏甲醇不溶部分经过透析者(甲)利尿作用最强,无论口服、皮下或静脉注射均有显著效果。利尿作用主要是肾外性的,对肾脏的作用很弱。

2.对循环系统的作用

麻醉犬静脉注射煎剂有显著降压作用,但对慢性颈动脉皮桥狗,每日服药,连续3周,并无降压作用。甲在低浓度时对末梢血管有扩张作用。

3.降低血糖作用

玉米须的发酵制剂对家兔有非常显著的降低血糖作用。

4.利胆、止血作用

玉米须制剂能促进胆汁排泄,降低其黏度,减少其胆色素含量,因而可作为利胆药用于无并发症的慢性胆囊炎、胆汁排出障碍的胆管炎患者。它还能加速血液凝固过程,增加血中凝血酶元含量,提高血小板数,故可作为止血药兼利尿药应用于膀胱及尿路结石。

性味

甘,平。

①《滇南本草》:"性微温,味甘。"

②《现代实用中药》:"甘,平。"

③《四川中药志》:"性平,味甘淡,无毒。"

功能主治

利尿,泄热,平肝,利胆。治肾炎水肿,脚气,黄疸肝炎,高血压,胆囊炎,胆结石,糖尿病,吐血衄血,鼻渊,乳痈。

①《滇南本草》:"宽肠下气。治妇人乳结,乳汁不通,红肿疼痛,怕冷发热,头痛体困。"

②《岭南采药录》:"和猪肉煎汤治糖尿病。又治小便淋沥砂石,苦痛不可忍,煎汤频服。"

③《现代实用中药》:"为利尿药,对肾脏病、浮肿性疾患、糖尿病等有效。又为胆囊炎、胆石、肝炎性黄疸等的有效药。"

④《民间常用草药汇编》:"能降低血压,利尿消肿。治鼻血、红崩。"

⑤《河北药材》:"治水肿性脚气。"

⑥《浙江民间草药》:"开胃,平肝,祛风。"

⑦《四川中药志》:"清血热,利小便。治黄疸,风热,出疹,吐血及红崩。"

用法用量

内服:煎汤,1~2两;或烧存性研末。外用:烧烟吸入。

附方

①治水肿:玉蜀黍须二两。煎水服,忌食盐。(《贵阳市秘方验方》)

②治肾脏炎,初期肾结石:玉蜀黍须,分量不拘,煎浓汤,频服。(《贵阳市秘方验方》)

③治肝炎黄疸:玉米须、金钱草、满天星、郁金、茵陈,煎服。

④治劳伤吐血:玉米须,小蓟,炖五花肉服。

⑤治吐血及红崩:玉米须,熬水炖肉服。

⑥治风疹块(俗称风丹)和热毒:玉米须烧灰,兑醪糟服。(③方以下出《四川中药志》)

⑦治糖尿病:玉蜀黍须一两。煎服。(《浙江民间草药》)

⑧治原发性高血压病:玉米须、西瓜皮、香蕉。煎服。(《四川中药志》)

⑨治脑漏:玉蜀黍须晒干,装旱烟筒上吸之。(《浙江民间草药》)

玉米须的食用方法

第一:玉米须茶

材料:玉米须

做法:玉米须做茶的方法很简单,取新鲜的玉米须冲洗干净,之后用开水冲泡即可。

第二:苡仁玉米须粥

材料:玉米须、薏苡仁、大米、白茅根

做法:将玉米须还有白茅根一起放入锅中加入清水,最后留下药液。在药液中加入大米以及薏苡仁,最后熬煮成粥之后服用。

功效:适合老年人,粥类比较软糯,有利于消化。还有极好的利尿消肿的效果,喝苡仁玉米须粥能起到去除体内湿气、清热解毒的作用。患有湿热型红斑患者服用这一道食谱能促进身体的恢复。

第三:玉米须白茅根汤

材料:玉米须、白茅根、红枣

做法:将三种中药材放入清水中浸泡一个小时,然后再小火熬煮四十分钟。最后留下药液以及红枣服用。

功效:适合一些患有胆石症的中老年人服用,特别是肝胆湿热型的胆石症,长期服用身体能够越来越健康。

第四:石斛玉米须茶

材料:石斛、玉米须、芦根

做法:将三种原料一起放入茶杯中,然后冲入开水,十分钟之后揭盖服用,每天服用一次。

功效:养阴清热利尿,适合一些尿少并且口干舌燥的患者,同时双目塌陷以及皮肤干燥的患者也可以服用。

第五:玉米须煲乌龟

材料:玉米须、乌龟、料酒、葱姜、食盐、味精

做法:首先需要将乌龟宰杀干净,留下乌龟肉和乌龟壳,将这两种材料和玉米须一起放入锅中煲煮一个小时,最后加入调味料服用。建议每周服用一两次,坚持服一个月。

功效:养阴补血,能够有效调节体内的血糖新陈代谢,具有降血糖以及降血脂的作用,适合一些睡眠不好的中老年患者服用。

临床应用

药物:玉米须 10g,车前草 10g,水煎服,每日一剂,降尿酸,治疗高尿酸血症。患者曾某,60 岁,尿酸 540μmol/l,连服上方一个月,尿酸降至 380μmol/l。

玉米须的食用禁忌

有专家指出,玉米须煮水喝有降血糖的功效,糖尿病患者服用玉米须水能起到控制血糖的作用。高血压患者服用也能降血压。

中医上也将玉米须称之为龙须,具有非常广泛的保健功效。将玉米须用开水冲泡之后制作出玉米须茶,不仅味道甜甜的好喝,同时对于身体好处多多。

还具有防治高血压、高血脂以及高血糖等疾病的出现。在夏天天气炎热,玉米须煮水喝还具有凉血以及解暑的作用。怀孕期间的女性也可以服用玉米须,不仅能预防流产,同时对于乳汁不通等情况也有不错的治疗效果。

一般情况下,我们服用玉米须并不会对身体造成副作用。每次三到五克,并且平时最好能够选择新鲜的玉米须来服用。

总结:玉米全身是宝,不仅自身的价值很高,玉米须也是一种有助于身体健康的利器。适量服用玉米须水能控制血糖、血压,但是要注意服用量,无病无痛的人最好还是不吃玉米须。

鸡内金临床应用

炮制方法

1.鸡内金:洗净,干燥。

2.炒鸡内金:取净鸡内金,依烫法(药物与热砂同炒的一种炮制方法)炒至鼓起。

3.醋鸡内金:取净鸡内金,依烫法炒至鼓起,喷醋,取出,干燥。

性味

甘,平。

归经

归脾、胃、小肠、膀胱经。

功效

健胃消食,涩精止遗,通淋化石。

主治

用于食积不消,呕吐泻痢,小儿疳积,遗尿,遗精,石淋涩痛,胆胀胁痛。

鸡内金的功效和作用

消食化滞,本品为鸡胃之内膜,消食之力甚强,珠甘能健脾强胃,为健脾化食消滞之妙品,《滇南本草》曰:"消食磨胃,治小儿乳食结滞,肚大筋青,痞积疳积。"故临证用治食积内停,消化不良诸症,皆有神效。

解毒消肿,本品味甘能和缓,性微寒能清热,有解毒消肿之力,故《本草纲目》曰:"主喉闭,乳蛾,一切口疮,牙疳诸疮"。

《医学衷中参西录》曰:"鸡内金,鸡之脾胃也…… 中有瓷、石、铜、铁皆能消化,其善化瘀积可知"。用本品通淋利尿,削坚化石,砂石去,水道通,尿液畅,痛可止。《医林集要》以本品治小便淋沥,痛不可忍,其理可知。

散结消癥,鸡内金,鸡之脾胃,消化水谷之所,善化瘀积。《医学衷中参西录》曰:"不但能消脾胃之积,无论脏腑何处有积,鸡内金皆能消之"。故临床用治气血瘀滞,经脉不利,痰湿聚结之痃癖、癥瘕、闭经等证。

敛疮生肌《本草纲目》载,本品同绵絮焙末外搽,治发痈已溃。发背,乃发于背部肤表之阳性疮疡,患处焮红,根囊高肿,剧烈疼痛,疮面腐烂,形似蜂窝。本品局部外用,功专病所,化瘀生新,解毒泄火,风火毒去,疮痈消复。

相关配伍

1.消渴引饮,日至一石者:菝根、鸡内金等分,为末。米饮服一钱,日三。(《经验方》)

2.一切口疮:鸡内金烧灰敷之,立效。(《活幼新书》)

3.阴头疳蚀:鸡内金(不落水)拭净,新瓦焙脆,出火毒,为细末。先以米泔水洗疮,乃搽之。亦治口疳。(《经验方》)

临床应用

一、甲状腺结节(河南王黎,中医内科,副主任医师)

医案:刘女士,35岁,平时上班压力大,回家还要照顾家人起居,工作和生活的双重压力,体检查出甲状腺结节已经2cm,因为担心手术留疤等问题,决定中药调理治疗。彩超描述显示双侧甲状腺实性结节,甲状腺右叶最大结节约15mm×9mm,左侧叶最大结节约22mm×12mm。平时生活爱生闷气,心烦,潮热易出汗,容易疲倦,睡眠不好,甲状腺结节质地较硬,舌质暗淡,舌苔白,脉象细弦。辨证是血瘀型甲状腺结节,因淤结日久,造成的心阴耗伤。

处方:鸡内金、泽兰、玄参、牡蛎、当归、焦栀子、半夏、陈皮、甘草。方中各种药相互配伍,各自发挥功效,玄参、牡蛎、鸡内金、半夏、陈皮用于化痰除瘀;当归、泽兰用以养气活血;焦栀子用以清肝火,消肝郁;甘草调和诸药。

刘女士服药一个月后,自诉脖子已无异物感,吞咽情况也有所改善,颈部鼓起的肿块也缩小了,睡眠也得到了改善。于是在上方的基础上又加了黄芪、红花、海藻。

第三次来面诊,刘女士表示身体运行逐渐恢复正常,复查,结节已经基本消除。

二、张锡纯运用鸡内金经验(医家荟萃)

生芡实 6g,生鸡内金 3g,白面 500g,白砂糖适量,诸药研细末,和面为饼烤熟,随意食之。方中"鸡内金,以补助脾胃,能运化饮食,消磨瘀积,食化积消,痰涎自除。"再如张氏制益脾饼,治脾胃湿寒,饮食减少,常作泄泻,完谷不化。白术 12g,干姜、鸡内金各 2g,熟枣肉半斤上药四味,白术、鸡内金皆用生者:每味各自轧细焙熟。再将干姜轧细,共和枣肉,同:捣如泥,作小饼。木炭火上炙干,空心时,当点心,细嚼咽之。曾为友人制此方,和药一料,服之而愈者数人。后屡试此方,无不效验。

张氏曰:"鸡内金人皆用以消食,而以消症瘕亦甚有力。""鸡内金不但能消脾胃之积,无论脏腑何处有积。如治妇人经闭月信不至者,习用鸡内金。"

再则,张氏承叶天士"久病入络"之说,亦认为虚劳日久络脉多瘀,鸡内金也是常用之。需留意,张氏用鸡内金消症通瘀,强调必须生用.其曰:"然鸡内金必须生用,方有效验,若炒熟用之则无效矣。"

但是,张氏用鸡内金也有宜忌。张氏认为,生鸡内金能化瘀血,又不伤气分,对症瘕、经闭而体弱者,鸡内金较三棱、莪术更为适宜。另外,鸡内金性主降,如脾胃受伤,饮食停滞而反胃吐食,宜用之;胃不和而肝血亏虚,阴虚不能潜阳,兼见肝火上升而致不寐者,鸡内金又可和胃降逆,引热下行。其他如肝气郁兼胃气上逆,或冲气上逆兼奔豚证及气上冲脑之头痛等证常用生鸡内金。反之,凡大气下陷,或咳嗽吐血等证,又忌用鸡内金,以避其降气、活血之弊。

三、胆结石、泌尿系结石(刘用,中医内科 主治医师)

针对湿热型的结石,中医也是有相应的治疗方法,一方面要清湿热,另一方面还要排石或化石,在药材搭配上,中医多喜欢用"四金",也就是金钱草、海金沙、鸡内金、郁金。

金钱草

金钱草味甘、咸,药性微寒,归胆、肝、肾、膀胱经,有着利湿退黄、利尿通淋、解毒消肿的作用。金钱草性寒能去热,而咸能软坚,也就是化石。

海金沙

海金沙味甘、咸,药性微寒,归小肠、膀胱经,有着清利湿热、通淋止痛、止血的作用。海金沙的性味和金钱草一样,都有清湿热、化石的作用。同时金海沙还有排石的作用。

鸡内金

鸡内金其实就是鸡干燥的砂囊内壁,味甘性平,归脾、胃、小肠、膀胱经,有着健胃消食、涩精止遗、通淋化石的作用。对这味药或许很多人都知道,这就相当于鸡的"胃",有时鸡还会吃石子来消食,可见它的功效多强,这味药可单独作用于结石患者,具体的就需要医生辨证。

郁金

郁金味苦、辛,药性寒,归肺、肝、心经,有着活血止痛、行气解郁、清心凉血、利胆退黄的作用。在调理胆结石的时候,多配伍郁金,它既可以利胆又可以护肝。

中医讲究辨证论治,所以当泌尿系统结石出现肝气不舒的症状时,也会配伍郁金以行气解郁,活血止痛。

斑蝥的临床应用

斑蝥,中药名。为芫青科昆虫南方大斑蝥或黄黑小斑蝥的干燥体。夏、秋二季捕捉,闷死或烫死,晒干。我国大部分地区均有分布。具有破血逐瘀,散结消癥,攻毒蚀疮的功效。主要用于癥瘕,经闭,顽癣,瘰疬,赘疣,痈疽不溃,恶疮死肌。

相关配伍

(1)**月水不通**:童男、童女发各三两(烧灰),斑蝥二十一枚(糯米炒黄),麝香一钱,为末。每服一钱,食前热生姜酒下。(《圣惠方》)

(2)**小肠气痛**:大枣一枚去核,用斑蝥一枚去头、足、翅,入枣内,纸包煨熟,去蝥食枣,以桂心、荜澄茄汤下。(《直指方》)

(3)**颠犬咬伤**:糯米一合,斑蝥七枚同炒,蝥黄去之;再入七枚,再炒黄去之;又入七枚,待米出烟,去蝥为末。油调敷之,小便利下佳。(《医方大成》)

用法用量

内服,0.03~0.06g,炮制后多入丸散用。外用适量,研末或浸酒醋,或制油膏涂敷患处,不宜大面积用。

禁忌

本品有大毒,内服宜慎,孕妇禁用。外用对皮肤、黏膜有很强的刺激作用,能引起皮肤发红、灼热、起泡,甚至腐烂,故不宜久敷和大面积使用。

临床应用

1.治疗银屑病

①涂擦法:斑蝥 8 个,紫荆皮、樟脑各 10g,高粱酒 250ml,浸泡 7 天外擦患处,每日 1~2 次。(《常见病奇特疗法》)

②酊剂涂擦

处方:生川乌、生草乌、雄黄、辛夷、蛇床子各 20g,斑虫、巴豆各 10g(中医杂志 1983;24 (2):41)

方法与主治:将上药放入半斤白酒和半斤陈醋内浸泡 7 天后,每日涂擦 1 次,可连续用药。适用于静止期皮损。

③验方:斑蝥 1 个,甘遂 3g,共研细末,浸于陈醋 200ml 中,24 小时后即可外用。(《中医皮肤病学简编》)

2.治疗神经皮炎

①斑蝥酊

斑蝥 15g,70% 酒精 100 毫升。

用法:上药浸泡一周,用棉签涂病灶。数小时后,即起水疱,用消毒针头刺破,敷料包扎,历三四天结痂而愈。(《中医皮肤病学简编》)

②神经性皮炎药水

紫荆皮 31g,山甲珠 31g,皂刺尖 31g,白芷片 31g,桂枝 31g,雷丸 31g,斑蝥 3g,樟脑 15g,雄黄精(飞净的)31g,50% 酒精 1000 毫升。

制用法:除雄黄、樟脑外,余药浸酒精内二十天,过滤去渣,再加雄黄、樟脑,摇匀外用。(《中医皮肤病学简编》)

③斑蝥醋液

斑蝥 6g,土槿皮 50g,蛇床子 30g,百部 30g,醋 1250 毫升。

上药加入醋内,密封一月以上。去药渣,再加入硫黄末 30g,樟脑粉 5g,砒霜 0.3g,轻粉 0.5g。用时震摇,外涂患部。治神经性皮炎。(《中医皮肤病学简编》)

3.治疗体癣

①土槿皮酊

土槿皮 30g,斑蝥 10g,高粱酒 100 毫升。

制用法:浸出过滤,再加升华硫黄及樟脑各 5g,混合外用。(《中医皮肤病学

简编》)

②斑蝥水

砒霜 0.5g,枯矾 5g,斑蝥 3g,白醋 50 毫升。

制用法:将前三味药,入醋泡七天,备用。用时震摇,以棉花沾药液涂患处,三天一次,连续三次。复发再用。(《中医皮肤病学简编》)

③斑蝥粉

斑蝥 3 个,枯矾 3g,硫黄 3g,密陀僧 3g,三仙丹 2g,冰片 1g,砒霜 1.5g,硼砂 2g,麝香 0.15g,甘油 50 毫升。

用法:先将白砒煅至无烟后,与他药共研细末,用棉签外涂,一日二次。(《中医皮肤病学简编》)

4.治疗手癣

①鹅掌风浸剂

斑蝥 1g,蜈蚣 4 条,砒霜 3g,樟脑 9g,土槿皮 9g,大黄 9g,白芨 9g,马钱子9g。

制法:上药共研为细末,用米醋 1000g,浸泡四十二小时后,即可应用。

用法:将患手(足)浸入药液,初次每日浸五至十分钟,二至三天后逐渐延长,每日浸一至二小时。连用二至十五天。(《中医皮肤病学简编》)

②洗癣酊

土荆皮 3g,百部 3g,槟榔 3g,川椒 3g,斑蝥 4 个,醋 200 毫升。

用法:上药浸一天。早晨用此浸灰指甲,再用皮可净药水(成药:内含柳酸、安息香酸)涂后,用纱布包。晚上只浸洗癣酊纱布包。连续七天,指甲即脱落。如有化脓溃烂,涂消治龙药膏(成药)。(《中医皮肤病学简编》)

5.治疗斑秃

①斑蝥酒

斑蝥(去头足翅)15 只,白酒 200 毫升。

用法:将斑蝥研成粗末,置净瓶中,加入白酒,盖严,浸泡 5~7 日后即可取用。涂擦患处,每日轻涂 2 次。

功效主治:攻毒、消疮。治斑秃。

温馨提示 本药酒忌内服。(《药浴药酒疗病秘典》)

②处方 1:斑蝥 9g,紫槿皮 30g,樟脑 12g,白酒 1000 毫升。(《中医外科学》)

处方 2:补骨脂 30g,何首乌 30g,菟丝子 15g,百部 15g,白酒 1000 毫升。(《中医皮肤病诊疗》)

方法与主治:将上药各于白酒中浸泡两周后,过滤取汁,擦洗患处,1 日 2~3 次,10 日为 1 疗程。方 1 适用于实证,方 2 适用于虚证。

6.斑蝥灸法

斑蝥辛温有毒,有破癥散结,攻毒蚀疮及抗肿瘤作用,《外台秘要》记载本品蜜调涂可治恶疮。斑蝥对皮肤有强烈刺激作用,可引起充血和发泡,故应用时需慎重。灸时取斑蝥适量研为细末,并取胶布一块,中间剪一如黄豆大的小孔,贴在施灸部位,以暴露穴位保护皮肤,再将药粉少许置于孔中间,上面贴一胶布固定即可,以局部起泡为度;也有用斑蝥浸于醋中或 95%酒精中,10 天后擦抹患处。临床用于治疗牛皮癣、神经性皮炎、关节疼痛、黄疸、胃痛等症。孕妇禁用。(《当代中药外治临床大全》)

7.治疗过敏性鼻炎发泡法

处方 1:斑蝥(南方大斑蝥或黄黑小斑蝥均可)适量。(上海中医药杂志1990;(2):18)

处方 2:斑蝥、白芥子各 20g。(中医杂志 1988;(9):684)

方法与主治:方 1 制法,斑蝥生用,去足翅,研细末,瓶贮备用。用时取粉适量,以水、醋或蜂蜜调成糊状(不宜太稀,以免流溢)。病人仰坐或仰卧,用胶布一小块,中间剪一黄豆粒大小的孔,先贴于印堂穴,然后将药直接涂于小孔之内,外以胶布贴盖,24 小时后去掉,一次不愈者,一周后重复使用。3 次 1 疗程。治疗205 例,有效率97.1%,亦治慢性鼻炎。方 2 将药研极细末,以 50%二甲基亚砜调成软膏状。用时取麦粒大一团置于 2cm×2cm 的胶布中心,贴于穴位上。取穴为内关、外关(均双侧),交替贴治,每周 1 次,4 次 1 疗程,必要时可连贴 2~3 个疗程。一般贴后 3 小时(儿童 2 小时)揭去。

8.发泡法

斑蝥粉 0.2g。(《穴敷疗法聚方镜》)

方法与主治:将斑蝥粉用清水调成膏,然后贴在病侧太阳穴处,局部发泡后刺破揩干渗出液,间隔2~3天再贴,直至痊愈。适用于周围性面神经麻痹。

9.治疗疟疾

斑黄膏——斑蝥14只,雄黄8g,朱砂3g。(《中药大辞典》)

功能与主治:攻毒截疟。主治疟疾。

制用法:共研细末和匀,每次取少许放膏药内,在疟发前3小时,贴第3胸椎下身柱穴,4~8小时后取下,以消毒针刺破水泡,涂以龙胆紫,外盖敷料。

10.治疗肥大性脊柱炎

麝香50%,斑蝥粉20%,丁香粉15%,肉桂15%。(《中国医学疗法大全》)

功能与主治:温经散寒,舒经通络化瘀。主治肾虚型及肝阴不足型肥大性脊柱炎。

制用法:按上述药物比例制成斑麝粉备用。于暑夏三伏天施灸,让患者俯卧,取斑麝粉1~1.8g,沿脊柱正中线上敷药末,再取大蒜1500g捣烂如泥,在斑麝粉上铺成宽5cm、高2.5cm的蒜泥1条,再加上3cm宽、2.5cm高的艾炷1条(断面呈三角形),然后点燃艾炷两头与中间,使整条艾绒慢慢燃尽,术毕。

10.治疗酒渣鼻

涂擦法。(上海中医药杂志1982;(11):29)

处方:土槿皮150g,斑蝥、地肤子、白鲜皮、大枫子、硫磺各50g,蜈蚣20条,烟膏30g,松香20g,雄黄、百部各25g,蛇床子、冰片各15g,蟾酥10g,镇江醋2.5千克,95%酒精若干。

方法与主治:将斑蝥、蟾酥、雄黄用布袋装好,其余10味先放入镇江醋中浸泡10天,10天后将布袋装好的它药放入再浸泡3~5天,然后取出布袋,将袋内的药物捣碎后再入袋,放入酒精内浸泡2~3星期,弃药取液,两液合并,装瓶备用。用时用毛笔蘸药液在皮损处连续涂抹,每次用量不超过8毫升,隔2星期涂1次。涂后局部痛、麻、起泡、流水(流出的水不要让其流经好的皮肤,以免起泡),流水后将自然结痂,脱落后再行第2次涂药,如此涂抹,直至痊愈。

注意事项:药液剧毒,禁内服及入口眼。

虫类药治疗癌症的常见配伍与药对

孙桂芝

孙桂芝教授在临床善于运用虫类药进行配伍治疗癌症,她认为虫类药在恶性肿瘤的治疗中因其"血肉有情"之特性,无论攻补均可发挥较好的疗效。下面简要介绍孙桂芝教授在临证中运用虫类药治疗癌症的常见配伍与药对。

一、小胃方(蜂房、白芷、蒲黄、血余炭)

孙桂芝教授治疗胃癌常用"小胃方",是指由露蜂房、白芷、生蒲黄、血余炭四药组成的小方。"小胃方"本意在于修复胃黏膜,对胃黏膜炎症、糜烂、溃疡等具有祛瘀生新、解毒收口的作用。

1.蜂房

主要擅长清热解毒、软坚散结。此外,还可益肾温阳、固摄下元。

2.白芷

可拔毒抗癌、消肿散结、祛腐生肌、止痛缓急,以使癌毒透发外解、溃疡收敛,促进胃黏膜组织局部破损修复。

3.血余炭

首载于《神农本草经》,入肝、胃经,有止血消瘀,生肌长肉,利尿之功效。

4.生蒲黄

被《神农本草经》列为上品,具有活血化瘀、止血镇痛、通淋的功效。

由于胃恶性肿瘤属"恶肉",溃疡、糜烂后属"恶疮",因此四药合用可起到"祛腐解毒、祛瘀生新"的效果,其治疗胃癌不仅符合中医理法方药,且有现代药理学基础,配伍组方具有科学性,临床疗效切实可靠。

除此之外,小胃方还可对肺癌、乳腺癌等有明确的肿瘤抑制作用。当患者有咯血或黑便等出血倾向时,则可将生蒲黄改为蒲黄炭,并增加三七、仙鹤草等药物,可以增强止血、生血、生肌祛腐之作用。

二、天龙、僵蚕

天龙、僵蚕药对常为孙桂芝教授用于治疗胸膈以上部位的恶性肿瘤,尤其是头颈部鳞癌、食管鳞癌、肺鳞癌等的治疗。

1.天龙

《本草纲目》中记载其可治"血积成痞"等证;当代《四川中药志》中也记载壁虎可"驱风,破血积包块,治肿瘤"。现代研究表明,天龙具有较为广谱的抗肿瘤作用,对消化道肿瘤的作用相对明显,天龙核苷确有一定的体外抑制白血病细胞、肺腺癌细胞的作用。

2.僵蚕

归肝、肺、胃经,具有祛风解痉、化痰散结之功效,《本草纲目》中记载其可"散风痰结核、瘰疬……一切金疮,疗肿风痔"。

孙桂芝教授在治疗鼻咽癌、肺癌、食管癌等疾病时常用天龙配以僵蚕,使其气轻清上浮,达于胸肺,具有一定疗效;同时,也常用于宫颈癌等其他鳞癌的治疗。

三、鼠妇、九香虫

鼠妇、九香虫是孙桂芝教授常用于抗肺癌或肺转移瘤的药对,可起到拔毒抗癌之作用。

1.鼠妇

属无脊椎动物,擅长清热解毒、活血破瘀,可用于治疗"气癃不得小便,妇人月闭血瘕"(《神农本草经》),曾有临床报道大剂量单味鼠妇可用于治疗肝癌性疼痛。

2.九香虫

是半翅目,异翅亚目,蝽科的瓜黑蝽,归肝、脾、肾经,具有理气止痛、温中助阳之作用。

鼠妇、九香虫配伍具有较好的抗肿瘤作用。孙桂芝教授认为九香虫为飞虫,其性温而偏升散；鼠妇则为喜幽暗、潮湿环境的爬虫，性喜窜善钻，故二药配伍，可用于肺部肿瘤的治疗，起到软坚散结、松动癌根之作用。

四、地龙、桃仁、水红花子

地龙、桃仁、水红花子为活血通络、软坚散结、抗肝纤维化、松解肠粘连的重要组方。其中，地龙长于通行经络，含有蚓激酶，可溶解胶原纤维；桃仁活血化瘀，可促进肝脾回缩；水红花子也具有一定活血化瘀、消癥去臌作用。因此三药配伍，可以起到软坚散结、松解肝纤维化的作用。孙桂芝教授常用之于肝癌伴有肝纤维化者，效果显著。唯须注意根据病情需要遴选止血药适当配伍，防止动血、伤血。

五、龙骨、牡蛎

生牡蛎用于"软坚散结"颇有历史，《伤寒论》中即在小柴胡汤证第 96 条下注明"胁下痞硬"者，加用生牡蛎；且龙骨、牡蛎均有平肝潜阳、镇惊息风之作用，两药主入肝经，两者相须为用，亦可并用于乳腺癌等，发挥其软坚散结之用。

六、桑螵蛸、桑椹

1.桑螵蛸

为螳螂科动物大刀螂、南方刀螂、广腹螳螂的卵鞘。具有益肾固精、缩尿止遗、补肾助阳之功效。《本经》中说："主伤中，疝瘕，阴痿，益精生子，女子血闭腰痛，通五淋，利小便水道"。

2.桑椹

为桑树的成熟果实。具有滋补肝肾、养血生发、明目止渴之功效。

桑螵蛸、桑椹常配伍用于益肾生髓、促进养血。古人认为精、血同源，肾精和血液相互生成、相互滋养，相辅相成。因此对于放化疗过程中的骨髓功能受损，孙桂芝教授认为通过益肾填精、生髓，可促进血液的生成和养护，故常用于治疗化疗后骨髓抑制、白细胞减少、贫血等。

生肌膏

生肌膏是生活中常用的非处方外科用药,它是以中药紫草当归和甘草以及乳香等多种中药材为主要原料制成的一种中成药,是一种可以直接涂抹在皮肤表面的膏状物。生肌膏能止痛也能消炎杀菌,它能治疗人类的多种外科病。

生肌膏的功效与作用

1.活血化瘀

活血化瘀是生肌膏入药后的主要功效,人们在出现淤血肿痛或皮肤红肿疼痛时,都能涂抹适量的生肌膏,在涂抹后可用手适度按摩,加快皮肤对药物的吸收,就能让皮肤出现的肿痛和淤血很快消失。

2.消肿止痛

生肌膏是以紫草和当归,还有甘草等多种中药材为主要原料制成的中药软膏,它含有多种消炎成分,也有一些药用成分能直接作用于人类神经,可以让人体对疼痛的敏感度下降,平时人们出现皮肤感染引发疼痛,或因身体肿胀导致疼痛时,都能涂抹适量生肌膏,它能在消肿的同时起到明显止痛作用。

3.去腐生肌

生肌膏顾名思义就是一种能去腐生肌的中药软膏,在人们出现外伤感染或烧伤烫伤时,都能用生肌膏来治疗,还可以消除牲畜的细菌与病毒,阻止牲畜感染,加快皮肤组织细胞再生,加快伤处愈合。在需要时可把伤处清理干净进行消毒,并把适量生肌膏摊在干净纱布上,直接外敷在患处。

生肌膏的副作用

生肌膏是一种中药软膏,它没有明显副作用,但不适合口服,以外用为主,

93

另外患者如果伤处出现严重溃烂和流脓汁的症状涂抹生肌膏,见效比较慢,对患者病情康复不利,这时必须搭配其他药物一起治疗,不然会延误病情。另外有些患者对生肌膏比较敏感用药后会出现明显疼痛,这时必须停止使用,再请教专业医生,在他们的指导下选择合适药物。

生肌膏组成(中医皮肤病学简编,程运乾)

药物:制乳香 15g,制没药 15g,儿茶 15g,血竭 15g,青花蛇蜕(煅)15g,碎琥珀 15g,合欢皮 15g,净轻粉 12g,净红粉 3g,川蜈蚣(焙焦)10 条,冰片 6g。

制用法:用凡士林 156g,白蜡 15g,黄蜡 15g,入锅内熔化后,离火待温,将药末加入搅和,即成。外用。

生肌膏临床应用

1.糖尿病溃疡案例

姓名:魏某 **性别**:男 **年龄**:50 岁

就诊日期:2015 年 5 月 1 日

主诉:右侧胫骨下端溃疡 40 天。

现病史:患者有糖尿病史 10 年,40 天前因外伤后于右侧胫骨前缘有一溃疡面,5cm×7cm,疮口色紫,周围色红,局部皮温增高,久不愈合。

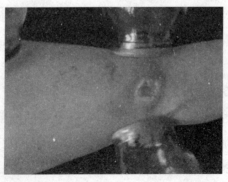

既往史:既往体健。

过敏史:否认药物及食物过敏史。

体格检查:神志清,精神可,正常面容,面色略白,舌质红,苔薄白,脉弦滑。

辅助检查结果:无

西医诊断:糖尿病溃疡

中医诊断:痈疽

治疗:补气化瘀 清热解毒

①中药治疗:丹皮 10g,地黄 10g,赤芍 10g,黄芪 20g,黄柏 10g,连翘 10g,地丁 10g,枣仁 10g,川芎 10g,玄参 10g,大黄 10g,麻仁 10g,焦山楂 10g,焦麦芽 10g,甘草 10g,白术 10g,金银花 10g,云苓 10g

7 剂,水煎服,每日 1 剂,早晚分服。

②生肌膏外用,每日一次。

③刺络拔罐:照海、三阴交、阴陵泉、足三里,每周二次。

5 月 8 日复诊:症减,右侧胫骨下端溃疡缩小,疮口色转红,周围色转淡红,局部皮温不高,舌红苔薄白。继服中药。

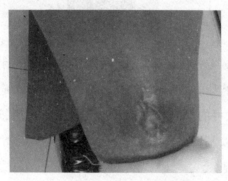

丹参 10g,牡丹皮 10g,赤芍 10g,黄芪 20g,地黄 10g,地丁 10g,川芎 10g,金银花 10g,连翘 10g,白术 10g,玄参 10g,甘草 10g,黄柏 10g,车前子 10g,三七粉(冲服)3g

患者继续一周两次刺络拔罐治疗,生肌膏外用每日一次,连服中药 20 余剂,一月后疮口愈合。

按语:本例病人患糖尿病十年,阴津亏损,燥热偏胜。病情迁延日久,燥热亢盛,伤津耗气,而致气阴两虚,燥热内结,营阴被灼,蕴毒成脓,引发痈疽。方中选用黄芪、白术、元参补气养阴,丹皮、生地、大黄清热凉血,金银花、连翘、地丁、黄柏清热解毒,川芎、赤芍凉血化瘀,刺络拔罐清热解毒、化瘀消肿,生肌膏化瘀消肿、去腐生肌。正复邪退,疮愈。

2.湿疮病(湿热内蕴证)

姓名:尹某　**性别**:男　**年龄**:64 岁

就诊时间:2021 年 12 月 3 日

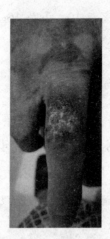

主诉:右侧食指皮肤散在红斑丘疹、脓疱伴瘙痒 1 个月。

现病史:患者 1 个月前右侧食指皮肤散在小丘疹、水疱,伴瘙痒。西医给予"西替利嗪口服、氢化可的松乳膏外用"治疗,效果不理想,遂来我门诊就诊。一周后复诊脓创面缩小,基底发红。

既往史:既往体健。

过敏史:否认药物及食物过敏史。

体格检查:神志清,精神可,正常面容,面色略白,舌红苔薄白,脉弦。

辅助检查结果:无

西医诊断:慢性皮肤溃疡

中医诊断:湿疮病

证候:湿热内蕴证

处方:①中药处方

麸炒薏苡仁 15g,黄芪 30g,川芎 10g,玄参 10g,地黄 30g,连翘 15g,金银花 10g,蒲公英 15g,紫花地丁 15g,牡丹皮 10g,甘草 10g,当归 10g,赤芍 10g,醋乳

香10g,滑石 20g,醋没药 10g,麸炒苍术 10g

7 剂,开水冲服,日一剂,早晚分服。

②处置治疗:疮面周围点刺放血,1 次/周。

③生肌膏外敷,每日一次。

④健康指导:清淡饮食,谨避风寒,调畅情志,注意休息,避免劳累,尽量少沾水,不适随诊。

经过一个月治疗,每周一次点刺放血,每天一次生肌膏外敷,创面结痂。

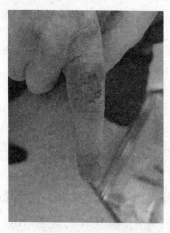

2022 年 2 月 3 日复诊:经过两个月治疗,患者创面症消,肤色趋于正常。

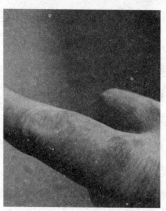

3.溃疡性疖肿

姓名:徐某　**性别:**女　**年龄:**63 岁

就诊日期:2020 年 2 月 2 日

主诉:右侧大腿内侧根部溃疡疼痛 12 天。

现病史:2022 年 1 月 22 日出现右侧大腿内侧根部红肿痛,在上级医院住院输液治疗 4 天无改善并出现溃疡疼痛。

既往史:患者有高血压病史,自服降压药维持血压,但血压时高时低。

过敏史:否认药物及食物过敏史。

体格检查:P86 次/分,R18 次/分,BP140/90mmHg, 见右侧大腿内侧根部疖肿疮面 5cm×4cm,红肿5cm×20cm,局部漫肿至腹股沟处,疼痛难忍,行动不便,精神不佳,纳差,夜寐差,二便调,舌红苔黄腻,脉细。

辅助检查:血常规显示白细胞偏高

西医诊断:急性化脓性炎症

中医诊断:疖肿

证候诊断:热毒蕴结证

治　　法:补气养血 清热解毒 凉血化瘀

处　　方:①中药治疗:黄柏 10g,苍术 10g,滑石粉 30g,牛膝 10g,大黄 10g,知母 10g,石膏 20g,连翘 15g,金银花10g,乳香 10g,没药 10g,黄芪 15g,丹皮 10g,赤芍 10g,生地 30g,蒲公英 15g,地丁 15g,当归 10g,川芎 10g,龙胆 10g,瓜蒌 10g,焦山楂 10g,焦麦芽 10g,焦神曲 10g,甘草 10g

7 剂,水煎服,日一剂,早晚分服。

②刺络拔罐:在疖肿周围刺络拔罐,每日一次,4 日。

2020 年 2 月 5 日复诊:红肿范围变小,疼痛大减,查血常规白细胞 6.7×10^9/L,医嘱每隔三日刺络拔罐一次。

2 月 16 日复诊:疮面结痂,红肿范围逐渐变小,疼痛消失,继服中药 7 付加减治疗,每隔三日刺络拔罐一次。

2 月 22 日复诊:经过 20 天治疗,疮面结痂脱落,红肿消失。

按语:患疖肿后,若处理不当,疮口过小,脓液引流不畅,致使脓液潴留;或由于搔抓碰伤,以致脓毒旁窜,在局部发生蔓延,窜空而成蝼蛄疖。中医认为是热毒蕴结于肌肤,患者年过六旬,体质虚弱,故选用金银花、连翘、黄柏、知母、石膏、大黄、蒲公英、地丁清热解毒,苍术、龙胆草化湿清热,丹皮、赤芍、生地清热凉血,乳香、没药化瘀消肿,黄芪、当归补气养血,正复邪退,痊愈。

清解抗毒方治疗新冠病毒感染167例疗效观察

清解抗毒方

证型:疫毒郁表证

治则:解表清热 辟秽化浊

方药:麻黄 10g,桂枝 10g,杏仁 10g,生石膏 30g,金银花 10g,连翘 10g,大青叶 20g,苍术 10g,藿香 10g,草果 10g,槟榔 10g,瓜蒌 10g,厚朴 10g,薄荷 10g,芦根 15g,玄参 10g,沙参 10g,甘草 10g

167 例病例均来自八里台镇卫生院发热诊室,日期为 2022 年 12 月 11 日至 2023 年 1 月 4 日。其中:男性 105 人,女性 62 人。年龄:19 岁以下 11 人,20~59 岁 139 人,60 岁以上 17 人。上述病例均具有恶寒发热头痛身痛症状,且舌红苔腻,脉浮滑,体温均在 38℃以上。均采用清解抗方治疗,并配以退烧药每日一次。

清解抗毒方降热疗效观察

服药时数	降热例数(体温正常)	百分比
8 小时	22 例	13.17%
24 小时	50 例	29.94%
48 小时	84 例	50.30%
72 小时	11 例	6.59%
合计	167 例	100%

上述病例经过治疗,最快 8 小时体温降至正常,最多 72 小时体温降至正常,同时恶寒头痛身痛症消。

病例 1

姓名:崔某　**性别:**女　**年龄:**85 岁

就诊时间:2022 年 12 月 11 日

主诉:发热、头身痛 1 天。

现病史:患者于 2022 年 12 月 11 日出现恶寒发热、头痛身痛。

既往史:既往高血压病史。

过敏史:否认药物及食物过敏史。

体格检查:体温 39℃,神清,精神差,发热、恶寒、头痛、身痛,寐不佳,二便调,舌红苔腻、脉浮滑。

西医诊断:新冠病毒感染

中医诊断:感冒

证候:疫毒郁表证

治则:解表清热,辟秽化浊

治疗:

金银花 10g,连翘 10g,大青叶 20g,麻黄 10g,杏仁 10g,石膏 30g,芦根 15g,元参 10g,防风 10g,苍术 10g,藿香 10g,瓜蒌 10g,草果 10g,桂枝 10g,槟榔 10g,厚朴 10g,薄荷 10g,甘草 10g

7 剂,水煎服,日一剂,早晚分服。

复诊:服中药一天后体温 37℃,仍觉头痛,针刺治疗后头痛消失。

病例 2

姓名:蔡某　**性别:**男　**年龄:**55 岁

就诊时间:2022 年 12 月 9 日

主诉:发热、身痛 1 天。

现病史:患者于 2022 年 12 月 8 日核酸、抗原检测阳性,当天出现恶寒发热、头痛身痛。

既往史:既往体健。

过敏史:否认药物及食物过敏史。

体格检查:体温 38.4℃,神清,精神可,发热、恶寒、头痛、身痛,眠可,二便调,舌红苔腻、脉浮滑。

西医诊断:新冠病毒感染

中医诊断:感冒

证候:疫毒郁表证

治则:解表清热,辟秽化浊

治疗:

金银花 10g,连翘 10g,大青叶 20g,麻黄 10g,杏仁 10g,石膏 30g,芦根 15g,元参 10g,防风 10g,苍术 10g,藿香 10g,瓜蒌 10g,草果 10g,桂枝 10g,槟榔 10g,厚朴 10g,薄荷 10g,甘草 10g

7 剂,水煎服,日一剂,早晚分服。

复诊:服药一天后体温降至 37℃,头痛身痛症消。四天后抗原检测阴性。

疾病各论治疗

头发保健

头发,指生长在头部的毛发。头发并不是器官,所以不含神经和血管,但含有细胞。头发主要用于保护头部,细软蓬松的头发具有弹性,可以抵挡较轻的碰撞,还可以帮助头部汗液的蒸发。一般人的头发约有 10 万根,在所有毛发中,头发的长度最长,尤其是女子留长发者。有的可长到 95~100cm,甚至 150cm,但一般不会超出 200cm。

头发从下向上可分为毛乳头、毛囊、毛根和毛干四个部分。头发的生理特征和机能主要取决于头皮表皮以下的毛乳头、毛囊和皮脂腺等。

头发的生长周期

头发是体表毛发的一种,也是遵循自然规律,所有头发都有固定的生长周期。一个周期里包含了三个不同的阶段,分别为头发的生长期、退化期与休止期。在同一个时间点里,我们的每一根头发都分别处于不同的阶段。也就是说,有些头发正处于生长期,有些则处于退化期与休止期。

1.生长期

(平均约为 2~6 年)

占所有头发的 90%左右,我们绝大部分的头发都处于持续生长中的状态。处于此时期的头发很难脱落,若要硬拔,头皮会感到疼痛。

2.退化期

(平均约为 2~3 周)

占所有头发的不到 1%。生长速度减缓,发根会朝着皮肤表面前进,不过头发依然不易脱落。

3.休止期

(平均约为 2~3 个月)

约占所有头发的 10%以内,此时头发已经完全停止生长,发根位置很浅,头发很容易脱落。我们梳头发时轻易掉落的头发,都是处于休止期的头发。当头发脱落后,毛囊内又会有新的头发重新缓缓长出,如此循环不息。一般人头上约有十万根头发,大约有一万根头发是处于休止期的易脱落阶段,推估下来成人一天掉落约 100 根头发以内算是很正常的现象。

中医应用

毛发是皮肤的重要附属器官,关于毛发的生理,中医有"发为血之余""肾者……其华在发""肺主皮毛"等认识。

1.发为血之余,肝脏主藏血

头发的生长与脱落、润泽与枯槁,主要依赖于肝脏血液的濡养。青春年少,血气充盛,则头发茂密,黑而有光泽;年老体衰,肝血不足,则头发变为苍白,并易于脱落。明·李梴《医学入门》:"血盛则发润,血衰则发衰。"王肯堂在《证治准绳》中也指出:"血盛则荣于发,则须发美;若气血虚弱,经脉虚竭,不能荣发,故须发脱落。"上述论述均表明了毛发与血之盛衰的密切关系。因此,当各种原因致使血分病变时,如血虚、血热、血燥、血瘀等,均可引起各种毛发的疾病。

正因为发与血的密切关系,中医才有"发为血之余"之说。血余之名始自元代医家滑寿,他在注解《黄帝内经·素问》时指出:"水出高原,故肾华在发。发者血之余,血者水之类也。今方家呼发为血余,盖本此义也。"

人静则血归于肝脏,何者?肝主血海故也。"既然肝主藏血,而发为血余,因此肝血充盛,足以滋养须发,则须发荣,若肝血不足,血余失养,则须发枯。由此可见,提出肝主毛发之说,是有其理论依据的。

2.肾脏荣华在发,肝肾乙癸同源

《素问·五脏生成篇》:"肾之合骨也,其荣发也。"《素问·六节脏象论》:"肾者,主蛰,封藏之本,精之处也,其华在发,其充在骨,为阴中之少阴,通于冬气。"

认为体内肾气的盛衰,能通过头发的状态显露出来。

肾主藏精,为先天之本。肾不仅藏先天之精,五脏六腑所化生的后天之精亦可由肾所藏。肾精能滋养脏腑和人体组织,是维持生命和生长发育的基本物质。头发的盛衰和肾气的充盛与否关系密切。

《素问·上古天真论篇》云:"女子七岁,肾气盛,齿更发长……四七,筋骨坚,发长极,身体盛壮……丈夫八岁,肾气实,发长齿更……五八,肾气衰,发堕齿槁……"可见,人不同阶段头发的荣枯演变,与肾气的盛衰有着直接的关系。

肝藏血,肾藏精,精血可以互相资生。肾精充足肝血便得到滋养,肝血充盈,血能化精,肾精才能充盛。也就是说,血的化生有赖于肾中精气的气化,肾中精气的充盛也有赖于血的滋养。隋·巢元方《诸病源候论·虚劳精血出候》:"肾藏精,精者血之所成也。"

既然发为肾之外华,而肝肾又乙癸同源,那么,发之盛衰不仅可以反映肾精的盛衰,也反映肝血的盈虚。

3.身体毛发密集部位多为足厥阴肝经所过之处

人体毛发密集的位置主要是头部、眼周、胡须、阴部和腋下。除腋下外,其他部位足厥阴肝经或直接循行,或通过支脉到达。根据手太阴肺经的循行部位,腋部由肺所主。而肝经其支者,复从肝别贯膈,上注肺,肝经之气通过支脉注入肺经之中。通过对足厥阴肝经循行路线的复习,不难发现肝经与毛发的密切关系。肝脏所藏之血气通过足厥阴肝经运行输布体表,其所过之处毛发丛生,从另一个侧面说明了"发为血之余"的合理性。

4."肝主毛发"与"肺主皮毛"各有侧重

肺主气,气虚失其温养之职,自可影响毛发的生长。《素问·痿论》提出"肺主身之皮毛",强调肺与皮毛之间具有密切关系。但是,肺主一身之表,"肺主身之皮毛"重点在皮不在毛。实际上,无论从理论还是从实践上,可以认为毛发疾病与五脏均有一定的关系,都可以通过气血的关系或心肺脾肾与肝脏的关系得到解释,如脾虚气血生化乏源,自会影响毛发的生长。五脏之中,毛发与肝脏血气的盛衰关系最为密切,在治疗毛发疾病时应以调理肝脏为主,兼及其他脏腑;应以调补精血为主,兼以调补阳气。

药酒治疗（出自《药浴药酒疗病秘典》）

药方 1 地黄年青酒

熟地黄 50g,万年青 75g,黑桑葚 60g,白酒 1000 毫升。

用法:将前 3 味药共捣细末,放入布袋,置容器中,加入白酒,密封,泡 7 日后去渣即成。每日 2 次,每次 20 毫升。

功效主治:补肝肾、乌须发、聪耳明目。肝肾亏损所致的须发早白、视听下降、未老先衰等。

温馨提示服药酒期间忌食萝卜。

药方 2 熟地枸杞沉香酒

熟地黄、枸杞子各 60g,沉香 6g,白酒 1000 毫升。

用法:将前 3 味药研碎,置容器中,加入白酒,密封,每日振摇数下,浸泡 10 日后开封去渣即。外用,每日 3 次搽患处。

功效主治:补益肝肾。脱发、白发。

药方 3 乌发益寿酒

女贞子 80g,墨旱莲、黑桑葚各 60g,黄酒 1500 毫升。

用法:将前 3 味药捣碎,放入布袋,置容器中,加入黄酒,密封,浸泡 14 日后,过滤去渣即成。每次空腹温服 20~30 毫升,每日 2 次。

功效主治:滋肝肾、清虚热、乌发益寿。肝肾不足所致的须发早白、头晕目眩、腰膝酸痛、面容枯槁、耳鸣等。

药方 4 乌须黑发药酒

当归、枸杞子、生地黄、人参、莲子心、桑葚子、何首乌各 120g,五加皮 60g,黑豆(炒香)250g,槐角子 30g,没食子 1 对,墨旱莲 90g,五加皮酒 15000 毫升。

用法:将前 12 味药切片或捣碎,放入布袋,置容器中,加入五加皮酒,密封,浸泡 21 日后,压榨以滤取澄清液,贮瓶备用。药渣晒干,共研细末,为丸,如梧桐子大,备用。每日适量饮用,并送服丸药。每日 2 次,每次 1~2 丸。

功效主治:补肝肾、益气血、祛风湿、乌须发、固肾气。肾气不固、肝肾不足、气血虚弱所致的腰酸、头晕、遗精、须发早白、乏力等。

温馨提示:五加皮酒应是用单味南五加皮酿制或白酒浸制而成的药酒。

药方 5 百岁酒

黄芪(蜜炙)、茯神各 60g,当归 36g,党参、麦冬、茯苓、白术、山茱萸、川芎、龟胶、防风、枸杞子、广陈皮各 30g,熟地黄 10g,肉桂 18g,五味子、羌活各 24g,大枣 1000g,冰糖 1000g,高粱酒 10000 毫升。

用法:将前 18 味药捣碎,置容器中加入高粱酒和冰糖,密封,隔水煮 1 小时后,取出,埋入土中 7 日以去火毒。过滤去渣即成,每次 15~30 毫升,每日 3 次。或适量饮用,勿醉。

功效主治:益气血、补肝肾、健脾胃、宁神志。须发早白。

药方 6 鹤龄酒

枸杞子、何首乌各 120g,当归、生地黄各 60g,党参、菟丝子、补骨脂、山茱萸各 20g,怀牛膝 90g,天冬 60g,蜂蜜 120g,白酒 3000 毫升。

用法:将前 10 味药共制为粗末,放入布袋置容器中加入白酒,盖好,置小火上煮至沸点,取下候冷,密封,埋入土中 7 日以去火毒,取出过滤去渣,加入蜂蜜,拌匀即成。每次 20 毫升,每日 3 次。

功效主治:补肝肾、益精血。未老先衰、腰膝酸软、筋骨无力、眼目昏花、齿落、食欲不振、须发早白、精神萎靡等。

药方 7 不老酒

熟地黄、生地黄、五加皮、莲子心、槐角子各 90g,没食子 6 枚,白酒 4000 毫升。

用法:将前 6 味药共制为粗末,放入布袋,置容器中,加入白酒,密封,经常振摇数下,浸泡 14 日后,过滤去渣即成药渣晒干,加工成细末,与大麦适量炒合,炼蜜为丸,每丸重 6g。每次空腹服 10~15 毫升,每日 2 次,饭后服药丸 1~2 粒。

功效主治:补肾固精、养血乌发、壮筋骨。须发早白、腰膝无力、遗精滑泄、精神萎靡等。

药方 8 康壮酒

枸杞子、甘菊花、熟地黄、炒陈曲各 4g,肉苁蓉 36g,白酒 1500 毫升。

用法:将前5味药捣碎为粗末,放入布袋置容器中,加入白蜜酒,密封,浸泡7日后,过滤去渣,加入凉白开水1000毫升,混匀即成,不拘时,随量,空腹温服。

功效主治:滋补肝肾、助阳。须发早白、神疲乏力、腰膝酸软等。

药方9 一醉散酒

槐子12g,墨旱莲、生地黄各15g,白酒500毫升。

用法:将前3味药共研细末,置容器中,加入白酒,密封,浸泡20日后,过滤去渣即成。每次10~20毫升,每日2~3次。

功效主治:凉血、祛风、黑发。须发早白。

药方10 经验乌须酒

大枸杞子200g,生地黄汁300毫升,白酒1500毫升。

每年冬10月壬癸日大枸杞子捣破,同白酒盛于瓷器内,浸泡21日足,开封,添生地黄汁搅匀,各以纸三层封其口,候至立春前30日开瓶饮用。每次空腹温饮20~30毫升,每日2次。

功效主治:滋肝肾、乌须发、身轻体健、功不可述。须发早白。

温馨提示:服药酒期间勿食白及、白薇、白芷。

药方11 十四首乌酒

何首乌30g,熟地黄24g,枸杞子、麦冬、当归、西党参各15g,龙胆草、白术、茯苓各12g,广陈皮、五味子、黄柏各9g,桂圆肉15g,黑枣30g,白酒1000毫升

用法:将前14味药捣碎置容器,加入白酒,密封,浸泡14日后,过滤去渣即成。每次15毫升,每日早晚各服1次。

功效主治:补肝肾、益气血、清湿毒、养血生发。青壮年气血衰弱、头发脱落不复生且继续脱落者。

温馨提示:服药酒期间忌鱼腥。

外用治疗

香发散

零陵草50g,辛夷25g,玫瑰花25g,檀香30g,川锦纹20g,甘草20g,粉丹皮

20g,山奈 15g,公丁香15g,细辛 15g,苏合油 15g,白芷15g。

功能:增乌香发。

制用法:上药共研细末,将药末掺发上篦去。

出处:《慈禧光绪医方选议》。

斑秃

本病是一种非瘢痕性脱发,常发生于身体有毛发的部位,局部皮肤正常,无自觉症状。

病因

病因不明。在毛囊周围有淋巴细胞浸润,且本病有时合并其他自身免疫性疾病(如白癜风、特应性皮炎),故目前认为本病的发生可能存在自身免疫的发病机制。遗传素质也是一个重要因素,可能与 HLA Ⅱ 型相关,25%的病例有家族史。此外,还可能和神经创伤、精神异常、感染病灶和内分泌失调有关。

临床表现

可发生于任何年龄,但以青壮年多见,两性发病率无明显差异。皮损表现为圆形或卵圆形非瘢痕性脱发,在斑秃边缘常可见"感叹号"样毛发。头发全部或几乎全部脱落,称为全秃。全身所有的毛发(包括体毛)都脱落,称为普秃。还可见匐行性脱发。病区皮肤除无毛发外,不存在其他异常。有时可出现甲异常,最常见的是甲凹陷,还有脆甲、甲剥离、反甲等。还可并发眼白内障、Down 综合征、甲状腺病和白癜风等。

中医治疗

1.分型治疗 (出自《中医皮肤病学简编》)

①首乌丸

首乌 62g,当归 62g,女贞子 62g,旱莲草 82g,菟丝子 62g。

制法:上药混匀,烤干研细末,过 100 目筛,以炼蜜为粘合剂,压制 0.5g 片剂。

服法:一日服三次,每次五至七片。或炼蜜为丸,每丸七克,一日服二至三丸。

②养真丸

当归 31g,川芎 31g,杭芍 31g,天麻 25g,羌活 25g,熟地 62g,木瓜 25g,菟丝子 62g。

制用法:上药共研为细末,炼蜜为丸。内服。

2.外治法

①生发软膏 (出自《中医皮肤病学简编》)

雄黄 15g,硫黄 15g,凤凰衣 15g,穿山甲(炮制)9g,滑石粉 31g,生猪板油 31g,鲜猪苦胆一个。

制法:以上前五味中药,共研为细末,用猪板油、猪苦胆汁调和药末,捣如泥即成。

用法:用时纱布包好,轻轻用力搽抹患处,每日二至三次。

(凤凰衣,为出过小鸡的鸡蛋壳和壳内白皮)

②擦洗方

处方 1:斑蝥 9g,紫槿皮 30g,樟脑 12g,白酒 1000 毫升(《中医外科学》)。

处方 2:补骨脂 30g,何首乌 30g,菟丝子 15g,百部 15g,白酒 1000 毫升(《中医皮肤病诊疗》)。

方法与主治:将上药各于白酒中浸泡两周后,过滤取汁,擦洗患处,1 日 2~3 次,10 日为 1 疗程。方 1 适用于实证,方 2 适用于虚证。

③斑蝥酒 (出自《药浴药酒疗病秘典》)

处方:斑蝥(去头足翅)15 只,白酒 200 毫升。

用法:将斑蝥研成粗末,置净瓶中,加入白酒,盖严,浸泡 5~7 日后即可取用。涂擦患处,每日轻涂 2 次。

功效主治:攻毒、消疮。斑秃。

温馨提示:本药酒忌内服。

脂溢性脱发

脂溢性脱发,又称雄性激素性脱发,一般在 20 岁左右开始出现额、颞、顶部的进行性缓慢脱发。男女均可发生,但以男性患者更为常见。

病因

脂溢性脱发的原因很多,最根本的原因是遗传,这种遗传的表现具有选择性,患者头顶毛囊存在结构上的先天性缺陷,会提前出现退化和萎缩。其次,与体内雄性激素水平有关,因毛囊特殊雄性细胞中存在雄性激素结合受体,所以雄性激素的水平也会影响毛囊的退化和萎缩。另外,脱发还与饮食不当、睡眠不足、精神紧张、情绪低落、工作负荷重等外界因素密切相关。

临床表现

初期常有头痒,搔抓或梳头时头发大量脱落,脱落之毛发毛根短小,毛球消失。脱发症状经过缓慢,可呈阶段性,时轻时重,数年后可致头顶或两鬓毛发稀疏,头皮光亮。头部油腻多脂或脱碎屑,毛发细软发黄。

中医治疗

1.分型治疗 (出自《中医皮肤病学简编》)

①风热型

清热消风饮加减

当归 9g,川芎 9g,生地 21g,荆芥 6g,防风 9g,陈皮 9g,乳香 9g,牛蒡子 9g,连翘 12g,银花 31g,丹皮 9g,生石膏 15g,首乌 12g,甘草 6g。

用法:水煎,内服。

②血虚风热型

消风清燥汤

当归 9g,威灵仙 6g,防风 9g,蝉蜕 9g,川芎 9g,黄连 6g,花粉 6g,苦参 9g,白芍 6g,生地 21g,黄芩 21g,生石膏 12g,甘草 6g。

用法:水煎,内服。

③阴虚内热型

首乌汤

首乌 18g,生地 15~31g,丹皮 9g,赤芍 9g,当归 9g,旱莲草 31g,女贞子 9g。

用法:水煎,内服。

2.外治法 (出自《中医皮肤病学简编》)

①苦参水

苦参 93g,野菊花 15g,白鲜皮 9g。

制用法:上药加水煎沸,去渣,用药液趁热洗头。

②白屑风酊

蛇床子 31g,苦参片 31g,土槿皮 15g,薄荷脑 6g,75%酒精 1000 毫升。

制用法:浸一周,过滤,外用。

③四黄汤

黄连须、黄芩、黄柏、大黄各 9g,龙胆草 6g,枯矾 12g。

功能与主治:养阴泻火。用于头皮油脂外溢,头发易脱。

用量与用法:煎水洗头,隔日 1 次。

出处:《古今名方》。

④脂溢洗方

苍耳子、王不留行各 30g,苦参 15g,明矾 9g。

功能与主治:收敛止痒。用于头皮脂溢性皮炎、头皮痒等症。

用量与用法:煎水洗头,每天一剂,煎 2 次,隔 3 天洗 1 次。

出处:《古今名方》。

痤疮

痤疮是毛囊皮脂腺单位的一种慢性炎症性皮肤病,主要好发于青少年,对青少年的心理和社交影响很大,但青春期后往往能自然减轻或痊愈。临床表现以好发于面部的粉刺、丘疹、脓疱、结节等多形性皮损为特点。

病因

痤疮的发生主要与皮脂分泌过多、毛囊皮脂腺导管堵塞、细菌感染和炎症反应等因素密切相关。进入青春期后人体内雄激素特别是睾酮的水平迅速升高,促进皮脂腺发育并产生大量皮脂。同时毛囊皮脂腺导管的角化异常造成导管堵塞,皮脂排出障碍,形成角质栓即微粉刺。

临床表现

皮损好发于面部及上胸背部。痤疮的非炎症性皮损表现为开放性和闭合性粉刺。闭合性粉刺(又称白头)的典型皮损是约1毫米大小的肤色丘疹,无明显毛囊开口。开放性粉刺(又称黑头)表现为圆顶状丘疹伴显著扩张的毛囊开口。粉刺进一步发展会演变成各种炎症性皮损,表现为炎性丘疹、脓疱、结节和囊肿。这些皮损还可融合形成大的炎性斑块和窦道等。炎症性皮损消退后常常遗留色素沉着、持久性红斑、凹陷性或肥厚性瘢痕。临床上根据痤疮皮损性质和严重程度将痤疮分为3度、4级。1级(轻度):仅有粉刺;2级(中度):除粉刺外,还有一些炎性丘疹;3级(中度):除粉刺外,还有较多的炎性丘疹或脓疱;4级(重度):除有粉刺、炎性丘疹及脓疱外,还有结节、囊肿或瘢痕。

中医治疗

1.分型治疗(出自《中医皮肤病学简编》)

①痤愈汤

处方:荆芥12g,防风9g,川芎6g,白芷4g,桔梗9g,枳壳9g,黄连6g,黄芩6g,栀子9g,连翘9g,当归9g,薄荷3g,甘草6g。

用法:水煎,内服。

②银花解毒汤

处方:银花15g,紫苑9g,地丁15g,夏枯草9g,丹皮9g,连翘15g,茯苓9g,黄连3g,甘草6g。

用法:水煎,内服。

2.贴膜法

处方:黄芩15g,黄柏15g,苦参15g,黄连5g。(临床皮肤科杂志1990;(4):210)

方法与主治:上药加水煎成150毫升的药汤,过滤,待药汤温度降至40℃左右,倒进装有300g特级熟石膏粉的器皿内,搅拌成糊状。让患者平卧,用纱巾扎好头发后用洗面奶清洁皮肤,个别有脓疱者,常规消毒后,用痤疮挤压器挤压有感染处,用脱脂棉将眉、眼、口遮盖,然后用药糊均匀地覆盖在整个面部,仅留鼻孔,5分钟后患者自觉微热,持续20分钟后转冷,即可揭去,用温水洗净面部,每周2次,5次为1疗程。

3.涂擦法

处方:新鲜芦荟60g(《中医皮肤病诊疗》)

方法与主治:把芦荟捣烂取汁,涂擦患处,1日2~3次,10日为1疗程,最宜于肺胃壅热型。

4.刺络拔罐

①面部:皮疹丘疹处

操作方法:用刺血针点刺后拔罐留置5~10分钟。

②背部:大椎、肺俞、心俞、膈俞、后背丘疹处

操作方法:用刺血针点刺后拔罐留置 5~10 分钟。

附痤疖(出自《中医皮肤病学简编》)

痤疮续发疖肿,名痤疖。

治疗:宜清热解毒。常用方剂:如仙方活命饮、五味消毒饮加减、三黄汤、疡五消、疮疖汤、芩连解毒汤、梅花点舌丹、蜈蝎散等。

①仙方活命饮

穿山甲 9g,皂刺 9g,金银花 15g,赤芍 9g,乳香 6g,贝母 9g,白芷 9g,陈皮 6g,当归尾 6g,没药 6g,天花粉 6g,生甘草 6g,防风 9g。

用法:水煎,内服。

②五味消毒饮加减

另方:金银花 31g,地丁 31g,蒲公英 31g,野菊花 15g,连翘 15g,丹参 15g,黄精 15g,黄芪 9g,紫背天葵 9g,甘草 9g。

用法:水煎,内服。

③三黄汤

金银花 31g,连翘 31g,黄芩 9g,黄连 9g,黄柏 9g,紫草 9g,栀子 9g,蒲公英 15g。

用法:水煎,内服。

④疡五消

野菊花 15g,蒲公英 15g,紫花地丁 15g,银花 15g,连翘 15g,元参 9g,浙贝 9g,甑比树 3g,甘草 3g。

用法:水煎,内服。

加减:红肿,加皂刺、花粉。有脓,加当归、山甲。脓稀,加黄芪。痛甚,加乳香、没药。

(甑比树为草药、小腐木。)

⑤疮疖汤

生地 15g,甘草 9g,白蔹 9g,土茯苓 15g,入地金牛 6g,甘菊 9g,苦参 6g,土兔冬 6g,地肤子 9g。

用法:水煎,内服。

⑥芩连解毒汤

黄连 6g,黄芩 9g,丹皮 9g,赤芍 9g,金银花 15g,连翘 9g,山栀 6g,甘草 3g。

用法:水煎,内服。

⑦梅片点舌丹

朱砂 15g,血竭 15g,硼砂 15g,雄黄 15g,乳香 25g,没药 25g,葶苈子 25g,沉香 7g,牛黄 6g,麝香 4g,蟾酥 4g,熊胆 4g,冰片 4g。

制法:用人乳,先将蟾酥化开。再将全部药物研细和匀,加入适量糯米,做成绿豆大小药丸。备用。

用法:内服。亦可取一粒加盐水或酒精,调成糊状。外用。

⑧蜈蝎散

全蝎一个,蜈蚣二条。

制法:上药共捣碎,装入核桃空壳(去仁)内,用线缠紧,黄土泥封。文火上烧至泥壳有声为止,取出研细末服用。亦可改为陶器焙烤。

用法:每日一个,剂量 2g,睡前服用。小儿体弱者,分二次内服。

外用:疖肿膏、五枝反修膏、玉黄膏、解毒消炎膏、三黄膏、九黄丹、琥珀膏、耳疖散、拔毒膏。

医案记录

姓名:杨某　**性别:**女　**年龄:**22 岁

就诊时间:2022 年 3 月 23 日

主诉:面部红斑丘疹,面颊部脓包结节,二年。

现病史:患者双侧面颧部及颊部脓丘疹二年,色红,压之痛。

既往史:既往体健。

过敏史:否认药物及食物过敏史。

体格检查:神清,精神佳,纳可,眠可,二便调,舌红苔腻,脉细数。

西医诊断:毛囊炎

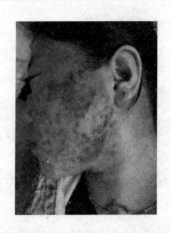

中医诊断:粉刺病

证候:脾虚湿热证

治则:清热解毒,散结,健脾

治疗:1.中药处方

金银花 10g,连翘 15g,丹皮 10g,赤芍 10g,生地 30g,三棱 10g,莪术 10g,浙贝母 10g,元参 10g,白鲜皮 10g,地肤子 10g,苦参 10g,苍术 10g,黄柏 10g,生甘草 10g,板蓝根 15g,蒲公英 15g,野菊花 10g,山药 15g

水煎服,日一剂,早晚分服。

2.刺络拔罐:每周一次

取穴:面部皮疹,结节处刺破,留罐 5 分钟

复诊:4 月 20 日治疗 5 周后,面部皮疹减少。

复诊:5 月 11 日治疗 8 周后,脓疱消退。

复诊:6 月 20 日治疗 11 周后,面部皮疹及脓疱消失,面部平整光滑。

按语:痤疮一般女子发于青春期,主要为部分患者雄性激素分泌比较旺盛导致,患者因为雄激素分泌过多,皮脂腺分泌旺盛,堵塞毛孔,造成了局部的炎症反应,形成炎症和丘疹,脓疱甚至囊肿结节。中医认为由于脾虚湿热雍滞于面部肌表而形成。故采用中药清热解毒散结消肿,面部皮肤刺络拔罐清热化瘀消肿,直接作用于患处,使湿毒炎症消退,丘疹脓包消失。

酒渣鼻

酒渣鼻,又称玫瑰痤疮,是一种主要发生于面部中央的红斑和毛细血管扩张的慢性炎症性皮肤病。多见于30~50岁中年人,女性多见。

病因

病因尚不十分清楚。可能是在皮脂溢出的基础上,由于体内外各种有害因子的作用,使患部血管舒缩神经功能失调,毛细血管长期扩张所致。毛囊虫及局部反复感染是发病重要因素。嗜酒、吸烟、刺激性饮食、消化道功能紊乱、内分泌功能失调(尤其绝经期)、精神因素、病灶感染、长期作用于皮肤的冷热因素如高温工作、日晒、寒冷、风吹等均可诱发和加重本病。

临床表现

本病好发于颜面中部,以鼻尖、鼻翼为主,其次为颊部、颏部、前额,常对称分布,多发于中年人,妇女较多。皮损表现为红斑、毛细血管扩张和有炎症的毛囊丘疹及脓疱等。病程缓慢,可分为三期,但无明显界限。分为3期:红斑期、丘疹期、肥大期。

1.红斑与毛细血管扩张期

颜面中部,特别是鼻、两颊、眉间及颏部出现红斑,对称分布,红斑初为暂时性,在进食辛辣食物或热饮、环境温度升高、感情冲动时面部潮红充血,自觉灼热。反复发作后鼻翼、鼻尖和面颊处出现浅表树枝状毛细血管扩张,出现局部持久性发红,常伴有鼻部毛囊孔扩大和皮脂溢出。

2.丘疹期

在红斑与毛细血管扩张基础上,反复出现痤疮样毛囊样丘疹,脓疱。损害较深较大时形成疖肿,囊肿,深在的炎症性结节。鼻部、面颊部毛囊口扩大,可在数年内此起彼伏,时轻时重。中年女性患者皮疹常在经前加重。

3.肥大期

又称鼻赘期。仅见于少数患者,多发生 40 岁以上男性,由于长期充血,反复感染,鼻部结缔组织增生,皮脂腺异常增大,鼻端肥大,呈暗红色或紫红色。鼻部有增大结节,表面凹凸不平,形成赘瘤状称为鼻赘。

中医治疗

1.内服《中医皮肤病学简编》

①清上防风汤

防风 9g,荆芥 9g,山栀 9g,黄连 6g,枳壳 9g,川芎 9g,黄芩 9g,连壳 9g,白芷 9g,桔梗 9g,甘草 6g。

用法:水煎,内服。

②通窍活血汤

赤芍 9g,川芎 9g,桃仁 9g,红花 9g,葱白 9g,生姜 9g,大枣 3g。

用法:水煎,内服。

2.外用《中医皮肤病学简编》

①蛤粉膏

蛤壳粉 15g,轻粉 7g,青黛 4g,煅石膏 15g

制用法:上药共研为细末,与麻油 60 毫升,调膏。外用。

②杏黄膏

苦杏仁(去皮研细末)25g,硫黄 25g,轻粉 25g,凡士林 100g。

制用法:上药共捣匀,调成膏。外用。

③密僧膏

密陀僧 62g,玄参 31g,硫黄 31g,轻粉 25g。

制用法:上药共研细末,用白蜜调。外用。

3.外治法

①涂擦法(上海中医药杂志 1982;(11):29)

处方:土槿皮 150g,斑蝥、地肤子、白鲜皮、大枫子、硫磺各 50g,蜈蚣 20 条,烟膏 30g,松香 20g,雄黄、百部各 25g,蛇床子、冰片各 15g,蟾酥 10g,镇江醋 2.5kg,95%酒精若干。

方法与主治:将斑蝥、蟾酥、雄黄用布袋装好,其余 10 味先放入镇江醋中浸泡 10 天,10 天后将布袋装好的它药放入再浸泡 3~5 天,然后取出布袋,将袋内的药物捣碎后再入袋,放入酒精内浸泡 2~3 星期,弃药取液,两液合并,装瓶备用。用时用毛笔蘸药液在皮损处连续涂抹,每次用量不超过 8 毫升,隔 2 星期涂 1 次。涂后局部痛、麻、起泡、流水(流出的水不要让其流经好的皮肤,以免起泡)流水后将自然结痂,脱落后再行第 2 次涂药,如此涂抹,直至痊愈。

注意事项:药液剧毒,禁内服及入口眼。

②敷贴法

处方 1:桃仁 9g,珍珠 1~1.5g,麻仁 6~9g,轻粉 0.15g,红粉 0.15g。(山东医药 1979;(2):21)

处方 2:黄柏 5g,大黄 5g,硫黄 4g,青黛 4g,珍珠 1g,轻粉 1g。(四川中医 1987;(7):34)

方法与主治:将方 1 药物共研细末,加入冷却凝固之猪板油适量,搅拌调匀,贮瓶备用。用时先用温热水将鼻部洗净擦干,后用药膏涂于患处,每日 1~2 次,10 次为 1 疗程。适用于各型。在方 2 中,先取大黄、黄柏烤干后研细末过 120 目筛,把珍珠、轻粉、硫黄、青黛研细过 120 目筛,然后将诸药混合后,加入煎熬好并冷却的猪油适量,搅拌均匀,装瓶备用。用时先将患部用温开水洗净,然后将备用药膏敷于患处,每日 3~4 次,10 次为 1 疗程,一般 7 天治愈。适用于血瘀凝滞型。

4.刺络拔罐

取穴:大椎、肺俞、膈俞、鼻尖部

操作方法:鼻尖部点刺放血

其余穴位刺络放血,拔罐,留罐 5~10min

西医治疗

克林霉素甲硝唑搽剂外用,剪去瓶尖圆顶(或将瓶口铝箔穿一小孔),一次

1~2 滴滴于患处,或蘸取适量药液于棉签上,涂抹患处。一日 3 次,2 周为一疗程。必要时可重复一疗程。

医案一(选自中医皮肤病学简编)

李某,男,30 岁。鼻端发红发痒,并呈弥漫潮红。不嗜酒。苔黄,脉浮数。

诊断: 酒皻鼻。

处方: 硫黄 31g,轻粉 1.5g,白矾 1.5g,密陀僧 1.5g,以上各药,共研为细末,酒浸,慢火煨 1 小时后,将沉底末与凡士林配成 20% 软膏。外用。

同时,内服清血四物汤(红花、赤芍、川芎、干姜、生地、黄芩、当归、茯苓、陈皮、甘草)七剂。历半月治愈。

医案二

姓名: 刘某　**性别:** 男　**年龄:** 53 岁

就诊时间: 2022 年 9 月 18 日

主诉: 鼻头弥漫性红斑伴丘疹、粉刺十余年,反复发作,近 2 月频繁饮酒后症状加重。

现病史: 患者鼻头弥漫性红斑伴丘疹、粉刺,鼻头肥大增生、结节,前额、颊部、口周出现红斑、脓丘疹,瘙痒甚。皮肤毛细血管扩张,"T"字带区明显。皮损略隆起于皮面,有浸润。红斑境界不清。

既往史: 既往体健、酗酒。

过敏史: 否认药物及食物过敏史。

体格检查: 神清,精神佳,纳寐可,小便黄,大便溏,舌红苔薄腻,脉弦滑。

西医诊断: 玫瑰痤疮

中医诊断: 酒渣鼻

证候: 湿热内蕴证

治则: 清热解毒,散结

治疗: 1.中药处方

牡丹皮 10g,赤芍 10g,生地黄 10g,白茅根 15g,紫草 6g,生石膏 30g,金银花

10g,板蓝根 10g,玄参 10g,车前子 10g,黄柏 10g,甘草 6g,炒苍术 10g,知母 10g,马齿苋 20g,蜜桑白皮 10g,滑石 30g,桃仁 10g,陈皮 10g,茯苓 10g。

水煎服,日一剂,早晚分服。

2.背部刺络拔罐:大椎、肺俞、心俞、膈俞及皮疹阳性点刺络放血拔罐,每周一次。

嘱患者绝对禁酒,清淡饮食,忌食辛辣刺激,按时作息。服用 7 剂后复诊,鼻头瘙痒症消,面部红斑红血丝变浅,脓丘疹消肿逐渐扁平,效不更方,继予 7 剂,复诊鼻头及鼻根处由鲜红色择变为淡红,鼻头肿胀缓解。

按语:酒渣鼻是一种常见的皮肤痼疾,俗称红鼻子或红鼻头,是发生在面部的一种慢性炎症性皮肤病。本病多见于中年人,女性多于男性,但男性患者病情较重。好发于颜面中部、鼻尖和鼻翼部,还可延及两颊、颌部和额部。现代西医学尚缺乏根治酒渣鼻方法,一般采用抗菌消炎、镇静及补充维生素 B 族等对症治疗,但疗效不确切,且容易复发。

《外科正宗·肺风粉刺酒齇鼻第八十一》曰:"粉刺属肺,齇鼻属脾,总皆血热郁滞不能散。"中医认为本病的病因为饮食不节和风寒外束。酒渣鼻多由肺胃积热,或嗜酒之人,湿热素盛,瘀血凝滞所致。其病理变化可归纳为脾胃积热、肺经积热和寒凝血瘀三个方面。患者素体恣食肥甘,酒热熏蒸,挟阳明之湿热攻于面部,故治以健脾燥湿,清热凉血活血,内清湿热外散风热,肺脾同治,故疗效甚佳。

毛囊炎

本病为整个毛囊细菌感染发生化脓性炎症。初起为红色丘疹,逐渐演变成丘疹性脓疱,孤立散在,自觉轻度疼痛。在成人主要发生于多毛的部位,在小儿则好发于头部,其皮疹有时可互相融合,愈后可留有小片状秃发斑。

病因

病原菌主要是葡萄球菌,有时也可分离出表皮葡萄球菌。不清洁、搔抓及机体抵抗力低下可为本病的诱因。

临床表现

初起为与毛囊口一致的红色充实性丘疹或由毛囊性脓疱疮开始,以后迅速发展演变成丘疹性脓疱,中间贯穿毛发,四周红晕有炎症,继而干燥结痂,约经1周痂脱而愈,但也有反复发作,多年不愈,有的也可发展为深在的感染,形成疖、痈等,一般不留瘢痕。皮疹数目较多,孤立散在,自觉轻度疼痛。在成人主要发生于多毛的部位,在小儿则好发于头部,其皮疹有时可互相融合,愈后可留有小片状秃发斑。

中医治疗

1.外治法

①冲洗

处方:苍耳子60g,明矾30g,雄黄10g。(《实用中医外科学》)

方法与主治:上药水煎取液,剪短患病部位的毛发,冲水反复洗头,日洗2~3次,每次15分钟。对于脓疱多者最为适宜。

②敷贴法

处方 1:大黄 9g,黄柏 12g,硫黄 9g,雄黄 9g。(《中医外科学》)

处方 2:白芨、白蔹、枯矾各等分。(赤脚医生杂志 1975;(6):20)

方法与主治:上药二方各为细面,先用生理盐水或双氧水清洗患部,洗去脓液,清洁疮面,再用植物油(如麻油或菜油)将药粉调成糊状,敷于疮面上,每日 1 次,10 次为 1 疗程。方 1 适用于热毒挟风型,方 2 各期均可使用。

2.刺络拔罐

背部大椎穴、肺俞、心俞、膈俞、背部丘疹处。

操作方法:在以上腧穴部位常规消毒后,用一次性采血针在局部刺络出血,然后再进行拔罐,留罐时间根据出血量判断,5~10 分钟左右取下,再用干棉球擦净皮肤即可。

3.内服中药

五味消毒饮或仙方活命饮加减治疗。

典型病例

姓名:马某　**性别**:男　**年龄**:19 岁

就诊日期:2022 年 3 月 28 日

主诉:头部及后背散在红斑丘疹 3 个月,皮疹瘙痒。

现病史:患者 3 个月前无明显诱因出现头顶、枕部及后背粉刺、皮疹,米粒大小,痒痛发红,可有脓性白头,挤破可见豆渣样物,熬夜及进食辛辣食物后加重。

既往史:既往体健。否认 14 天内出现发热、咳嗽、咳痰等呼吸道症状,否认 14 天内有国内中高风险地区和境外的旅行史或居住史。

过敏史:否认食物及药物过敏史。

体格检查:神志清,精神可,面色略白,纳眠可,二便调,舌质红苔薄,脉细。

辅助检查:无

西医诊断:化脓性穿掘性毛囊炎

中医诊断:粉刺病

证候诊断:湿热内蕴证

治　法:清热利湿 凉血解毒

治　疗:1.中药内服

金银花 10g,连翘 15g,野菊花 10g,蒲公英 15g,地丁 15g,地肤子 15g,白鲜皮 15g,丹皮 10g,赤芍 10g,生地 30g,当归 10g,川芎 10g,知母 10g,黄柏 10g,玄参10g,苍术 10g,补骨脂 10g,蒺藜 10g。

7 剂,开水冲服,日一剂,早晚分服。

2.中药外洗

白鲜皮 20g,野菊花 20g,苦参 20g,地肤子 20g。

4 剂,外用洗,日一剂。

3.背部刺络拔罐,大椎、肺俞、膈俞及皮疹阳性点刺络放血拔罐,每周两次。

健康指导:1.清淡饮食,忌食辛辣刺激性食物;2.谨避风寒,调畅情志,注意休息,生活起居有规律;3.不适随诊。

二诊:4 月 4 日 治疗一周后皮疹色泽变淡,瘙痒症减。

三诊:4 月 11 日 皮疹症消,瘙痒症消。

头痛

头痛是临床常见的症状,通常将局限于头颅上半部,包括眉弓、耳轮上缘和枕外隆突连线以上部位的疼痛统称头痛。头痛病因繁多,神经痛、颅内感染、颅内占位病变、脑血管疾病、颅外头面部疾病,以及全身疾病如急性感染、中毒等均可导致头痛。发病年龄常见于青年、中年和老年。

临床表现

头痛程度有轻有重,疼痛时间有长有短。疼痛形式多种多样,常见胀痛、闷痛、撕裂样痛、电击样疼痛、针刺样痛,部分伴有血管搏动感及头部紧箍感,以及恶心、呕吐、头晕等症状。继发性头痛还可伴有其他系统性疾病症状或体征,如感染性疾病常伴有发热,血管病变常伴偏瘫、失语等神经功能缺损症状等。

中医治疗

1.阳明头痛

(1)证候:前额连接眉棱骨疼痛,头痛欲裂,眼睛红赤,潮热自汗,舌苔黄燥,脉大有力。

(2)治则:清泄阳明经实热。

(3)主方:白虎汤加减。

(4)方药:葛根、升麻、白芷、生石膏、知母、炒粳米、生甘草。

(5)针灸治疗:阳白、头维、攒竹、合谷、内庭。

2.少阳头痛

(1)证候:头两侧连耳根、发际作痛,或偏头痛,伴有忽冷忽热,寒热往来,胸胁苦满,口苦目眩,脉弦细,舌质偏红,苔薄黄。临床上以肝胆火热上攻或风热证者多见。

(2)治则:和解表里。

(3)主方:小柴胡汤加减。

(4)方药:柴胡、黄芩、党参、姜半夏、炙甘草、蔓荆子、藁本。

(5)针灸治疗:太阳、风池、头维、角孙、外关、足临泣。

3.太阳头痛

(1)证候:多在后头部疼痛,连及颈项背部,发热恶风寒,脉浮。多见于风寒、风热等外感证。

(2)治则:疏风解表。

(3)主方:羌活防风汤。

(4)方药:羌活、防风、蔓荆子、藁本、川芎、甘草。

(5)针灸治疗:风池、脑后、强间、百会、后溪、昆仑。

4.厥阴头痛

(1)证候:痛在头顶部,牵及头角,自我感觉有一股气向上冲腾,或欲吐而不得吐,或吐涎沫。

(2)治则:温散厥阴寒邪。

(3)主方:吴茱萸汤加减。

(4)方药:吴茱萸、生姜、人参、大枣、藁本、川芎。

(5)针灸治疗:百会、四神聪、风池、外关、太冲。

三叉神经痛

三叉神经痛是最常见的脑神经疾病,以一侧面部三叉神经分布区内反复发作的阵发性剧烈痛为主要表现,多发生于中老年人,右侧多于左侧。

临床表现

性别与年龄

年龄多在 40 岁以上,以中、老年人为多。女性多于男性。

疼痛部位

右侧多于左侧,疼痛由面部、口腔或下颌的某一点开始扩散到三叉神经某一支或多支,以第二支、第三支发病最为常见,第一支者少见。其疼痛范围绝对不超越面部中线,亦不超过三叉神经分布区域。

疼痛性质

如刀割、针刺、撕裂、烧灼或电击样剧烈难忍的疼痛,甚至痛不欲生。

疼痛的规律

三叉神经痛的发作常无预兆,而疼痛发作一般有规律。每次疼痛发作时间由仅持续数秒到 1~2 分钟骤然停止。初期起病时发作次数较少,间歇期亦长,数分钟、数小时不等,随病情发展,发作逐渐频繁,间歇期逐渐缩短,疼痛亦逐渐加重而剧烈。

诱发因素

说话、吃饭、洗脸、剃须、刷牙以及风吹等均可诱发疼痛发作,以致病人精神萎靡不振,行动谨小慎微,甚至不敢洗脸、刷牙、进食,唯恐引起发作。

扳机点

扳机点亦称"触发点",常位于上唇、鼻翼、齿龈、口角、舌、眉等处。轻触或刺激扳机点可激发疼痛发作。

表情和颜面部变化

发作时常突然停止说话、进食等活动,疼痛侧面部可呈现痉挛,即"痛性痉挛",皱眉咬牙、张口掩目,或用手掌用力揉搓颜面以致局部皮肤粗糙、增厚、眉毛脱落、结膜充血、流泪及流涎。表情呈精神紧张、焦虑状态。

分类

三叉神经痛可分为原发性(症状性)三叉神经痛和继发性三叉神经痛两大类,其中原发性三叉神经痛较常见。

中医治疗

1.针灸治疗

取穴:颊车、太阳、合谷、内庭、外关、阿是穴,留针 30min。

2.刺络拔罐治疗

颊车、太阳,刺络放血拔罐治疗。

医案

姓名:付某　**性别:**男　**年龄:**60 岁

就诊时间:2018 年 8 月 17 日

主诉:右侧面部疼痛 3 天。

现病史:患者右侧面部疼痛 3 天,灼痛,进餐时加重,遂来就诊。

既往史:既往高血压病史、三叉神经痛十年。

过敏史:否认药物及食物过敏史。

体格检查:神清,面红,纳可,寐可,小便黄,大便溏,舌红苔薄腻,脉弦。

西医诊断:三叉神经痛

中医诊断:头痛

证候:风热上扰证,阳明少阳经热证

治则:清热平肝　祛痰化瘀

治疗:1.中药内服:半夏白术天麻汤加减

姜半夏 10g,炒白术 10g,天麻 10g,钩藤 10g,黄芩 10g,白芷 10g,全蝎 3g,蜈蚣 1 条,生石膏 30g,元参 10g,生龙骨 15g,牡蛎 15g,白芍 10g,龙胆草 10g,车前子 10g,瓜蒌 15g,当归 10g,川芎 6g,生甘草 10g,僵蚕 10g,丹皮 10g,赤芍 10g,栀子 10g,黄柏 10g。

水煎服,日一剂,早晚分服。

2.针灸穴位:合谷、外关、下关、瞳子髎、风池、颊车。

3.刺络拔罐:手三里、太阳、颊车。

二诊:2018 年 8 月 20 日。服药 3 天,针灸 2 次,刺络拔罐 2 次。患者自觉疼痛明显减轻,当面部皮肤用力搓揉或用力咀嚼会引起疼痛。痛感减轻,频率减少,且止痛药(卡马西平)停药。

三诊:2018 年 8 月 24 日。服药 7 天,针灸 5 次,刺络拔罐 4 次。疼痛消失,患者心情改善。

按语:患者年迈体虚,肝阴不足加之情绪变化导致肝风上扰,热盛阻络。治疗上应该以清热平肝活血通络为治则。以半夏白术天麻汤加减。方中,天麻、钩藤平息肝风,姜半夏、白术祛湿健脾,元参、黄芩、白芷、生石膏、龙胆草、车前子、瓜蒌、赤芍、栀子、黄柏、牡丹皮清除火热,其中黄芩、白芷、龙胆草、黄柏具有燥湿的功效,车前子渗湿通淋,当归、赤芍、白术、牡丹皮、栀子、甘草,主治肝郁内热证,全蝎、蜈蚣、天麻、川芎共用治疗顽固性偏正头痛,僵蚕用于祛风散热止痛,专治肝经风热上攻之头痛,白芍、生龙骨、牡蛎补阴潜阳。配以针刺疏经通络,刺络拔罐清热化瘀通络。

133

面神经麻痹

面神经炎(即面神经瘫痪)俗称面神经麻痹、"歪嘴巴""吊线风",是以面部表情肌群运动功能障碍为主要特征的一种疾病。它是一种常见病、多发病,不受年龄限制。

临床表现

多表现为病侧面部表情肌瘫痪,前额皱纹消失、眼裂扩大、鼻唇沟平坦、口角下垂。病侧不能作皱额、蹙眉、闭目、鼓气和噘嘴等动作。鼓腮和吹口哨时,因患侧口唇不能闭合而漏气。进食时,食物残渣常滞留于病侧的齿颊间隙内,并常有口水自该侧淌下。由于泪点随下睑外翻,使泪液不能按正常引流而外溢。

面神经损伤表现及定位诊断

中枢性面神经麻痹

为上运动神经元损伤所致,病变在一侧中央前回下部或皮质脑干束。

临床仅表现为病灶对侧下部面肌瘫痪,即鼻唇沟变浅、口角轻度下垂,而上部面肌(额肌、眼轮匝肌)不受累,常见于脑血管病。

周围性面神经麻痹

为下运动神经元损伤所致,病变在面神经核或核以下周围神经。

临床表现为同侧上、下部面肌瘫痪,即患侧额纹变浅或消失,不能皱眉,眼裂变大,眼睑闭合无力。

当用力闭眼时眼球向上外方转动,暴露出白色巩膜,称为 Bell 现象。

患侧鼻唇沟变浅,口角下垂,鼓腮漏气,不能吹口哨,吃饭时食物存于颊部与齿龈之间。

1. 周围性面神经麻痹的分级评定标准

面神经麻痹的严重程度与预后有一定关系，通常面神经麻痹程度轻的患者恢复得更快，而程度重的则恢复相对较慢。临床上常用的分级标准是 House-Brackmann 分级法作为判断面神经麻痹预后恢复情况的指标，如下（如表1所示）。

表1　周围性面神经麻痹的分级评定标准

周围性面神经麻痹的分级评定标准	
按抬额、皱眉、闭眼、耸鼻、颞肌肌力、鼻唇沟深浅、能否鼓腮、能否吹口哨、示齿露牙情况、下唇下降幅度10项内容。正常为（10分），比较强弱（7.5分、5分、2.5分），消失（0分），每项均打分，总分作为评级标准。	
I 级	正常（100分）
II 级	轻度功能障碍（75分以上，未满100分）
III 级	中度功能障碍（50分～75分）
IV 级	较严重功能障碍（50分以下~25分）
V 级	严重功能障碍（25分以下，未到0分）
IV 级	完全麻痹（0分）

2. 中枢性面神经麻痹及周围性面神经麻痹的差异

表2　中枢性面神经麻痹和周围性面神经麻痹鉴别要点

	中枢性面瘫	周围性面瘫
额纹	双侧额纹对称 皱眉肌皱额正常	病灶侧额纹变浅或消失 不能皱眉肌皱额
眼裂	双侧眼裂正常 闭眼正常	病灶侧眼裂变大 bell征
鼻唇沟	病灶对侧鼻唇沟变浅	病灶侧鼻唇沟变浅
口角	病灶对侧口角下垂	病灶侧口角下垂并向健侧，鼓腮漏气，不能吹口哨，食物易残存与颊部与齿龈之间

表3　中枢性面神经麻痹和周围性面神经麻痹鉴别要点

	中枢性面瘫	周围性面瘫
面瘫程度	轻	重
症状表现	病灶对侧下面部表情肌瘫痪（鼻唇沟变浅和口角下垂），额支无损伤（两侧中枢支配→皱额、皱眉、闭眼等动作无障碍）	面部表情肌瘫痪使表情动作丧失
恢复速度	较快	较慢
常见病因	脑血管疾病及脑部肿瘤	特发性面神经麻痹

中医治疗

针刺治疗

取穴:阳白、攒竹、丝竹空、四白、迎香、人中、地仓、颊车、颧髎、下关、风池、合谷。

方法:额部排刺九针,面颊部排刺(间隔一寸),浅刺 0.1 寸,留针 30min。

中药治疗

牵正散加减,内服,日 1 剂。

外治法

①敷贴法

处方:马钱子粉,樟脑粉,膏药脂。(江苏中医 1988;9(6):31)

方法与主治:将上药加热调匀后涂于 7cm×7cm 纱布上备用。用时将膏药烘软,贴在患侧耳垂前面神经干区域,4 天换药 1 次,其间停止其他疗法。本法适用于周围性面神经麻痹。

②发泡法

处方:斑蝥粉 0.2g。(《穴敷疗法聚方镜》)

方法与主治:将斑蝥粉用清水调成膏,然后贴在病侧太阳穴处,局部发泡后刺破揩干渗出液,间隔 2~3 天再贴,直至痊愈。适用于周围性面神经麻痹。

③面瘫膏

药物:白附子、僵蚕、地龙、蜈蚣、全蝎、羌活、白芷、防风、肉桂、当归、川芎、甘草。

方法:药物烘干、打细粉、过筛,药粉与蜂蜜比例为 1:2 搅和均匀成糊状,外敷 6 小时以上。

医案

姓名:安某 **性别:**男 **年龄:**70 岁

就诊日期:2022 年 2 月 18 日

主诉:右侧口歪 12 天。

现病史:患者12天前无明显诱因出现右侧面颊部动作不灵,口角歪斜,闭眼困难。不伴有右侧肢体运动及感觉异常症状,发病2天后予以针灸治疗10天,未见改善。

既往史:否认高血压、心脏病史。

过敏史:否认药物及食物过敏史。

体格检查:一般状况可,心肺肝脾未见异常,右侧额纹消失、鼻唇沟消失,右侧眼裂增大,闭目、皱额、抬眉困难,示牙时口角向左下歪斜,鼓腮右侧漏气,进食物右侧有残留,伸舌居中,舌前2/3无明显感觉异常及味觉障碍。舌红苔薄腻脉细。

辅助检查:无

西医诊断:周围性面神经麻痹

中医诊断:口僻

证候诊断:气虚、卫外失固、风邪中络证

治　　法:补气祛风化痰通络

治疗:1.中药外敷

马钱子,白附子,全蝎,蜈蚣,僵蚕,白芷,羌活,防风,肉桂,当归,川芎,生甘草。

共研细末,调蜜外用。

2.中药内服

黄芪20g,当归10g,川芎10g,羌活10g,白附子10g,僵蚕10g,全蝎3g,蜈蚣1条,白芷10g,甘草10g。

开水冲服,日一剂,早晚分服。

3.针刺治疗:针灸1次/日,10日。

取穴:风池、太阳、阳白、攒竹、四白、迎香、颊车、地仓、承浆、人中、合谷等。

4.刺络拔罐:阳白、颊车,每周两次。

健康指导:1.合理饮食,忌食辛辣刺激食物,适量运动。2.注意休息。3.不适随诊。

复诊:治疗10天后,右侧额纹、鼻唇沟轻微显现,右侧闭目、皱眉轻微有力,

口角向左下方歪斜程度减轻,鼓腮漏气程度减轻,伸舌居中。医嘱:继续口服中药、外敷中药及针灸 1 次/日,10 日,刺络拔罐每周 2 次。

……

复诊:12 个疗程后痊愈。

按语:面瘫的外因是感受风邪兼寒、热、湿等六淫邪气致病,尤其外风致病的特点突出,风寒、风热、湿浊痹阻面络,以致经气流行失常,气血不和,经筋失于滋养,其中感受风寒者多由睡卧当风或迎风而处,感受孔隙所来之风寒,侵袭经络而发病。中药外敷可使药物直接被皮肤吸收恢复面部瘫痪肌肉。其中白附子、僵蚕、全蝎、炙马钱子、蜈蚣具有祛风息风,化痰通络,镇痉之功;肉桂具有祛风散寒,温经通络之功;当归、川芎养血活血;羌活、防风、白芷祛风解表;同蜂蜜调敷,能刺激皮肤的血液循环,具有营养肌肤,改善营养状况,提高新陈代谢的作用。针刺外敷同用,可使经络疏通气血调和,提高治愈效果。

面神经麻痹病例分析:

病例数据来源于八里台镇卫生院 2018 年 8 月至 2022 年 1 月,共 93 例周围型面神经麻痹患者。

病程与疗程、疗效的关系(注:每 10 天为一疗程)

病程(天)	≤10	10~20	21~30	31~40	41~50	51~60	≥60
病例	54	19	2	0	2	15	1
疗程	1~2	2~3	2~3		1~3	2~6	6
疗效	痊愈 54	痊愈 18	痊愈 2		痊愈 2	痊愈 15	痊愈 0 显效 1

通过临床病例分析可得出病程在 10 天以内的,经过 1~2 个疗程治愈率在 100%;病程在 20 天以内的,经过 2~3 个疗程治愈率在 94.74%;病程在 60 天以上的,经过 6 个疗程的治疗能达到显效。以上医案记录由于患者年老体弱,病程虽在 15 天以内,经过 12 个疗程治疗同样能达到治愈。

失 眠

常见病症是入睡困难、睡眠质量下降和睡眠时间减少,记忆力、注意力下降等。

临床表现

失眠患者的临床表现主要有以下方面。

1.睡眠过程的障碍

入睡困难、睡眠质量下降和睡眠时间减少。

2.日间认知功能障碍

记忆功能下降、注意功能下降、计划功能下降从而导致白天困倦,工作能力下降,在停止工作时容易出现日间嗜睡现象。

3.大脑边缘系统及其周围的植物神经功能紊乱

心血管系统表现为胸闷、心悸、血压不稳定,周围血管收缩扩展障碍;消化系统表现为便秘或腹泻、胃部闷胀;运动系统表现为颈肩部肌肉紧张、头痛和腰痛。情绪控制能力减低,容易生气或者不开心;男性容易出现阳痿,女性常出现性功能减低等表现。

4.其他系统症状

容易出现短期内体重减低,免疫功能减低和内分泌功能紊乱。

诊断

《中国成人失眠诊断与治疗指南》制定了中国成年人失眠的诊断标准:①失眠表现入睡困难,入睡时间超过30分钟;②睡眠质量下降,睡眠维持障碍,整夜觉醒次数≥2次、早醒、睡眠质量下降;③总睡眠时间减少,通常少于6小时。

失眠的拔罐治疗

1.取穴:陶道、神道、心俞、肝俞

2.配穴：①心胆气虚型:加胆俞

②痰火扰心型:加肺俞、肝俞,刺络放血

③心脾两虚型:加脾俞

④胃气不和型:加胃俞

⑤肝火扰心型:加肝俞

⑥心肾不交型:加肾俞

⑦瘀血内阻型:加膈俞

失眠的针灸治疗

取穴:百会、四神聪、太阳、头维、内关、神门、三阴交、太冲

敷脐疗法(《常见病奇特疗法》)

取丹参、远志、硫黄各等分研末,每次取 2g 用白酒调糊状敷脐,胶布固定,7日换药一次。

洗足疗法

取磁石 30g,菊花、黄芩、夜交藤各 15g,浮小麦 10g,水煎滤液,加温水洗足,每晚睡前一次。

敷贴法

吴茱萸 9g,米醋适量。

方法与主治:吴茱萸研成细末,米醋调成糊状,敷于两足涌泉穴,盖以纱布,胶布固定,1 日 1 次。适用于心肾不交型不寐。《穴敷疗法聚方镜》

穴位注射疗法(四川中医 1986;(4):42)

丹参注射液 4 毫升。

方法与主治:选取双侧足三里为主穴,心脾两虚者配心俞、脾俞;心肾不交者配心俞、肾俞;心胆气虚者配心俞、胆俞;痰热扰心者配中脘、内关;脾胃虚弱,胃气不和者配脾俞、胃俞。局部常规消毒后,取 6 号注射针头,分别于双侧足三

里及配穴注入丹参注射液 1 毫升。操作时,先将针头刺入穴位,小幅度提插,得气后回抽针管,若无回血即注入药液 每日 1 次,7 天为 1 疗程适用于各型失眠。

药枕疗法

取黑豆、磁石粉、连翘各等分,加工成粗末作枕芯;或取莲子芯 30g,决明子、滁菊花、朱灯心草各 150g,作枕芯或取绿豆衣 200g、灯心草 450g 作枕芯,枕垫头部。

失眠的心理行为治疗

心理行为治疗对于成人原发性失眠和继发性失眠具有良好效果,通常包括睡眠卫生教育、刺激控制疗法、睡眠限制疗法、认知治疗和松弛疗法。这些方法或独立或组合用于成人原发性或继发性失眠的治疗。

(1)睡眠卫生教育主要是帮助失眠患者认识不良睡眠习惯在失眠的发生与发展中的重要作用,分析寻找形成不良睡眠习惯的原因,建立良好的睡眠习惯。睡眠卫生教育的内容包括:

①睡前数小时(一般下午 4 点以后)避免使用兴奋性物质(咖啡、浓茶或吸烟等);②睡前不要饮酒,酒精可干扰睡眠;③规律的体育锻炼,但睡前应避免剧烈运动;④睡前不要大吃大喝或进食不易消化的食物;⑤睡前至少 1 小时内不做容易引起兴奋的脑力劳动或观看容易引起兴奋的书籍和影视节目;⑥卧室环境应安静、舒适,光线及温度适宜;⑦保持规律的作息时间。

(2)松弛疗法:应激、紧张和焦虑是诱发失眠的常见因素。放松治疗可以缓解上述因素带来的不良效应, 其目的是降低卧床时的警觉性及减少夜间觉醒。减少觉醒和促进夜间睡眠的技巧训练,包括渐进性肌肉放松、指导性想象和腹式呼吸训练。患者计划进行松弛训练后应坚持每天练习 2~3 次,环境要求整洁、安静,初期应在专业人员指导下进行。松弛疗法可作为独立的干预措施用于失眠治疗(I 级推荐)。

(3)刺激控制疗法是一套改善睡眠环境与睡眠倾向(睡意)之间相互作用的行为干预措施,恢复卧床作为诱导睡眠信号的功能,使患者易于入睡,重建睡眠–觉醒生物节律。刺激控制疗法可作为独立的干预措施应用(I 级推荐)。具体内容:①只有在有睡意时才上床;②如果卧床20分钟不能入睡,应起床离开卧室,可从事一些简单活动,等有睡意时再返回卧室睡觉;③不要在床上做与睡眠无关的活动,如进食、看电视、听收音机及思考复杂问题等;④不管前晚睡眠时间有多长,保持规律的起床时间;⑤日间避免小睡。

(4)睡眠限制疗法通过缩短卧床清醒时间,增加入睡的驱动能力以提高睡眠效率。具体内容如下(Ⅱ级推荐):①减少卧床时间以使其和实际睡眠时间相符,并且只有在1周的睡眠效率超过85%的情况下才可增加15~20分钟的卧床时间;②当睡眠效率低于80%时则减少15~20分钟的卧床时间,睡眠效率在80%~85%之间则保持卧床时间不变;③避免日间小睡,并且保持起床时间规律。

(5)认知行为治疗失眠患者常对失眠本身感到恐惧,目的就是改变患者对失眠的认知偏差,改变患者对于睡眠问题的非理性信念和态度。认知疗法常与刺激控制疗法和睡眠限制疗法联合使用,组成失眠的CBT-I。认知行为疗法的基本内容:①保持合理的睡眠期望;②不要把所有的问题都归咎于失眠;③保持自然入睡,避免过度主观的入睡意图(强行要求自己入睡);④不要过分关注睡眠;⑤不要因为一晚没睡好就产生挫败感;⑥培养对失眠影响的耐受性。CBT-I通常是认知治疗与行为治疗(刺激控制疗法、睡眠限制疗法)的综合,同时还可以叠加松弛疗法以及辅以睡眠卫生教育。CBT-I是失眠心理行为治疗的核心(Ⅰ级推荐)。

(6)失眠的综合干预:1)药物干预失眠的短期疗效已经被临床试验所证实,但是长期应用仍需承担药物不良反应、成瘾性等潜在风险。CBT-I不仅具有短期疗效,在随访观察中其疗效可以长期保持。CBT-I联合应用non-BZDs可以获得更多优势,后者改为间断治疗可以优化这种组合治疗的效果。2)推荐的组合治疗方式(Ⅱ级推荐)首选CBT-I和non-BZDs(或褪黑素受体激动剂)组合治疗,如果短期控制症状则逐步减停non-BZDs药物,否则将non-BZDs改为间断用药,治疗全程保持CBT-I干预(Ⅱ级推荐)。

眩晕

眩晕是由于情志、饮食内伤、体虚久病、失血劳倦及外伤、手术等病因,引起风、火、痰、瘀上扰清空或精亏血少,清窍失养为基本病机,以头晕、眼花为主要临床表现的一类病证。眩即眼花,晕是头晕,两者常同时并见,故统称为"眩晕",其轻者闭目可止,重者如坐车船,旋转不定,不能站立,或伴有恶心、呕吐、汗出、面色苍白等症。

西医学中的高血压、低血压、低血糖、贫血、美尼尔氏综合征、颈性眩晕、耳石症、脑动脉硬化、椎-基底动脉供血不足、神经衰弱等病,临床表现以眩晕为主要症状者,可参照本节辨证论。

致病因素

一、美尼尔综合征

典型的梅尼埃病有如下症状:

1.眩晕

多为突然发作的旋转性眩晕。患者常感周围物体围绕自身沿一定的方向旋转,闭目时症状可减轻。常伴恶心、呕吐、面色苍白、出冷汗、血压下降等自主神经反射症状。头部的任何运动都可以使眩晕加重。

眩晕持续时间多为数十分钟或数小时,最长者不超过 24 小时。眩晕发作后可转入间歇期,症状消失,间歇期长短因人而异,数日到数年不等。眩晕可反复发作。

2.耳聋

早期多为低频(125~500Hz)下降的感音神经性聋,可为波动性,发作期听力下降,而间歇期可部分或完全恢复。随着病情发展,听力损失可逐渐加重,逐渐出现高频(2~8kHz)听力下降。本病还可出现一种特殊的听力改变现象:复听现象,即患耳与健耳对同一纯音可听成两个不同的音调和音色的声音。或诉听声时带有尾音。

3.耳鸣

耳鸣可能是本病最早的症状,初期可表现为持续性的低调吹风样,晚期可出现多种音调的嘈杂声,如铃声、蝉鸣声、风吹声等等。耳鸣可在眩晕发作前突然出现或加重。间歇期耳鸣消失,久病患者耳鸣可持续存在。

4.耳闷胀感

眩晕发作期,患耳可出现耳内胀满感、压迫感、沉重感。少数患者诉患耳轻度疼痛,耳痒感。

二、颈性眩晕

临床表现

1.颈性眩晕为发作性眩晕,有时伴有恶心、呕吐、耳鸣、耳聋、眼球震颤。当头部过度后仰或转动某一方位时发生,停止后仰或扭转时,症状消失或明显减轻,又称位置性眩晕。颈性眩晕多发于40岁以上,男女无明显差别,血压基本正常。突然发病,常于晨起或午休后起床或转头突然出现眩晕。

2.头痛多为后枕痛或偏头痛,可为隐痛、跳痛或放散痛。

3.猝倒。

4.脑干症状肢体麻木、感觉异常、严重者可出现对侧肢体的轻偏和对侧颅神经症状。还可以出现吞咽困难、反呛、咽反射消失、声音嘶哑、眼肌麻痹、复视、视物不清、Horner征等。

诊断

1.眩晕发病常与颈部体位改变有关。颈部做后仰,旋转动作时,可诱发眩晕或恶心感。

2.可伴有神经根性症状。

3.突然发病,常于起床或转头突然出现眩晕,往往伴有眼球水平震颤。

4.颈椎X线平片,正侧片,左右斜位及张口位片示,颈椎生理曲线变直,反张,成角或中断,骨质增生,寰椎后结节上翘,齿状突距两侧块距离不等宽。

三、耳石症

耳石症又称为良性阵发性位置性眩晕,是指头部迅速运动至某一特定头位时出现的短暂阵发性发作的眩晕和眼震。正常情况下耳石是附着于耳石膜上的,当一些致病因素导致耳石脱离,这些脱落的耳石就会在内耳内被称作为内淋巴的液体里游动,当人体头位变化时,这些半规管亦随之发生位置变化,沉伏的耳石就会随着液体的流动而运动,从而刺激半规管毛细胞,导致机体发生强烈性眩晕,时间一般较短,数秒至数分钟,可周期性加重或缓解。病程时间长短不一。

临床表现:多发于中年人,女性略多,发病突然,症状的发生常与某种头位或体位变化有关。激发头位(患耳向下)时出现眩晕症状,眼震发生于头位变化后 3~10 秒之内,眩晕则常持续于 60 秒之内,可伴恶心及呕吐。眩晕可周期性加重或缓解,间歇期可无任何不适,或有头晕,个别病人眩晕发作后可有较长时间的头重脚轻及漂浮感。

治疗:管石复位法。

辨证论治

辨证要点

1.辨脏腑:眩晕病位虽在清窍,但与肝、脾、肾三脏功能失常关系密切。肝阴不足,肝郁化火,均可导致肝阳上亢,其眩晕兼见头胀痛,面潮红等症状。脾虚气血生化乏源,眩晕兼有纳呆,乏力,面色㿠白等;脾失健运,痰湿中阻,眩晕兼见纳呆,呕恶,头重,耳鸣等;肾精不足之眩晕,多兼腰酸腿软,耳鸣如蝉等。

2.辨虚实:眩晕以虚证居多,挟痰挟火亦兼有之。一般新病多实,久病多虚;体壮者多实,体弱者多虚;呕恶、面赤、头胀痛者多实,体倦乏力、耳鸣如蝉者多虚;发作期多实,缓解期多虚。病久常虚中夹实,虚实夹杂。

3.辨体质:面白而肥多为气虚多痰,面黑而瘦多为血虚有火。

治疗原则

眩晕的治疗原则主要是补虚而泻实,调整阴阳。虚证以肾精亏虚、气血衰少居多,精虚者填精生髓,滋补肝肾;气血虚者宜益气养血,调补脾肾。实证则以潜阳、泻火、化痰、逐瘀为主要治法。

分证论治

1.肝阳上亢

症状:眩晕耳鸣,头痛且胀,遇劳、恼怒加重,肢麻震颤,失眠多梦,急躁易怒,舌红苔黄,脉弦。

治法:平肝潜阳,滋养肝肾。

方药:天麻钩藤饮。

方中天麻、钩藤、石决明平肝熄风;黄芩、栀子清肝泻火;益母草活血利水;牛膝引血下行,配合杜仲、桑寄生补益肝肾;茯神、夜交藤养血安神定志。全方共奏平肝潜阳,滋补肝肾之功。若见阴虚较盛,舌红少苔,脉弦细数较为明显者,可选生地、麦冬、玄参、何首乌、生白芍等滋补肝肾之阴。若肝阳化火,肝火亢盛,表现为眩晕、头痛较甚,耳鸣、耳聋暴作,目赤,口苦,舌红苔黄燥,脉弦数,可选用龙胆草、丹皮、菊花、夏枯草等清肝泻火。便秘者可选加大黄、芒硝或当归龙荟丸以通腑泄热。眩晕剧烈,呕恶,手足麻木或肌肉眴动者,有肝阳化风之势,尤其对中年以上者要注意是否有引发中风病的可能,应及时治疗,可加珍珠母、生龙骨、生牡蛎等镇肝熄风,必要时可加羚羊角以增强清热熄风之力。

2.肝火上炎

症状:头晕且痛,其势较剧,目赤口苦,胸胁胀痛,烦躁易怒,寐少多梦,小便黄,大便干结,舌红苔黄,脉弦数。

治法:清肝泻火,清利湿热。

方药:龙胆泻肝汤。

方用龙胆草、栀子、黄芩清肝泻火;柴胡、甘草疏肝清热调中;木通、泽泻、车前子清利湿热;生地、当归滋阴养血。全方清肝泻火利湿,清中有养,泻中有补。若肝火扰动心神,失眠、烦躁者,加磁石、龙齿、珍珠母、琥珀,清肝热且安神。肝火化风,肝风内动,肢体麻木、颤震,欲发中风病者,加全蝎、蜈蚣、地龙、僵蚕,平肝熄风,清热止痉。

3.痰浊上蒙

症状:眩晕,头重如蒙,视物旋转,胸闷作恶,呕吐痰涎,食少多寐,苔白腻,脉弦滑。

治法:燥湿祛痰,健脾和胃。

方药:半夏白术天麻汤。

方中二陈汤理气调中,燥湿祛痰;配白术补脾除湿,天麻养肝熄风;甘草、生姜、大枣健脾和胃,调和诸药。头晕头胀,多寐,苔腻者,加藿香、佩兰、石菖蒲等醒脾化湿开窍;呕吐频繁,加代赭石、竹茹和胃降逆止呕;脘闷、纳呆、腹胀者,加厚朴、白蔻仁、砂仁等理气化湿健脾;耳鸣、重听者,加葱白、郁金、石菖蒲等通阳开窍。

痰浊郁而化热,痰火上犯清窍,表现为眩晕,头目胀痛,心烦口苦,渴不欲饮,苔黄腻,脉弦滑,用黄连温胆汤清化痰热。若素体阳虚,痰从寒化,痰饮内停,上犯清窍者,用苓桂术甘汤合泽泻汤温化痰饮。

4.瘀血阻窍

症状:眩晕头痛,兼见健忘,失眠,心悸,精神不振,耳鸣耳聋,面唇紫暗,舌瘀点或瘀斑,脉弦涩或细涩。

治法:活血化瘀,通窍活络。

方药:通窍活血汤。

方中用赤芍、川芎、桃仁、红花活血化瘀通络;麝香芳香走窜,开窍散结止痛,老葱散结通阳,二者共呈开窍通阳之功;黄酒辛窜,以助血行;大枣甘温益气,缓和药性,配合活血化瘀、通阳散结开窍之品,以防耗伤气血。全方共呈活血化瘀、通窍活络之功。若见神疲乏力,少气自汗等气虚证者,重用黄芪,以补气固表,益气行血;若兼有畏寒肢冷,感寒加重者,加附子、桂枝温经活血;若天气变化加重,或当风而发,可重用川芎,加防风、白芷、荆芥穗、天麻等理气祛风之品。

5.气血亏虚

症状:头晕目眩,动则加剧,遇劳则发,面色㿠白,爪甲不荣,神疲乏力,心悸少寐,纳差食少,便溏,舌淡苔薄白,脉细弱。

治法:补养气血,健运脾胃。

方药:归脾汤。

方中黄芪、人参、白术、当归健脾益气生血;龙眼肉、茯神、远志、酸枣仁养心安神;木香理气醒脾,使其补而不滞;甘草调和诸药。全方有补养气血,健运脾胃,养心安神之功效。若气虚卫阳不固,自汗时出,易于感冒,重用黄芪,加防风、浮小麦益气固表敛汗;脾虚湿盛,泄泻或便溏者,加薏苡仁、泽泻、炒扁豆,当归炒用健脾利水;气损及阳,兼见畏寒肢冷,腹中冷痛等阳虚症状,加桂枝、干姜温中散寒;血虚较甚,面色㿠白无华,加熟地、阿胶、紫河车粉(冲服)等养血补血,并重用参芪以补气生血。

若中气不足,清阳不升,表现时时眩晕,气短乏力,纳差神疲,便溏下坠,脉象无力者,用补中益气汤补中益气,升清降浊。

6.肝肾阴虚

症状:眩晕久发不已,视力减退,两目干涩,少寐健忘,心烦口干,耳鸣,神疲乏力,腰酸膝软,遗精,舌红苔薄,脉弦细。

治法:滋养肝肾,养阴填精。

方药:左归丸。

方中熟地、山萸肉、山药滋阴补肾;枸杞子、菟丝子补益肝肾,鹿角霜助肾气,三者生精补髓,牛膝强肾益精,引药入肾;龟板胶滋阴降火,补肾壮骨。全方共呈滋补肝肾,养阴填精之功效。若阴虚生内热,表现咽干口燥,五心烦热,潮热盗汗,舌红,脉弦细数者,可加炙鳖甲、知母、青蒿等滋阴清热;心肾不交、失眠、多梦、健忘者,加阿胶、鸡子黄、酸枣仁、柏子仁等交通心肾,养心安神;若水不涵木,肝阳上亢者,可加清肝、平肝、镇肝之品,如龙胆草、柴胡、天麻等。

对症治疗

1.头晕恶心呕吐

(1)小柴胡汤加减

组成

柴胡(24g),黄芩、人参、半夏、甘草(炙)、生姜(切)各9g,大枣(擘)4枚。

功用

和解少阳。

主治

伤寒少阳病证。邪在半表半里,症见往来寒热,胸胁苦满,默默不欲饮食,心烦喜呕,口苦,咽干,目眩,舌苔薄白,脉弦者。

运用

本方为治疗伤寒少阳证的基础方,又是和解少阳法的代表方。临床应用以往来寒热,胸胁苦满,默默不欲饮食,心烦喜呕,口苦,咽干,目眩,苔白,脉弦为辨证要点。临床上只要抓住前四者中的一二主证,便可用本方治疗,不必待其证候悉具。正如《伤寒论》所说:"伤寒中风,有柴胡证,但见一证便是,不必悉具。"

(2)小半夏汤加减

组成

半夏一升(20g),生姜半斤(10g)。

功用

化痰散饮,和胃降逆。

主治

痰饮呕吐。呕吐痰涎,口不渴,或干呕呃逆,谷不得下,便自利,舌苔白滑。

配伍特点

方用半夏化湿除痰,和胃降逆;配以生姜既制约半夏毒性,又增强温中和胃止呕作用,为其配伍特点。

运用

①本方为治疗痰饮呕吐的基础方。临床应用以呕吐不渴,苔白滑为辨证要点。

②现代运用本方常用于胃炎、内耳眩晕症及化疗后所致的胃肠反应等属痰饮呕吐者。

(3)吴茱萸汤+泽泻汤

证型:肝胃虚寒,饮邪上逆

①吴茱萸汤

用量

吴茱萸 9g,生姜 18g,人参 9g,大枣十二枚。

功用

温中补虚,降逆止呕。

主治

肝胃虚寒,浊阴上逆证。食后泛泛欲吐,或呕吐酸水,或干呕,或吐清涎冷沫,胸满脘痛,巅顶头痛,畏寒肢冷,甚则伴手足逆冷,大便泄泻,烦躁不宁,舌淡苔白滑,脉沉弦或迟。

②泽泻汤

组成

泽泻五两(15g),白术二两(6g)。

功用

利水除饮,健脾制水。

主治

饮停心下,头目眩晕,胸中痞满,咳逆水肿。

吴茱萸汤见于《伤寒论》第 243 条"食谷欲呕,属阳明也,吴茱萸汤主之",第 309 条"少阴病,吐利,手足逆冷,烦躁欲死者,吴茱萸汤主之",第 378 条"干呕吐涎沫、头痛者,吴茱萸汤主之"以及《金匮要略·呕吐下利病脉证治》第 8 条"呕而胸满者吴茱萸汤主之"共涉及阳明、少阴、太阴、厥阴四经病变,综合起来看是针对肝胃虚寒、浊饮上逆这一主要病机,因此辨证要点为三点:胃虚寒干呕吐涎沫、头痛;呕而胸满;呕吐、手足厥逆。

泽泻汤见于《金匮要略·痰饮咳嗽病脉证并治》第 25 条:"心下有支饮,其人苦冒眩,泽泻汤主之",清阳出上窍,头为诸阳之会,水饮阴邪上逆,清阳不升,浊阴不降,脑窍失养则眩晕频作,恶心呕吐,耳鸣耳闷。

2.头晕头痛

对于虚弱引起的头晕头痛,多半是肝肾不足,气血不足或者是精髓亏虚引起的。大脑缺乏营养容易导致头晕目眩,经常性头晕头痛。血虚者经常伴随着乏力,心悸,失眠等症状。中药内治调养效果较好,可以缓解头晕头痛引起的烦躁,口干,眼干,痰多,耳鸣等症状。

①芎芷柴胡汤是治疗头晕头痛最有效的中药药方,用柴胡,太子参,香附,

川芎,白芷,法半夏,黄芩,怀牛膝,生姜,甘草,大枣等药物洗净后加入清水煎煮,去掉药渣后服用,每天早晚各服用一次,可以有效止痛化痰,适用于工作压力大,劳累引起的头晕头痛,也适用于精神乏力,情绪低沉,口苦心烦的患者。

②加味四物汤有川芎,白芍,当归身,党参,五味子,熟地黄,黄柏,杜仲,知母,麦冬,牛膝,苍术,黄连等,通过加水煎煮后取出药渣服用,一个疗程为一周,可以起到清热化湿,补虚止痛,滋阴养血的作用,适用于长期工作引起的阴血虚亏,还能缓解精神疲劳,心悸心烦,头痛头重症状。

③用枸杞子,菟丝子,党参,黄芪,女贞子,当归,枣仁,川芎,牡蛎,甘草,远志,白蒺藜等药材煎煮成中药汤水服用,可以治疗头昏头痛,健忘心慌,失眠多梦,精神乏力,腰酸背痛等症状,起到补血养气,养肝益髓的作用,有很好的止痛效果。

④薏苡仁,赤芍,川芎,法半夏,菊花,川牛膝,白蒺藜等几种中药材洗净后加水蒸煮,服用药汁可以缓解头晕头痛,恶心呕吐,失眠多梦,头晕目眩。该药方能够化痰活络,平肝息风。对头痛患者的治疗效果极佳,长期服用可以改善头痛。

3.头晕耳鸣

一般来说都是神经性的,头晕一般是耳源性眩晕比较多见一点,最常见的就是耳源性眩晕,由于前庭功能受损下降导致的。耳鸣分为神经性耳鸣和波动性耳鸣两种,一般神经性耳鸣占大部分,主要是耳朵长鸣一样的响声,针灸主要是刺激耳周的穴位,促进耳朵的供血改善功能,促进恢复。早期还有一定的效果,时间长了意义不大,因为神经的损伤一般是不可逆的,而且除用针灸之外还会合并的药物治疗一般是营养神经扩管抗眩晕对症治疗。

医案

姓名:沈某某 **性别**:女性 **年龄**:88岁

初诊:2012年11月5日。

主诉:头晕1周。

现病史:1周来自觉头晕不适,稍有旋转感,无恶心呕吐,平卧休息后好转,右耳鸣,口干不欲饮,无口苦,纳食可,大便2~3日一行,偏干。

刻下:头晕不适,右耳鸣响,口干不欲饮,无恶寒发热,汗出正常,大便偏干。舌红,苔白腻,脉右缓左浮弦滑。

中医诊断:眩晕。

六经辨证分析:头晕不适,舌苔白腻,属水饮上蒙清窍,为太阴病。口干不欲饮,大便2~3日一行偏干,舌红,为阳明病。脉右缓左浮弦滑,为里有水饮。

六经辨证:太阴阳明合病。

处方:苓桂术甘汤合泽泻汤加川芎。

茯苓40g,桂枝40g,生白术20g,炙甘草21g,泽泻50g,肉桂15g,川芎30g(4剂)

二诊:头晕好转,右耳鸣减轻,口干消失,舌脉同前。原方4剂。

三诊:头晕已不明显,舌脉同前。原方4剂,善后。

本患者高龄,出现头晕不适,应属脑动脉硬化导致的脑供血不足,是老年人常见的一种疾病。《金匮要略》水气病篇曰:"脉单弦者为饮,双弦者为寒。"患者左脉浮弦滑为有饮证;饮郁化热,出现口干、大便偏干等阳明热的表现,故辨为太阴阳明合病。

泽泻汤由泽泻、白术二味药组成,泽泻与白术之比为5:2,《金匮要略》用以治疗"支饮苦冒眩"。泽泻味甘、寒,《神农本草经》言"主风寒湿痹,乳难,消水,养五脏,益气力,肥健"。泽泻清热利水而不伤人。泽泻汤泽泻用量大,总体方的属性偏于寒凉,归属阳明病范畴。

因此,选用太阴病治眩晕的苓桂术甘汤与泽泻汤合方,加上主中风入脑头痛(《神农本草经》语)的川芎,改善脑部供血,整个处方药味少,剂量较大,单刀直入,疗效显著。

本文摘自《经方临证指要与医案》,闫云科著。

4.头晕手麻

最常见的原因是因为颈椎病的情况,因为颈椎病椎间盘突出,髓核突出,骨质增生刺激压迫血管和神经,引起供血不足和交感神经受到刺激的表现。椎动脉型颈椎病容易造成供血不足,会出现头痛,头晕,手部麻木;交感神经型颈椎病因为刺激了交感神经,除了头晕手麻,还会出现胸闷、眼睛干涩、心慌等复杂症状。对于这种情况的治疗首先减少不良姿势，比如避免长期低头加重增生刺激；其次可以应用治疗头晕、活血化瘀和营养神经的药物，颈复康颗粒就比较对症。颈复康颗粒抗炎镇痛效果比较好，能减轻缺血造成的头晕手麻。最后，头晕和手麻，还需要检查清楚，排除其他神经内科比如脑血管病，和内科疾病比如高血压、糖尿病等引起的情况，检查清楚后对症治疗。

5.头晕失眠

中医治疗不同的分型会有不同的用药，主要分为以下几个方面：

第一，多梦易醒，伴有头晕，是因为气血亏虚而导致的，往往见于月经期的妇女或者是失血的病人。这时治疗的方案应该以补充气血为主。可以选择复方阿胶浆口服液驴胶补血冲剂、八珍颗粒以及气血双补的这样的药物进行治疗。

第二，对于多梦易醒伴有头晕，也可能是因为痰热扰心而导致的。真实的治疗方案，主要以清热化痰、宁心安神为主，临床上常常会选择龙胆泻肝丸或者是黄连温胆汤进行治疗。

第三，对于多梦、失眠以及头晕的症状，有可能是因为气血阴阳的失调而导致的，而在治疗的方面主要是调和阴阳，从而使机体达到一个稳定的状态，在用药方面主要是选择逍遥散或者是舒肝颗粒以及一些调整气机的药物，从而缓解失眠、头晕的症状。

针灸治疗

取穴：四神聪 百会 太阳 风池 内关 足三里 太冲

刮痧疗法

刮痧疗法以金属汤匙或五分硬币为具，干刮或蘸芒硝水刮，取背脊部由上向下重刮。操作步骤为：①先在颈项部刮3道。风府至大椎为中央1道，风池至大杼左右为2、3道；②再刮背俞5道。大椎至长强为中央1道，大杼至白环俞左右为2、3道，附分至秩边左右为4、5道。可起到快速降低血压作用。

洗足疗法

处方：夏枯草30g，钩藤20g，桑叶15g，菊花20g。(《中国民间疗法》)

方法与主治：以上各药共煎水洗脚，每日1~2次，每次10~15分钟，10~15日为1疗程。

敷脐法

处方:白芥子 30g,胆南星 15g,白矾 15g,川芎 10g,郁金 10g,姜汁适量。(《中医药物贴脐疗法》)

方法与主治:将前五味药研末,用生姜汁调和如膏状,把药膏贴在患者的脐孔上,外以纱布覆盖,胶布固定,每日换药 1 次,15 天为 1 疗程。通常 5~7 天可奏效,连用 1~2 个月可防止复发。适用于痰浊内蕴型眩晕。

梅尼埃病

梅尼埃病是一种特发性内耳疾病,曾称美尼尔病,在 1861 年由法国医师 ProsperMénière 首次提出。该病主要的病理改变为膜迷路积水,临床表现为反复发作的旋转性眩晕、波动性听力下降、耳鸣和耳闷胀感。本病多发生于 30~50 岁的中、青年人,儿童少见。男女发病无明显差别。双耳患病者占 10%~50%。

临床表现

典型的梅尼埃病有如下症状。

1.眩晕

多为突然发作的旋转性眩晕。患者常感周围物体围绕自身沿一定的方向旋转,闭目时症状可减轻。常伴恶心、呕吐、面色苍白、出冷汗、血压下降等自主神经反射症状。头部的任何运动都可以使眩晕加重。患者意识始终清楚,个别患者即使突然摔倒,也保持着清醒状态。

眩晕持续时间多为数十分钟或数小时,最长者不超过 24 小时。眩晕发作后可转入间歇期,症状消失,间歇期长短因人而异,数日到数年不等。眩晕可反复发作,同一患者每次发作的持续时间和严重程度不尽相同,不同患者之间亦不相同。且眩晕发作次数越多,每次发作持续时间越长,间歇期越短。

2.耳聋

早期多为低频(125~500Hz)下降的感音神经性聋,可为波动性,发作期听力下降,而间歇期可部分或完全恢复。随着病情发展,听力损失可逐渐加重,逐渐出现高频(2~8kHz)听力下降。本病还可出现一种特殊的听力改变现象:复听现象,即患耳与健耳对同一纯音可听成两个不同的音调和音色的声音。或诉听声时带有尾音。

3.耳鸣

耳鸣可能是本病最早的症状,初期可表现为持续性的低调吹风样,晚期可出现多种音调的嘈杂声,如铃声、蝉鸣声、风吹声等等。耳鸣可在眩晕发作前突然出现或加重。间歇期耳鸣消失,久病患者耳鸣可持续存在。少数患者可有双侧耳鸣。

4.耳闷胀感

眩晕发作期,患耳可出现耳内胀满感、压迫感、沉重感。少数患者诉患耳轻度疼痛,耳痒感。

中医治疗

1.中药治疗

①半夏白术天麻汤加减治疗

半夏 10g,白术 10g,天麻 10g,竹茹 10g,生龙骨15g,生牡蛎 15g,僵蚕 10g,全蝎 3g,瓜蒌 15g,牛膝 10g,甘草 10g

②小半夏汤加减治疗

半夏 10g,生姜 10g

其中,用生半夏降逆止呕,用生姜和胃散痞,用于痰饮所致的呕吐、眩晕等。

2.针灸治疗

取穴:风池、百会、太阳、角孙、内关、足三里、太冲

典型病例

患者姓名:刘某　**性别:**男　**年龄:**38 岁

就诊日期:2022 年 04 月 01 日

主诉:头晕、恶心 1 天。

现病史:既往发作,眩晕 2 次,每次持续约半小时至 1 小时,休息后自行缓解。今晨起突然出现剧烈的旋转性晕,自觉周围物体绕自身旋转,闭目时觉自身在空间旋转,卧床,动则症状加重。伴恶心呕吐。持续半小时,未见改善,自觉听力下降,遂来就诊。

既往史:既往体健。

过敏史:否认食物及药物过敏史。

体格检查:神清,精神差,血压正常,舌淡红,苔薄腻,脉弦滑。

西医诊断:梅尼埃综合征

中医诊断:眩晕病

证候诊断:痰浊上扰证

治　　法:

治　　疗:1.中药处方

清半夏 10g,炒白术 10g,天麻 10g,钩藤 10g,全蝎3g,当归 10g,川芎 10g,竹茹 10g,香附 10g,龙骨 15g,牡蛎 15g,牛膝 10g,熟地 10g,山药 15g,山萸肉 15g,焦山楂 10g,焦神曲 10g,焦麦芽 10g,决明子 15g,麦冬 10g,五味子 10g,太子参 10g,茯苓 10g,甘草 10g

共五剂,水煎服,日一剂,早晚分服。

2.针灸治疗

取穴:风池、百会、太阳、内关、足三里、太冲,针灸 1 次/日×2 日

复诊治疗后恶心消失,头晕证减,5 日后电话随诊,痊愈。半年后随诊未复发。

耳鸣

耳鸣是患者在缺乏外部声源的情况下,耳内或颅内产生嗡嗡、嘶鸣等不成形的异常声幻觉。是听力系统出现障碍或者紊乱的一种症状表现。

疾病分期

急性耳鸣、亚急性耳鸣和慢性耳鸣

根据耳鸣的时间长短进行分类,耳鸣时间短于 3 个月的为急性耳鸣;耳鸣时间短于 6 个月、长于 3 个月的为亚急性耳鸣;耳鸣时间长于 6 个月的属于慢性耳鸣。

诱发因素

有些人在吸烟、喝酒、喝含咖啡因的饮料、食用某些食物后,或者在压力过大、疲劳等情况下,会加重耳鸣症状,具体原因尚不完全清楚。

临床表现

表现多样,常被描述为蝉鸣声、嗡嗡声、咔嗒声、搏动声,或者其他噪声。

预后

耳鸣可以自发性地改善。一项研究显示,几乎 50%有明显耳鸣的患者,5 年后得到缓解。这些缓解的患者中,43%为完全缓解,57%剩余轻度症状。这种自发性改善,见于病程短、年轻、随访间隔时间长的耳鸣患者。

耳鸣严重程度变化不定。有些研究显示 55%的严重耳鸣患者,表示只有轻中度的心烦。另外一些研究则显示,45%的耳鸣患者从轻度的心烦,5 年后发展为中重度的心烦症状。

中医治疗

1.太乙神针法

处方:艾炷 15~30 壮(《中国民间疗法》)

方法与主治:用龙胆紫标出百会穴,去穴周头发如中指指甲大。取艾炷锥形如黄豆大小,首次 2 壮合放于穴上,燃其半即压熄,复添 1 壮,依次叠加,每次压灸 15~30 壮。若病未愈,间隔 5~7 天,可再灸 1 次。主治虚证耳鸣耳聋。

注意事项:使用时,患者感觉灼痛时,立即报告医者。灸后半月内不洗头,如形成灸疮尤应注意清洁,不需特殊处理,小儿慎用。

2.药枕法

处方:柴胡、龙胆草、黄芩、青皮、胆星、芦荟、黄连、青黛、大黄、木通、菖蒲、皂角、细辛各 50g,全蝎 6 个(《中医外治法类编》)

方法与主治:诸药共研碎,用布袋装均匀,作枕睡,间日翻动布袋 1 次。10~15 日换药粉 1 次,病愈卸下药枕。适用于实证肝胆火旺、耳鸣耳聋。其他证型可更换药物,同法治疗。

3.针灸治疗

取穴:耳门、听宫、听会、翳风、外关、四神聪、太冲

4.分型治疗

(1)肾阳不足,湿困中焦,虚实夹杂证

主症:耳鸣如蝉,时轻时重,夜晚略轻,头晕,身重,神疲,乏力,且睡眠差,口淡无味,夜尿频数。舌淡白,苔腻,脉沉滑。

治法:宣化畅中,补益肾气。

方药:二至丸加味(黄芪、薏苡仁、山药、夏枯草、女贞子、旱莲草各 20g,厚朴、法半夏各 15g,泡参、决明子各 30g,白豆蔻 12g,蝉衣 10g,甘草 6g)。

(2)热邪客于少阳胆经证

主症:耳鸣,听力下降,如棉塞耳,身体消瘦,目赤,胸中烦满,口苦,咽干,头眩。舌质红,苔黄,脉弦细数。

治法:和解少阳,佐以祛热平肝火。

方药:小柴胡汤加减(柴胡 15g,黄芩 15g,半夏 9g,党参 9g,甘草 9g,生姜 3g,大枣 6 枚,龙胆草 15g,枸杞子 20g,菊花 30g,僵蚕 12g)。

(3)肝胆火盛证

主症:突发耳鸣、耳聋,头痛面赤,口苦咽干,心烦易怒,大便秘结。舌质红,苔黄,脉弦数。

治法:清肝泻热。

方药:龙胆泻肝汤加减(龙胆草 12g,栀子 10g,黄芩 12g,柴胡 12g,生地 15g,木通 10g,车前子 10g,泽泻12g,白芍 15g,甘草 10g)。

(4)肾精亏虚证

主症:耳鸣或耳聋,多兼头晕、目眩,腰酸腿软。舌质红,脉细弱。

治法:补肾益精。

方药:杞菊地黄丸加味(熟地黄 30g,茯苓 15g,山药12g,山茱萸 12g,牡丹皮 10g,泽泻 12g,枸杞子 15g,菊花 12g)。

(5)心阳不振,津气两虚证

主症:时觉头晕耳鸣,心慌心悸,多汗体倦,气短懒言,咽干口渴,肌肤麻木,四肢发冷。舌淡体胖,苔白滑,脉虚数。

治法:通阳益气,养阴生津。

方药:生脉散合黄芪桂枝五物汤加减(党参 30g,麦冬 15g,五味子 20g,当归身 20g,黄芪 40g,桂枝 20g,赤芍 20g,天花粉 20g,炙甘草 30g,生姜 20g,大枣 6 枚)。

落枕

定义

落枕或称"失枕",是一种常见病,好发于青壮年,以冬春季多见。落枕的常见发病经过是入睡前并无任何症状,晨起后却感到项背部明显酸痛,颈部活动受限。这说明病起于睡眠之后,与睡枕及睡眠姿势有密切关系。

病因

落枕病因主要有四个方面:一是肌肉扭伤,如夜间睡眠姿势不良,头颈长时间处于过度偏转的位置;或因睡眠时枕头不合适,过高、过低或过硬,使头颈处于过伸或过屈状态,均可引起颈部一侧肌肉紧张,使颈椎小关节扭错,时间较长即可发生静力性损伤,使伤处肌筋强硬不和,气血运行不畅,局部疼痛不适,动作明显受限等。二是感受风寒,如睡眠时受寒,盛夏贪凉,使颈背部气血凝滞,筋络痹阻,以致僵硬疼痛,动作不利。三是某些颈部外伤,也可导致肌肉保护性收缩以及关节扭挫,再逢睡眠时颈部姿势不良,气血壅滞,筋脉拘挛,也可导致本病。四是素有颈椎病等颈肩部筋伤,稍感风寒或睡姿不良,即可引发本病,甚至可反复"落枕"。

临床表现

一般表现为起床后感觉颈后部,上背部疼痛不适,以一侧为多,或有两侧俱痛者,或一侧重,一侧轻。由于疼痛,使颈项活动不利,不能自由旋转,严重者俯仰也有困难,甚至头部强直于异常位置,使头偏向病侧。检查时颈部肌肉有触痛、浅层肌肉有痉挛、僵硬,触之有"条索感"。

针刺治疗

取穴:颈椎夹脊穴、落枕穴

操作方法:取患侧颈椎夹脊穴颈 2 至颈 5 夹脊穴,快针刺激得气后不留针;双侧落枕穴选取 1.5 寸针灸针,得气后留针 30min,同时嘱患者头部左右活动。

落枕穴位于手背,当第二、三掌骨间隙的前 1/3 与中 1/3 交点处,或平指掌关节后 0.5 寸取穴。第二掌骨间背侧肌,第一骨间掌侧肌,桡神经浅支的指背神经,手背静脉网和掌背动脉。主治落枕,偏头痛,肩臂痛,胃痛等。直刺 0.5~1 寸。

医案

患者:张某　**性别:**男　**年龄:**30 岁

就诊日期:2022 年 1 月 16 日

主诉:颈项部疼痛活动不利 1 天

现病史:因近日劳累,休息欠佳,睡眠姿势不佳,夜晚着凉后,晨起自觉脖颈活动受限,不能转动,疼痛剧烈,牵涉痛为主,痛引肩背。

既往史:既往体健。

过敏史:否认药物及食物过敏史。

体格检查:神清,精神可,无恶心呕吐咳嗽喘息,无消化道症状,纳可,寐欠安,二便调。

西医诊断:落枕

中医诊断:落枕风

治疗:针灸

1.快针:针刺双侧风池、颈部夹脊穴,局部阿是穴。

2.留针:双侧落枕穴,直刺 0.5 寸,留针 30 分钟。

3.嘱患者自行转动头部,配合针灸治疗效果。

4.改善睡眠姿势,注意保暖。

5.不适随诊。

复诊：

1月17日患者自诉颈部活动受限较前明显缓解,疼痛减轻,肩背部疼痛消失。

1月18日患者自诉颈部症状消失,疼痛消失,活动自如,无其他不适症状。嘱患者改善睡眠姿势,注意保暖。不适随诊。

甲状腺结节

甲状腺结节是指在甲状腺内的肿块,可随吞咽动作随甲状腺而上下移动,是临床常见的病症,可由多种病因引起。临床上有多种甲状腺疾病,如甲状腺退行性变、炎症、自身免疫以及新生物等都可以表现为结节。甲状腺结节可以单发,也可以多发,多发结节比单发结节的发病率高,但单发结节甲状腺癌的发生率较高。

临床表现

1.结节性甲状腺肿

以女性和老年人多见。在机体内甲状腺激素相对不足的情况下,垂体分泌TSH增多,甲状腺在这种增多的 TSH 长期刺激下,经过反复或持续增生导致甲状腺不均匀性增大和结节样变。结节内可有出血、囊变和钙化。结节的大小可由数毫米至数厘米。临床主要表现为甲状腺肿大,触诊时可扪及大小不等的多个结节,结节的质地多为中等硬度。患者的临床症状不多,一般仅有颈前不适感觉,甲状腺功能检查大多正常。

2.结节性毒性甲状腺肿

本症起病缓慢,常发生于已有多年结节性甲状腺肿的患者,年龄多在 40~50岁以上,以女性多见,可伴有甲亢症状及体症,但甲亢的症状一般较轻,常不典型,且一般不发生浸润性突眼。甲状腺触诊时可扪及一光滑的圆形或椭圆形结节,边界清楚,质地较硬,随吞咽上下活动,甲状腺部位无血管杂音。甲状腺功能检查示血中甲状腺激素升高,由功能自主性结节引起者,核素扫描示"热结节"。

3.炎性结节

分感染性和非感染性两类, 前者主要是由病毒感染引起的亚急性甲状腺炎,其他感染少见。亚甲炎临床上除有甲状腺结节外,还伴有发热和甲状腺局部疼痛,结节大小视病变范围而定,质地较坚韧;后者主要是由自身免疫性甲状腺炎引起的,多见于中、青年妇女,患者的自觉症状较少,检查时可扪及多个或单个结节,质地硬韧,少有压痛,甲状腺功能检查时示甲状腺球蛋白抗体和甲状腺微粒体抗体常呈强阳性。

检查

超声诊断

超声对囊性病变的诊断很可靠,对鉴别良、恶性价值很小,但在判别结节大小、鉴别结节部位、引导定位穿刺上很有意义。

中医治疗

以下病案出自河南王黎,中医内科副主任医师,郑州颐和医院。

病案一

刘女士,33岁,身体感到经常乏力,睡眠不好,喉部有明显异物感,触之有痛感。舌诊后,观其舌质暗,苔薄白,从脉象看性格很急躁,爱生闷气。婆媳之间的矛盾导致甲状腺结节,尤其是吵架后,脖子的位置越来越肿。

方药:党参、当归、白芍、柴胡、茯苓、白术、薄荷、香附、紫苏、炙甘草、乌药、干佛手、陈皮、麦冬和大枣。

这个药方是由已故中医大师李振华创制的。该方以调和肝脾为基础,配以柴胡、薄荷用于疏肝理气,当归、白芍用于滋养肝血。同时用白术、茯苓、甘草健脾、党参、大枣配伍,可健脾益气。香附、紫苏梗能理气和肝,进一步调理气机。先是开了7天剂量,吃完自述睡眠心情都有改善,又开了1个月药量。

第二次来复诊,刘女士舌质也不暗了,鲜红,喉部结节质地也不硬了,睡眠心情均得到了大的改善。

继续服用两个月,第三次复诊,结节已经基本消除了,病症无。

病案二

刘女士,27岁,幼师,平时工作操心多,任务重,心情易烦躁,久而久之出现了身体反应,在一次单位体检中查出甲状腺结节,4a 级,当地医院建议手术切除,约诊后了解了基本情况,加之刘女士舌质暗,有淤点,舌下大筋淤血明显,脉象细滑,平时爱生闷气,辨证是血瘀引起的结节生长。活血化瘀,疏肝理气,保障气血运行。

本方出自名医张锡纯的一剂方子,其中瞿麦作为主药,可治疗妇科结节,肌瘤等病状;三棱性辛、苦、平,用于症瘕痞块,可破血行气,消积止痛;莪术用于气血运行;加入鸡内金,可健脾消食,通淋化石;路路通能通"十二经络",通气、通血、通经络,调节身体的方药:瞿麦,三棱,莪术,鸡内金,威灵仙,路路通通气滞血瘀,祛风活络。

七天后来复诊,刘女士舌质已有改善,但舌下大筋淤血还很充盈,于是又加了红花、桃仁、丹参活血,继续开了一个月药量。

一月后来复诊,舌质变红,舌苔淤点也减少,刘女士自述心情也改善了,之前闷闷不乐,现在开朗多了。于是根据症状又开了一个月,连续服用,第三次来坐诊,刘女士脖子上的结节已经触不到,复查彩超结节已经降到 2 级,嘱平时注意日常调理。

病案三

刘女士,35 岁,平时上班压力大,回家还要料理家务,工作和生活的压力都很大,体检查出甲状腺已经超过 2cm 了,因为担心手术留疤等问题,决定中药调理治疗。她的彩超描述显示双侧甲状腺实性结节,甲状腺右叶最大结节约 15mm×9mm,左侧叶最大结节约 22mm×12mm。她平时生活爱生闷气,心烦,潮热易出汗,容易疲倦,睡眠不好,甲状腺结节质地较硬,舌质暗淡,舌苔白,脉象细弦。辨证是血瘀型甲状腺结节,因淤结日久,造成的心阴耗伤。

方药:鸡内金、泽兰、玄参、牡蛎、当归、焦栀子、半夏、陈皮、甘草

方中各种药相互配伍,各自发挥功效,玄参、牡蛎、鸡内金、半夏、陈皮用于化痰除瘀;当归、泽兰用以养气活血;焦栀子用以清肝火,消肝郁;甘草调和诸药。

刘女士服药一个月后,自诉脖子已无异物感,吞咽情况也有所改善,颈部鼓

起的肿块也缩小了，睡眠也得到了改善。于是在上方的基础上又加了黄芪、红花、海藻。

第三次来面诊，患者自述身体运行逐渐恢复正常，也没有血瘀的症状，复查结节已经基本消除。

病案四

患者，检查出 2cm 的甲状腺结节，问诊时发现舌苔白腻，脉象细弦，属气滞血瘀。

方药：夏枯草、生牡蛎、大蓟、白花蛇舌草、甘草、丹皮、白芥子

白花蛇舌草，甘草作为君药，清热解毒，消脓散结；夏枯草清肝解郁；生牡蛎软坚化痰，大蓟凉血止血，丹皮、白芥子散结活血，药效显著。

患者听从医嘱服用一个月后，脖子已无异物感，面色也有好转，彩超报告级数已降为 3 级，于是继续用药，同时叮嘱要改善情绪，少生气。1 个月后来复诊，结节已基本消散。

常用中药

一、河南王黎，中医内科副主任医师，郑州颐和医院

结节的出现会有一些前期症状，例如舌尖有瘀斑，或者舌下静脉曲张，并向四处扩张，又或者身体长各种斑的时候，都是身体给出的信号。那么出现结节这种情况，我们应当怎样化解呢？下面王主任给出几味中药，对于化痰解淤，消散结节有很多功效。

1.白芥子

白芥子作为一种中药，具有温肺化痰，通络止痛，理气散结的功效，甲状腺患者通常会出现身体肿胀疼痛的临床症状，因此在遵医嘱的情况下可使用治疗，其中很重要的一点是白芥子有很重要的理气作用，我们知道生气也是致病因素之一，中医中有气滞血瘀的说法，这种情况是因为生气所导致的证型，因此我们应该先把气理顺了，白芥子恰好有理气的功效。

2.桃仁

桃仁在我们日常生活中很常见,不仅是中药,也是一种配料,具有活血化瘀的作用,遵医嘱服用可以很好地起到抑制结节生长的作用,对治疗甲状腺结节有很好的辅助作用。

3.当归

当归性温,味甘、辛,归肝经、心经、脾经。具有补血活血,调经止痛,入肠通便的作用。血补足了,增加血液的流动速度,从而改善血液瘀堵的症状,在遵医嘱的情况下使用可以保证我们身体正常的新陈代谢。

4.荔枝核

《本草纲目》有言:"荔枝核入厥阴,行散滞气,其治颓疝卵肿,有述类象形之义。"

《本草备要》云:"散寒湿。甘涩而温。入肝肾,散滞气,辟寒邪。治胃脘痛,妇人血气痛。"

平时治疗中,王黎主任以荔枝核为君药进行配伍:荔枝核、赤芍、夏枯草、香附、莪术、三棱、牡蛎、海蛤壳治疗甲状腺结节。

赤芍,味苦、微寒,能入肝经,也能清热凉血、活血散瘀;

夏枯草,味苦、辛,散结解毒、清肝明目;

香附,性味辛、微苦,具有疏肝解郁、理气宽中的功效;

莪术,味辛、苦,性温,行气破血、消积止痛;

三棱,味辛、苦、平,主要功效有破血祛瘀、行气止痛;

牡蛎入肝经、肾经,养阴潜阳、平肝收涩;

海蛤壳清肺化痰、软坚散结。

二、北京任可,中医内科主任医师,北京中医药大学东方医院

甲状腺结节病位主要在肝脾,与五脏相关,气机郁滞,肝失条达,脾失健运,痰湿内生,凝结颈前,从而血脉瘀阻,气滞、痰凝、血瘀,自然形成结节。

夏枯草,此草补养厥阴血脉,又能疏通结气,目痛瘰疬,皆系肝症,故建神功,其含有三萜类、黄酮类、甾体糖苷及香豆素类成分,具有清肝明目,消肿散结的作用。

1.夏枯草配伍(北京,冯春祥,中医内科主任医师)

甲状腺结节患者可配白梅花或红梅花3g,乳腺结节患者可配玫瑰花3g,肺结节患者可配金银花5g,淋巴结节患者可配野菊花3g,声带结节患者则配木蝴蝶3g。

2.玄参,其主要分布于我国西南部山地,当地人一般用于抗炎,治疗咽喉肿痛、瘰疬痰核,它还有滋阴解毒,软坚散结的作用。

3.浙贝母,善开郁结,止疼痛、疗喉痹、瘰疬,一些中医常用来做镇痛药;但它消结效果也是相当的好。

三、河南,曹志娜,心血管科副主任医师,河南中医药大学第三附属医院

消瘰丸治疗甲状腺结节

组成:牡蛎,浙贝母,玄参,夏枯草

如果结节很大,有癌变的倾向,那么还得再加两味药:三七15g和莪术15g。这两味药,都是活血的,破除死血、顽血的。

方药治疗

1."疮科流气饮",出自《医宗金鉴》。(河南张建勇,中医科主治医师,浦江县中医院)

具有益气活血,散寒祛湿,行气通痹之功效。

组成:人参、厚朴(姜制)、桔梗、防风、紫苏、黄芪(盐水炒)、枳壳(麸炒)、当归、白芍(酒炒)、肉桂、乌药、甘草、川芎、南木香、白芷、槟榔,生姜一片。主治痰湿,气郁引起的结节。

如果经常生气,爱叹气,胸闷,痰多,容易困倦,喜欢吃肥甘厚味。舌体胖大,舌苔白腻,且有结节,可用此方有奇效!

本方中,人参、黄芪、甘草、肉桂益气温阳。

方中人参为百草之王,可大补元气,益脏腑之气;黄芪可补肺脾之气益卫固表;两者一主内,一主外,再用肉桂引火归元,补火助阳;最后加上甘草调和诸药,共奏温阳补气之功。

接下来,用当归、川芎、芍药养血调经,这三味药组合起来,有中医知识的人应该也不陌生,正是四物汤去掉熟地黄。

四物汤乃妇科圣方,方中当归具有补血活血,调经止痛,润肠通便;川芎具有补血活血,调经止痛,润肠通便;白芍具有养血敛阴、平抑肝阳、柔肝止痛、疏肝健脾的功效。

结节人群一出现疼痛的症状,尤其是乳腺疼痛,这个时候就要考虑是不是血瘀了,此时用这三味药可活血,养血,兼顾调经之效!

然后再加上桂枝、芍药、干姜、甘草,这四味加上大枣正是一个提高免疫力的千古名方,桂枝汤!

方中桂枝往外伸展,可下气;白芍往内收敛;生姜放在这付药中,可以散寒湿;诸药合用,在内能把正气养起来,在外又能把邪气赶出去。既没有内忧,又没有外患,其乐融融。

黄芪、防风一敛一散,白芷引入阳明经,木香、厚朴、槟榔、乌药、紫苏行气、通腑、泻浊,把体内邪气引到外面。

诸药合用,可行气、祛湿、活血,缺一不可。

2.消痛散结片(河南刘向辉,中医科室主治医师,禹州市人民医院)

三棱、莪术、青皮、陈皮、柴胡、赤芍、白芍、浙贝母、延胡索、天花粉、荔枝核、橘核、海藻、牡蛎这十四味中药组成,方中以治疗"瘿病"的常用特效药——海藻来化痰软坚散结节,本草纲目记载到:"海藻,咸能润下,寒能泄热引水,故能消瘰疬、结核、阴肿之坚聚。"再配合牡蛎加强软坚散结的效果,青皮疏肝破气,陈皮健脾化痰,柴胡、白芍、延胡索、橘核合用,疏肝理气,促使身体的气机涌动开来,三棱、莪术用来活血祛瘀,使脖子处的积聚结块消散开,浙贝母、天花粉润肺化痰,荔枝核、赤芍能散血中瘀滞,这样一来,痰湿、瘀血都消掉了,气机也畅通了,那甲状腺结节自然就没了。

中成药治疗

北京张凯松,外科主任医师,北京中医药大学第三附属医院

1.小金丸——"散结宝"——适用淤堵内结型结节

作用:帮助化解血瘀,"疏通"血管,对结节有消散、止痛的作用。适用于乳腺增生、乳汁淤积导致的乳腺炎,以及皮下有结节、桥本氏甲状腺炎伴有结节。

2.夏枯草颗粒——"散结宝"——适用肝郁化火型甲状腺结节

作用：帮助散结消肿，同时也有清肝明目的作用。

3.消瘿五海丸——"散结宝"——功效：散结消瘿、活血化瘀

适用于碘缺乏病导致的结节，以及甲状腺瘤、囊肿、地方性甲状腺肿大、淋巴结核等。

4.内消瘰疬丸——"散结宝"——功效：软坚散结、化痰消肿、理气清火

适用于单纯性甲状腺肿、青春期甲状腺肿等伴有结节，对慢性淋巴结炎、淋巴结核也有改善作用。

咽喉痛

咽喉痛是一种最常见的病症,它多发于一年中的寒冷季节,感冒、扁桃体炎、鼻窦炎、百日咳、咽喉炎以及病毒感染甚至心肌梗死均可引起咽喉痛。

临床表现

不同病因引起的咽喉痛伴随症状也不相同。

1.鼻咽部炎症

鼻咽在急性炎症期,患者会有一种干疼的感觉,同时炎症期的血管扩张,会导致患者将鼻涕回吸吐出时略带血性。

2.口咽部位炎症

口咽部位的发炎症状多为急性扁桃体发炎和急性咽炎,这两种情况多与感冒有关。扁桃体急性发炎时,患者感觉咽痛,并伴有中度发热或高热,严重时还会出现扁桃体肿胀化脓。

3.喉咽部炎症

喉咽的炎症多是急性会厌炎和急性喉炎。急性会厌炎是耳鼻咽喉头颈外科常见的急危重症之一,患者多感觉咽部很疼,甚至不敢吞咽食物,说话时有含水的声音,同时,咽部还有被堵住的感觉,严重会导致呼吸困难,危及生命。

4.非炎性疾病

咽喉痛的原因有很多,也很复杂,并非都由炎症引起。如舌咽神经痛、外界刺激、口腔溃疡等都会引起咽痛。

中医治疗

1.针刺治疗

取穴:风池、外关、合谷、少商、商阳、关冲。少商、商阳、关冲,用采血针点刺放血

2.刺络拔罐治疗

主穴:大椎

加减取穴:外感加风门;肺热加肺俞;胃热加胃俞。

★ 本书视频
★ 本书音频
★ 走近名医

微信扫码

过敏性鼻炎

过敏性鼻炎即变应性鼻炎,是指特应性个体接触变应原后,主要由 IgE 介导的介质(主要是组胺)释放,并有多种免疫活性细胞和细胞因子等参与的鼻黏膜非感染性炎性疾病。其发生的必要条件有 3 个:特异性抗原即引起机体免疫反应的物质;特应性个体即所谓个体差异、过敏体质;特异性抗原与特应型个体二者相遇。变应性鼻炎是一个全球性健康问题,可导致许多疾病和劳动力丧失。

临床表现

变应性鼻炎的典型症状主要是阵发性喷嚏、清水样鼻涕、鼻塞和鼻痒。部分伴有嗅觉减退。

1.**喷嚏**:每天数次阵发性发作,多在晨起或者夜晚或接触过敏原后立刻发作。

2.**清涕**:大量清水样鼻涕,有时可不自觉从鼻孔滴下。

3.**鼻塞**:间歇或持续,单侧或双侧,轻重程度不一。

4.**鼻痒**:大多数患者鼻内发痒,花粉症患者可伴眼痒、耳痒和咽痒。

中医治疗

1.**拔罐治疗**

取穴:大椎、肺俞、心俞、膈俞、肩髃,拔罐,留罐 10 分钟。

2.**薄贴法**

处方:按白芥子 50%,细辛 30%,甘遂 20%的比例称取药物。(中国针灸 1989; (3):1)。

方法与主治:上药烘干,共研细末,过筛,用鲜生姜汁或蜜调成药膏,于每个伏天的第 1 天贴敷。取穴:肺俞、风门、大杼、膏肓、肾俞、脾俞。每次 3 个穴位,贴 1~3 小时,病人感觉灼热难受时,可提前将药物自行除去。如局部皮肤未愈,第二次暂停贴药。

注意事项:孕妇、血证及明显实热证者禁用。治疗期间,禁食生冷,避免感冒,谨慎房事,嘱其多做鼻部按摩,以疏通经络,提高疗效。

3.发泡法

处方1:斑蝥适量(上海中医药杂志 1990;(2):18)

处方2:斑蝥、白芥子各 20g (中医杂志 1988;(9):684)

方法与主治:方 1 制法:斑蝥生用,去足翅,研细末,瓶贮备用。用时取粉适量,以水、醋或蜂蜜调成糊状(不宜太稀,以免流溢)。病人仰坐或仰卧,用胶布一小块,中间剪一黄豆粒大小的孔,先贴于印堂穴,然后将药直接涂于小孔之内,外以胶布贴盖,24 小时后去掉,一次不愈者,一周后重复使用。3 次 1 疗程。治疗 205 例,有效率97. 1%,亦治慢性鼻炎。方 2 将药研极细末,以 50%二甲基亚砜调成软膏状。用时取麦粒大一团置于 2cm×2cm 的胶布中心,贴于穴位上。取穴为内关、外关(均双侧),交替贴治,每周 1 次,4 次 1 疗程,必要时可连贴 2~3 个疗程。一般贴后 3 小时(儿童 2 小时)揭去。

医案

姓名:刘某　　**性别**:男　　**年龄**:47 岁

就诊日期:2011 年 11 月 2 日

主诉:鼻塞、打喷嚏 10 年。

现病史:患者自 2001 年 11 月突然出现鼻塞、流涕、打喷嚏,遇寒加重,反复发作。鼻塞日益加重,每晚睡觉张口呼吸,嗅觉减退。于 2010 年 10 月在天津公安医院行鼻腔手术治疗,术后鼻塞症消,但遇寒凉阴天,即鼻塞流涕打喷嚏。于 2011 年 11 月 2 日就诊。

既往史:过敏性鼻炎 10 年。

体格检查:精神佳,纳可,眠差,二便调,舌淡红苔薄腻,脉滑。

过敏史:否认药物及食物过敏史

西医诊断:过敏性鼻炎

中医诊断:鼻渊

证候:肺肾气虚 寒湿犯鼻

处方:拔罐治疗

取穴:大椎、肺俞、心俞、膈俞、肾俞、肩髃,留罐10分钟,每周一次。

经过一年治疗,患者鼻塞、流涕、打喷嚏症消。为巩固疗效,每月1次拔罐治疗。随访至2022年10月鼻炎未再复发,嗅觉已经恢复。

肩周炎

肩周炎又称肩关节周围炎，俗称凝肩、五十肩。以肩部逐渐产生疼痛，夜间为甚，逐渐加重，肩关节活动功能受限而且日益加重，达到某种程度后逐渐缓解，直至最后完全复原为主要表现的肩关节囊及其周围韧带、肌腱和滑囊的慢性特异性炎症。本病的好发年龄在 50 岁左右，女性发病率略高于男性，多见于体力劳动者。

临床表现

1.肩部疼痛

起初肩部呈阵发性疼痛，多数为慢性发作，以后疼痛逐渐加剧或钝痛，或刀割样痛，且呈持续性，气候变化或劳累后常使疼痛加重，疼痛可向颈项及上肢(特别是肘部)扩散，当肩部偶然受到碰撞或牵拉时，常可引起撕裂样剧痛，肩痛昼轻夜重为本病一大特点。

2.肩关节活动受限

肩关节向各方向活动均可受限，以外展、上举、内旋外旋更为明显，随着病情进展，由于长期废用引起关节囊及肩周软组织的粘连，肌力逐渐下降，加上喙肱韧带固定于缩短的内旋位等因素，使肩关节各方向的主动和被动活动均受限，特别是梳头、穿衣、洗脸、叉腰等动作均难以完成，严重时肘关节功能也可受影响，屈肘时手不能摸到同侧肩部，尤其在手臂后伸时不能完成屈肘动作。

3.怕冷

患者肩怕冷，不少患者终年用棉垫包肩，即使在暑天，肩部也不敢吹风。

4.压痛

多数患者在肩关节周围可触到明显的压痛点，压痛点多在肱二头肌长头肌腱沟处、肩峰下滑囊、喙突、冈上肌附着点等处。

5.肌肉痉挛与萎缩

三角肌、冈上肌等肩周围肌肉早期可出现痉挛,晚期可发生废用性肌萎缩,出现肩峰突起,上举不便,后伸不能等典型症状,此时疼痛症状反而减轻。

中医治疗

1.针刺治疗

取穴:肩髃、肩髎、曲池、外关,以上穴位快针,得气后不留针;

条口透承山,用 7.5cm 毫针针刺患侧,自条口向承山透刺,捻转得气后留针30min。

嘱患者做上举、外展活动 30min。

针刺后肩关节活动受限立即改善。

2.拔罐治疗

肩髃、肩髎、天宗、大椎,留罐 10min。

3.穴位注射法

处方:丹参注射液 3 毫升。(中西医结合杂志。1989;9(2):115)

方法与主治:取肩髃、巨骨、肩贞、臑俞、秉风、肩髎、天宗、肩前等穴位。每次选 2~3 个穴位,常规操作,每个穴位注射药液 1 毫升。轮换注射,2 天 1 次,10 次1 疗程。适于血瘀型肩周炎。

4.铁末热敷法

处方:铁屑 500g,陈醋 60~70 毫升(中西医结合杂志。1987;7(1):50)

方法与主治:取温水适量与陈醋混合(水:醋=6:4),再与铁砂混匀拌匀,装入布袋以棉垫包裹好敷熨患处,每次 15~30 分钟,1 日 1 次,12~15 次为 1 疗程。主治风寒型。注意事项:注意避免烫伤。施治后将铁屑铺开晾干,每份铁砂反复使用,不超过 3 次。

医案

姓名:高某 **性别**:男 **年龄**:48 岁

就诊日期:2022 年 8 月 24 日

主诉:右肩疼痛 1 个月。

现病史:右肩疼痛一个月,近期加重,夜间疼痛明显。

既往史:既往体健。

过敏史:无

体格检查:右肩外展,内收,旋外明显受限,压痛明显。

辅助检查:无

中医诊断:肩痹

证候诊断:风寒阻络证

西医诊断:肩周炎

治　　法:祛风活络止痛

治　　疗:①针灸治疗:肩髎穴、肩外俞穴、肩前穴、肩髃穴、肩贞穴、条口透承山。以 3 寸针以快针手法刺激,直刺肩髎穴、肩外俞穴、肩前穴、肩髃穴、肩贞穴,不留针。条口透刺承山穴以 3 寸针针刺激。留针 30 分钟。

②穴位拔罐:肩髃穴、肩髎穴

复诊:治疗一次后外展功能恢复,整体疼痛减轻,夜间痛缓解。经 5 次治疗后疼痛消失,活动正常,痊愈。

支气管炎

支气管炎是指气管、支气管黏膜及其周围组织的慢性非特异性炎症。支气管炎主要原因为病毒和细菌的反复感染形成了支气管的慢性非特异性炎症。当气温下降、呼吸道小血管痉挛缺血、防御功能下降等易致病；烟雾粉尘、污染大气等慢性刺激也可致病；吸烟使支气管痉挛、黏膜变异、纤毛运动降低、黏液分泌增多易感染；过敏因素也有一定关系。

临床表现

1.急性支气管炎

急性支气管炎发病初期常常表现为上呼吸道感染症状，患者通常有鼻塞、流清涕、咽痛和声音嘶哑等临床表现。而全身症状较为轻微，但可出现低热、畏寒、周身乏力，自觉咽喉部发痒，并有刺激性咳嗽及胸骨后疼痛。早期痰量不多，但痰液不易咳出，2~3 日后痰液可由黏液性转为黏液脓性。患者受凉、吸入冷空气或刺激性气体可使咳嗽加剧或诱发咳嗽。患者晨起时或夜间咳嗽常较显著。咳嗽也可为阵发性，有时呈持久性咳嗽。咳嗽剧烈时常常伴有恶心、呕吐及胸部、腹部肌肉疼痛。如伴有支气管痉挛，可有哮鸣和气急。一般而言，急性支气管炎的病程有一定的自限性，全身症状可在 4~5 天内消退，但咳嗽有时可延长数周。

2.慢性支气管炎

慢性支气管炎是指除外慢性咳嗽的其他各种原因后，患者每年慢性咳嗽、咳痰三个月以上，并连续二年。并不一定伴有持续存在的气流受限。

（1）咳嗽反复、逐渐加重的咳嗽是本病的突出表现。轻者仅在冬春季节发病，尤以清晨起床前后最明显，白天咳嗽较少。夏秋季节，咳嗽减轻或消失。重症患者则四季均咳,冬春加剧,日夜咳嗽,早晚尤为剧烈。

(2)咳痰 一般痰呈白色黏液泡沫状,晨起较多,常因黏稠而不易咯出。在感染或受寒后症状迅速加剧,痰量增多,黏度增加,或呈黄色脓性痰或伴有喘息。偶因剧咳而痰中带血。

(3)气喘 当合并呼吸道感染时,由于细支气管黏膜充血水肿,痰液阻塞及支气管管腔狭窄,可以产生气喘(喘息)症状。患者咽喉部在呼吸时发生喘鸣声,肺部听诊时有哮鸣音。

(4)反复感染 寒冷季节或气温骤变时,容易发生反复的呼吸道感染。此时患者气喘加重,痰量明显增多且呈脓性,伴有全身乏力、畏寒、发热等。肺部出现湿性音,查血白细胞计数增加等。

慢性支气管炎与慢性阻塞性肺疾病(慢阻肺)、肺气肿、支气管哮喘之间的关系:慢性支气管炎与慢阻肺和肺气肿关系密切,临床上患者有咳嗽、咳痰等症状时,并不能立即可诊断慢阻肺。如患者只有"慢性支气管炎"和/或"肺气肿"的临床表现,而无持续存在的气流受限,则不能诊断为慢阻肺,患者仅可诊断为"慢性支气管炎"和/或"肺气肿"。但是,如果患者肺功能提示持续存在的气流受限,则诊断为慢阻肺。某些患者在患支气管哮喘的同时,也可以并发慢性支气管炎和肺气肿。如支气管哮喘患者经常暴露在刺激性物质中,如抽烟,也会发生咳嗽和咳痰,而咳嗽和咳痰是慢性支气管炎的一项重要特征。这类患者可诊断为"喘息型支气管炎"。

中医治疗

一、拔罐治疗

取穴:大椎、肺俞、心俞、膈俞、肩髃,留罐10min。

辨证加减:老年人肾虚加肾俞;痰黄者大椎、肺俞刺络拔罐;脾虚痰多者加脾俞;外感症状者加风门。

二、外治法

1.药膏敷法

处方①:麻黄 12g,桂枝 10g,石膏 6g,枳实 6g,紫菀 8g,苏叶 20g(《中国民间

敷药疗法》)

方法与主治:将药物共研细末,以麻油或凡士林调拌成膏。先在有关穴位处拔罐或刺血,然后敷上药膏。纱布、胶布固定。选穴肺俞、膻中、大椎、曲池。风寒咳嗽加肩髃、承山,风热咳嗽加中府、中脘。

处方②:白芥子 150g,甘遂 50g,细辛 35g,黄丹 400g,植物油 500g,(以上熬膏)白芥子 350g,甘遂 75g,冰片 75g(以上研末)(江西省《老年慢性气管炎会议资料》1971;6)

方法与主治:将药末置双侧肺俞穴上,如蚕豆大(约 0.5g),再将膏药烘融后覆盖其上,稍加按压,胶布贴牢。3 日换药 1 次,9 日内换药 3 次,为 1 疗程。

主治痰湿咳嗽(本证以老年慢性支气管炎为多)。

2.贴脐法

处方①:寒咳散:白芥子 5g,半夏 3g,麻黄 5g,肉桂 5g,细辛 3g,丁香 0.5g,上药共研细末。

处方②:热咳糊:鱼腥草 15g,青黛 10g,蛤壳 10g,葱白 3 根,冰片 0.3g,将前三味药研碎为末,取葱白、冰片与药末共捣烂如糊。

处方③:久咳膏:罂粟壳 30g,五味子 30g,蜂蜜适量,将前二味药研极细末,入瓶密贮备用。用时以蜜调膏。(以上均来自《中医药物贴脐疗法》)

方法与主治:以上三方、分别适于寒咳、热咳、久咳。将脐部用 75% 酒精消毒后,取药物纳置脐内,用胶布密盖固定,每日换药 1 次,直至病愈。

支气管哮喘

支气管哮喘是由多种细胞(如嗜酸性粒细胞、肥大细胞、T淋巴细胞、中性粒细胞、气道上皮细胞等)和细胞组分参与的气道慢性炎症为特征的异质性疾病,这种慢性炎症与气道高反应性相关,通常出现广泛而多变的可逆性呼气气流受限,导致反复发作的喘息、气促、胸闷和(或)咳嗽等症状,强度随时间变化。多在夜间和(或)清晨发作、加剧,多数患者可自行缓解或经治疗缓解。

临床表现

发作性伴有哮鸣音的呼气性呼吸困难或发作性咳嗽、胸闷。严重者被迫采取坐位或呈端坐呼吸,干咳或咳大量白色泡沫痰,甚至出现发绀等,有时咳嗽是唯一的症状(咳嗽变异型哮喘)。有的青少年患者则以运动时出现胸闷、咳嗽及呼吸困难为唯一的临床表现(运动性哮喘)。哮喘症状可在数分钟内发作,经数小时至数天,用支气管舒张剂缓解或自行缓解。某些患者在缓解数小时后可再次发作。夜间及凌晨发作和加重常是哮喘的特征之一。

中医治疗

一、拔罐治疗

取穴:大椎、肺俞、心俞、膈俞、肩髃,留罐10min。

辨证加减:老年人肾虚加肾俞;痰黄者大椎、肺俞刺络拔罐;脾虚痰多者加脾俞;外感症状者加风门。

二、敷贴法

(一)冬病夏治消喘膏

处方:炙白芥子21g,元胡21g,甘遂12g,细辛12g(新医药学杂志1978;(5):

28)

方法与主治：取肺俞、心俞、膈俞等穴。将上药共研细末，装塑料袋备用。每次用上药 1/3 药面，加生姜汁调成糊状，分别摊在 6 块直径约 5 厘米的油纸或塑料布上，贴敷在上述穴位处，用胶布固定，一般贴 4~6 小时。如果贴后局部有烧灼感或疼痛，可提前取下，若温热舒适或微痒，可多贴几小时，待药干燥后再取下。夏季入伏 10 天贴 1 次，即初伏、二伏、三伏各贴 1 次，共贴 3 次，一般连贴三年。哮喘发作期、缓解期均可使用。

注意事项：本法于正午时分，择晴天贴治效佳。贴药后不要过分活动，以免药物移动、脱落。个别病人有时局部起小水泡，一般不做处理，保持干燥可自然吸收。贴药当天禁食生冷、肥甘厚味及辛辣刺激之品，1 岁以下小儿不宜贴治。

（二）桑杏石芩膏

处方：桑皮 10g，杏仁 10g，生石膏 30g，黄芩 10g（《经验方》）

方法与主治：上药共为细末、过筛，用凉开水调和制成直径为 2.5 厘米的药饼 8 个，分贴于华盖、膻中、膈俞、肺俞穴，包扎固定，每次贴 4~5 小时，1 日 1 次，连贴 10 日为 1 疗程。适用于热哮证。

三、综合外治法

艾灸加穴位敷贴法

处方：（1）小艾炷（2）细辛 19% 甘遂 9.5% 白芥子 38.1% 元胡 14.3% 法半夏 9.5% 沉香 4.8% 桂心 4.8%（《中医外治法集要》）

方法与主治：将处方诸药研为细末，用姜汁或姜酊调和成药膏备用。取大椎、肺俞和风门、膏肓俞两组穴位，每组穴先隔姜灸 3 壮，灸毕去掉姜片，再将上膏压成药饼，加麝香少许，贴于上穴。成人贴 20~24 小时，儿童贴 10~12 小时，两组穴位交替灸贴。每年于初、中、末伏的最后 3 天内各贴 1 次，连贴 3 年。对各型哮喘尤以属虚寒者效佳。注意事项：先艾后贴，穴位局部易于起泡，当注意处理。综合外治疗法不只局限于以上两种，临床可根据各外治法的特点、适应证，以及患者的具体病情灵活掌握，配伍运用，常能提高疗效。

四、哮喘外用方

处方：川乌、白芨、云苓、草乌、乌药各 30g，连翘、当归、白芷、木鳖子、官桂、

赤芍、白薇各40g,牙皂、枣枝、桑枝、桃枝、柳枝、槐枝各25g

功能与主治:宣肺止咳。适用于哮喘。

制用法:上药用麻油1500g,浸药一宿,熬焦去渣,入飞黄丹500g,如麦色,急以桃柳棍2根,搅至滴水成珠,入乳香、没药细末各20g,收膏摊成膏药,将膏药贴肺俞穴,风门穴,贴三伏九九,其病可以根治,神效。(《中国膏药学》)

医案

患者:王某 **性别:**男 **年龄:**44岁

就诊日期:2022年10月10日

主诉:气喘10天

现病史:患者于2021年9月突然出现气喘、咳痰,遇寒加重,反复发作。近10天,气喘咳痰,夜不能平卧,咳痰色白,痰鸣,活动加重。

既往史:哮喘病史一年。

过敏史:否认药物及食物过敏史

体格检查:精神可,纳差,寐不佳,二便调,舌淡红苔白腻,脉细。

辅助检查:无

西医诊断:支气管哮喘

中医诊断:哮病

证候:肺肾气虚 痰湿阻肺

治则:温补肺肾 化痰平喘

治疗:1.中药处方

麻黄10g,杏仁10g,苏子10g,代赭石30g,浙贝10g,半夏10g,干姜10g,细辛3g,五味子10g,党参10g,洋火叶10g,仙茅10g,枇杷叶10g,山药30g,山萸肉30g,甘草10g,地龙10g,射干10g,鱼腥草20g,橘红10g

水煎服,日一剂,早晚分服。

2.拔罐治疗:大椎、肺俞、心俞、膈俞、肾俞、肩髃,每周一次,留罐10分钟。

经过五周治疗,气喘痰鸣症消,睡觉已能平卧。

按语:支气管哮喘是支气管在高反应状态下由变应原或其他因素引起的广

泛气道狭窄的疾病。临床特点为间歇性发作。本例患者发病一年,肺肾气虚、痰湿阻肺,阻塞气道而出现哮病。治以温补肺肾、化痰平喘。方用党参、五味子、仙茅、洋火叶、干姜、山药、山萸肉温补肺肾,麻黄、杏仁、浙贝、半夏、细辛、枇杷叶、橘红、射干化痰止咳平喘,鱼腥草、地龙清肺平喘,苏子、代赭石降气平喘。

胸痛

胸痛是一种常见而又能危及生命的病症,造成胸痛的原因复杂多样,包括急性冠脉综合征(ACS)、主动脉夹层、肺栓塞(PE)、气胸、心包炎、心包填塞和食管破裂等,其中 ACS 在这些严重危及生命的疾病中所占比例最高。

冠状动脉狭窄分级

冠脉狭窄即为冠状动脉狭窄,是冠状动脉粥样硬化性心脏病的病理改变中常见的表现,根据冠状动脉狭窄面积可将冠状动脉狭窄分为 I–IV 级,通过分级可评价冠状动脉狭窄的程度。

1.I 级:是指冠状动脉狭窄的管腔面积缩小 1%~25%,属于较轻微的病变,患者容易出现气促、出汗等症状;

2.II 级:是指冠状动脉狭窄的管腔面积缩小 25%~50%,属于比较严重的情况,容易产生不良后果,如胸闷、胸痛、呼吸困难等;

3.III 级:是指冠状动脉狭窄的管腔面积缩小 50%~75%,代表远端血管或者较小的血管分支均已发生病变,平时稍活动即有胸闷、气促、呼吸困难等症状,甚至会出现发绀、头晕、恶心等表现;

4.IV 级:主要是指冠状动脉狭窄的管腔面积缩小 75%~100%,由于病变程度较为严重,远端小血管已经发生闭塞,对远端组织的供血很少,可以出现口唇发绀、寒战、出汗、恶心等症状,可能会导致患者出现心力衰竭的现象。

分型治疗(范立华 主任医师)

1.气滞血瘀证:患者有胸前刺痛,舌质紫暗或有瘀斑瘀点、脉弦或涩有力,治则以活血化瘀通气止痛为主,方剂给予血府逐瘀汤加减;

2.痰浊痹阻证:患者呕恶痞满,身重乏力,舌红苔厚腻脉弦滑或结代,治则以化痰祛浊通阳开胸为主,方剂给予瓜蒌薤白半夏汤加减;

3.气阴两虚兼血瘀证:患者气短心悸、自汗无力、口干少津,舌红苔少或有瘀斑瘀点,脉细或细数无力或结代,治则以益气养阴佐以活血为主,方剂给予生脉散合炙甘草汤加减;

4.心阳虚兼血瘀证:患者心悸气短、自汗,动则甚,四肢不温,或便溏纳少或腰膝酸软、面色苍白,或喘咳肢肿,舌淡苔薄白或有瘀斑、脉沉或结代。治则以补气助阳温通心脉为主,方剂给予参附汤合人参四逆汤加味。

针刺治疗

取穴:膻中、心俞、膈俞、内关

胁痛

胁痛是以一侧或两侧胁肋部疼痛为主要表现的病证,也是临床上常见的一种自觉症状。胁,指侧胸部,为腋以下至第十二肋骨部的总称。可由肋骨软骨炎或肋间神经痛导致。

病因

1.肋软骨炎

好发于青壮年,病因尚不明确。

2.肋间神经痛

是一组症状,指胸神经根由于不同原因的损害,如:胸椎退变、胸椎结核、胸椎损伤、胸椎硬脊膜炎、肿瘤、强直性脊柱炎等疾病或肋骨、纵隔、胸膜病变,肋间神经受到压迫、刺激,出现炎性反应。

临床表现

1.肋软骨炎

表现为肋软骨增粗伴疼痛,多发于一侧第 2~4 肋软骨,偶见于肋弓或其他部位肋软骨。局部有时稍隆起,肤色无异常,自觉疼痛,活动时可加重,有时有压痛,病程数日、数月不等,症状时轻时重,可反复发作。

2.肋间神经痛

胸部腹部或肋间呈带状疼痛。

中医治疗

针刺治疗

取穴：外关、内关、肝俞、胆俞、太冲、阳陵泉

中药治疗

方药：金铃子散加减

带状疱疹

带状疱疹是由水痘—带状疱疹病毒引起的急性感染性皮肤病。对此病毒无免疫力的儿童被感染后，发生水痘。部分患者被感染后成为带病毒者而无临床症状。由于病毒具有亲神经性，感染后可长期潜伏于脊髓神经后根神经节的神经元内，当劳累、感染造成抵抗力下降时，病毒可再次生长繁殖，并沿神经纤维移至皮肤，使受侵犯的神经和皮肤产生强烈的炎症。皮疹一般有单侧性和按神经节段分布的特点，有集簇性的疱疹组成，并伴有疼痛；年龄愈大，神经痛愈重。本病好发于成人，春秋季节多见。发病率随年龄增大而呈显著上升。

临床表现

1.典型表现

发疹前可有轻度乏力、低热、纳差等全身症状，患处皮肤自觉灼热感或者神经痛，触之有明显的痛觉敏感，持续 1~3 天，亦可无前驱症状即发疹。好发部位依次为肋间神经、颈神经、三叉神经和腰骶神经支配区域。患处常首先出现潮红斑，很快出现粟粒至黄豆大小的丘疹，簇状分布而不融合，继之迅速变为水疱，疱壁紧张发亮，疱液澄清，外周绕以红晕，各簇水疱群间皮肤正常；皮损沿某一周围神经呈带状排列，多发生在身体的一侧，一般不超过正中线。神经痛为本病特征之一，可在发病前或伴随皮损出现，老年患者常较为剧烈。病程一般 2~3 周，水疱干涸、结痂脱落后留有暂时性淡红斑或色素沉着。

2.特殊表现

(1)眼带状疱疹。系病毒侵犯三叉神经眼支，多见于老年人，疼痛剧烈，可累及角膜形成溃疡性角膜炎。

(2)耳带状疱疹。系病毒侵犯面神经及听神经所致，表现为外耳道或鼓膜疱疹。膝状神经节受累同时侵犯面神经的运动和感觉神经纤维时,可出现面瘫、耳痛及外耳道疱疹三联征,称为 Ramsay-Hunt 综合征。

(3)带状疱疹后遗神经痛。带状疱疹常伴有神经痛,在发疹前、发疹时以及皮损痊愈后均可发生,但多在皮损完全消退后或者 1 个月内消失,少数患者神经痛可持续超过 1 个月以上,称为带状疱疹后遗神经痛。

(4)其他不典型带状疱疹。与患者机体抵抗力差异有关,可表现为顿挫型(不出现皮损仅有神经痛)、不全型(仅出现红斑、丘疹而不发生水疱即消退)、大疱型、出血性、坏疽型和泛发型(同时累及 2 个以上神经节产生对侧或同侧多个区域皮损);病毒偶可经血液播散产生广泛性水痘样疹并侵犯肺和脑等器官,称为播散型带状疱疹。

中医治疗

刺络拔罐治疗
方法:将疱疹用一次性刺血针依次挑破后拔罐,留罐 5~8min。

中药治疗
方药:龙胆泻肝汤加减治疗。红肿加金银花、连翘,疼痛加乳香、没药、青皮、白芍。

外治法
①穴位注射法处方:10%当归注射液适量(《穴位药物注射疗法》)

方法与主治:辨证取穴,以 10%当归注射液,每次每穴注入 0.5 毫升或病变所通过的经络每处每次 0.5 毫升,注射 3~4 处即可,1 日 1 次,7 次为 1 疗程。

②外敷疗法

取白芷、冰片、乳香、没药、生南星各 6g,细辛、樟脑、当归、土元、赤芍各 3g,白芨 10g,共研细末,加白酒适量调成糊状,敷于疼痛处,厚约 1.5 毫米,上面用塑料薄膜或油纸盖上,胶布固定。换药时间视病情而定,若药膏干燥,再加少量白酒调和继续使用。

医案

姓名:王某　　性别:男　　年龄:49 岁

就诊时间:2018 年 12 月 30 日

主诉:右侧后背及胁肋部散在簇状疱疹瘙痒疼痛 3 天。

现病史:患者 3 日前右侧背部及胁肋部出现散在簇状疱疹,色红,瘙痒疼痛。

既往史:既往体健。

过敏史:否认药物及食物过敏史。

体格检查:神清,精神不佳,纳差,夜寐差,二便调,舌红苔腻,脉滑。

西医诊断:带状疱疹。

中医诊断:蛇串疮。

证候:脾虚湿热证。

治则:清热凉血 化瘀解毒 利湿健脾。

治疗前:　　　　治疗后:

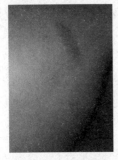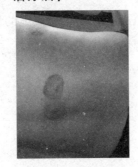

治疗:①中药处方

金银花 10g,连翘 10g,延胡索 10g,乳香 10g,没药 10g,丹皮 10g,赤芍 10g,生地 30g,瓜蒌 10g,半夏 10g,滑石 10g,车前子 10g,苍术 10g,柴胡 10g,黄芩 10g,甘草 10g,黄柏 10g,玄参 10g

水煎服,日一剂,早晚分服。

②刺络拔罐:每日 1 次,5 日

12 月 31 日第一次复诊:刺络拔罐一次后后背疱疹消退,胁肋部侧面的疱疹症减,靠近前侧的疱疹消退,疼痛较前减轻。

2019年1月2日第二次复诊:刺络拔罐3次后右侧胁肋部又出现一处簇状疱疹,后背也新出现一处,疼痛明显,夜间加重。

1月3日复诊:患者自述昨日刺络拔罐治疗后症状明显减轻,复诊治疗5次,疱疹消退疼痛消失。

按语:西医角度来说:带状疱疹是由水痘—带状疱疹病毒所致的急性皮肤黏膜感染性疾病。小儿发病表现为水痘,成人大多发生在老年人和免疫缺陷者。患者隐形感染水痘病毒后,病毒潜伏在神经节内,当患者身体虚弱、疾病、劳累而免疫力低下时,病毒沿神经轴到达所支配的皮肤进行复制,导致局部组织坏死产生炎症,同时被侵犯的神经表现出神经痛症状。该病一般有单侧性,按神经节段分布的特点,形成有集簇性的疱疹,伴有剧痛。年龄越大神经痛表现越明显。现代医学认为,刺络罐疗能刺激身体的某一局部神经,调节相应部位血管和肌肉的功能,反射性解除血管和平滑肌的痉挛,产生了明显的止痛效果。

中医角度来说:患者由于多年不良饮食习惯,脾虚,湿浊内生,久郁化热,热毒炽盛灼伤筋络,血行不畅则瘀血阻滞疼痛,湿热泛溢肌肤则皮肤色红,簇状疱疹。由于发病时间短,且患者年轻,不存在热灼血虚的情况,但脾气虚弱,应燥湿健脾。故本病为湿热实证,则清热利湿凉血解毒。

带状疱疹后遗症

带状疱疹后遗症医学术语称为"带状疱疹后遗神经痛"。带状疱疹俗称"生蛇""蛇丹""缠腰火龙"或"蜘蛛疮""蛇盘疮",是由一种水痘病毒感染引起的,常见的病毒性皮肤病。

带状疱疹及后遗症确诊

①疼痛在身体的一侧;②疼痛是跳动性的刺痛;③疼痛部位不固定;④疼痛部位有发热感;⑤疼痛在夜间 12 点至零晨 3 点加剧者,因疱疹病毒有"认时性"。

四大特点

1.嗜食性(即喜食神经外周皮的粗纤维,使神经线外露,这是引起后遗神经痛的根本原因);2.游走性,导致反复时可能在别处出现皮疹;3.喜热性,皮疹热敷越坏,宜冷敷;4.认时性,在夜 12~3 点活动厉害,故睡觉中间痛醒。

中医病因病机及治疗

稽留毒邪发作是带状疱疹致病因素,气血不足是共发病基础,络损不复是带状疱疹后遗神经痛的病机关键。

1.病机:病邪主要为湿毒,湿毒日久,耗伤正气,络脉受损,瘀阻脉络,导致疼痛。

2.治则:扶正祛邪,缓急止痛

①扶正:补气健脾:黄芪、白术

益气养阴:沙参、麦冬、芦根、竹叶

养血:当归、芍药

②祛邪:化湿:土茯苓、黄柏、车前子

解毒:双花、连翘、石膏

通络:山甲、蜈蚣、地龙

化瘀止痛:乳香、没药、三七

③缓急止痛:芍药甘草汤:白芍 30g,甘草 10g

3.辨证治疗

方1:益气养阴解毒 祛湿化瘀通络止痛

黄芪 20g,沙参 10g,麦冬 10g,芦根 10g,竹叶 10g,土茯苓 15g,黄柏 10g,车前子 10g,金银花 10g,山甲 3g,蜈蚣 1 条,地龙 10g,乳香 10g,没药 10g,三七 3g,白芍 30g,当归 10g,甘草 10g,茯神 10g,元胡 20,川楝子 10g

方2:理气活血 通络止痛

白芍 30g,当归 20g,川芎 10g,熟地 20g,生地 20g,桃仁 10g,红花 10g,元胡 10g,川楝子 10g,地龙 10g,甘草 10g

加减治疗:失眠加酸枣仁 10g;脉细乏力加黄芪 10g,沙参 10g;苔腻加茯苓 10g,瓜蒌 10g

方3:当归粉 0.5~1g,口服,每日 4 次,有止痛消炎作用。

4.刺络拔罐治疗

操作方法:在疼痛部位常规消毒后,用一次性采血针刺络出血,然后再进行拔罐,留罐时间根据出血量判断,5~10 分钟左右取下,再用干棉球擦净皮肤即可。此法在临床治疗中较常用,而且适用证广,见效快,疗效好,具有排毒泄热、活血祛瘀、清热止痛、疏经通络等功能。

5.针灸治疗

针刺排刺治疗

6.火针疗法

带状疱疹后遗神经痛的火针治疗方法如下

①在局部进行常规消毒以后,手持 3 支 1 寸的毫针,烧红针尖以后点刺皮损及遗留神经痛比较重的部位,在火针点刺的地方进行拔罐,可以留罐 5 分钟,吸拔出少量血液以后起罐,用棉球擦干净。遗留疼痛范围较广时应分次点刺,一

次不宜点刺过多、过广。也可以先点较疼痛区域,在第 2 天继续用火针点刺剩余的部分。

②火针点刺后再用碘伏消毒创面,外涂阿昔洛韦软膏或者炉甘石洗剂等收敛类药物。

祖国医学早在汉代就有带状疱疹相关病名和疗法的记载,其理论和疗法发展到今天日趋完善。后遗神经痛的辨证主要为气滞血瘀,经络不通,不通则痛。针灸治疗本病的方法多种多样,其中以火针疗法疗效最佳,尤其在止痛、止疱及后遗神经痛的等方面明显优于其他疗法。火针刺激强度较大,可理气通络祛瘀,达到"通则不痛"的疗效;火针疗法也具有以热引热,生肌敛疮的作用,可以调整脏腑经络功能。因此,火针治疗带状疱疹后神经痛效果显著,可促进带状疱疹后期损伤神经的恢复,减轻神经异常放电引起的疼痛,提高患者的生活质量。其取材方便,操作简单,安全有效,适合临床推广应用。

7.外治法

①磁穴疗法处方:1500~2000 高斯的永磁体(中国针灸 1989; 9 (5) : 50)

方法与主治: 将磁体按顺磁方向贴敷在 2~3 个相关的背俞穴及 2~3 个疼痛最明显的部位,贴敷直径 5~8 毫米,厚 3 毫米,一般贴 2 天间歇半天。疗程10~20 天。主治带状疱疹病期长,后遗神经痛者。

②穴位注射法处方:10%当归注射液适量(《穴位药物注射疗法》)

方法与主治:辨证取穴,以 10%当归注射液,每次每穴注入 0. 5 毫升或病变所通过的经络每处每次 0.5 毫升,注射 3~4 处即可,1 日 1 次,7 次为 1 疗程。

③敷脐法

穿山甲末 100g,乳香、没药各 20g,鸡矢藤挥发油 0.5 毫升,冰片少许,乙醇500 毫升(辽宁中医杂志 1980, (11):40)

方法与主治:将乳香、没药浸入乙醇液中 20 天备用。穿山甲 100g 研末,喷入乳香没药醇浸液 70 毫升,烘干,再加入鸡矢藤挥发油 0.5 毫升,冰片少许,食醋调敷脐部,5~7 天换药 1 次,主治疼痛,一般应用 2 天后疼痛减轻。

④涂擦法

处方:冰砂酊:朱砂、乳香、没药各 15g,冰片 30g,米酒 500 毫升(新中医

1990;(3):37)

方法与主治:将朱砂、乳香、没药、冰片捣碎后放入盛有500毫升米酒的瓶内,密封浸泡2天,经沉淀后取少量澄清液装入小瓶内待用,使用时,用棉签或毛笔蘸药水涂于痛处,搽药范围应比疼痛部位范围略大些,稍干后再重复,连续3~4遍,一般用药10~15分钟疼痛消失或明显缓解,维持2~4小时,不等疼痛再发,可连续使用,次数不限。

8.注射疗法治疗带状疱疹后灼性神经痛

(出自《颈腰关节疼痛及注射疗法》)

(一)临床资料病史:姚某,男性,50岁。主诉胸前区束带样疼痛2个多月。主要为左胸前区持续性疼痛合并不定期间歇性急性剧痛。发作时,疼痛宛如针刺和刀绞,患者喊叫不休,不能忍受,经30~60分钟后,即缓解,服药治疗效果不佳。长期的疼痛折磨,使患者精神恍惚,食欲缺乏,日见消瘦。过去无胸部皮疹或疱疹史,一般健康情况尚好。

检查:面容惨白,精神萎靡,痛苦表情,神志清楚,寡言。胸部可见浅表呼吸运动,左胸第9、10肋周围皮肤色素增深,触之皮肤敏感,拒按。摄胸部、胸椎X线片及CT扫描未见异常。

诊断:无疹性带状疱疹后灼性神经痛。

(二)处理经过主要选择胸椎椎间孔注射点、胸椎旁交感神经节注射点、胸椎旁肌注射点及肋间神经注射点进行交替注射治疗,每周1或2次。经注射疗法治疗后,疼痛立即缓解或基本消失,开始时维持时间为数小时,后延长为1天或数天。同时,每日仍选用口服药物治疗,例如舒尔芬(双氯芬酸钠、可待因)、曲马朵缓释胶囊(曲马朵、地西泮)、路盖克(酒石酸双氢可待因、醋氨酚复方片)、布桂嗪(强痛定)片或山莨菪碱片及苯妥英钠合用。有时还加用多塞平(多虑平)及维生素E胶囊。此外,选择性地应用一些抗病毒药及免疫系统药物,如利巴韦林胶囊(尼斯可)、干扰素诱导剂和体活素(口服PS转移因子)等。经注射治疗及选用以上药物交替组合治疗一个半月后,疼痛完全被控制。

(三)讨论

(1)带状疱疹所引起的最明显的症状是疼痛。一般病愈后,疼痛也逐渐消失。带状疱疹后神经痛的表现是多样性的,按病情不同可为持续性疼痛、剧烈痛及灼性痛,本病似较多发生于老年人或体质衰弱者。本例发生于胸背部,临床上其他部位如头部、颈部、躯干部均可发生,越靠近头部者,病情越凶险。根据疾病发作进程,可分急性期、亚急性期及慢性期。一般都可出现皮肤带状疱疹,疱疹的发生大约有 3 种情况:①先有疼痛,后有疱疹;②先有疱疹,后有疼痛;③疼痛和疱疹同时发生。一般疱疹透明清亮,也有出血性疱疹、坏疽性疱疹、全身泛发性疱疹,后者病情严重。但也有不出现疱疹者,其表现为与带状疱疹相同的疼痛症状,称"无疹性带状疱疹"。本例即属于此。

(2)对带状疱疹的治疗以控制感染和消除疼痛为主。发病初期仅有疼痛而无疱疹时,常被误诊,待出现疱疹、诊断明确时,往往失去了治疗的最佳时机,如果能在发病前 3 天即开始治疗,则更为有利。因此,强调早期诊断和早期治疗。常用药物有利巴韦林、阿昔洛韦(无环鸟苷)、西咪替丁(甲氰咪胍)及乌洛托品等。西咪替丁为一种组胺 H2 受体阻滞药,能减少胃酸分泌,临床用于治疗消化性溃疡。它对本病有治疗作用,还有抗雄激素、抗病毒及增强免疫作用,口服200mg,每日 3 次,平均 4 天左右。

(3)本例病情急、症状重、病程长,治疗中除给以抗病毒、抗感染、应用免疫系统药物及心理治疗外,主要在于如何控制其难忍的疼痛症状。因此,把握好注射治疗,使药物很快进入病灶区,能迅速达到控制疼痛的目的。

①用药原则。治疗前,了解患者的体质、病情及心理素质,有否抑郁、兴奋等。在选择药物及给药途径时,应做好治疗计划,严格遵守服药时间,有规律地服药,防止"痛即服、不痛即停"的不当服药方法。

②选用消炎镇痛药物,如舒尔芬既含双氯芬酸钠,又有可待因的作用,每日1 次或交替服用,较为有效。曲马朵为一种新型非吗啡类止痛药物,作用优于布桂嗪(强痛定),且快而持久,它与非甾体类药物不同,服后不引起高血压、充血性心力衰竭、消化性溃疡、呼吸抑制或便秘等,而且甚少成瘾,故对年老体弱者适用。近有曲马朵缓释胶囊可供选用,本药对肝肾功能不全、较重心脏病患者,

还应慎用。对有抑郁、情绪低落、焦虑等症状者,可选用抗抑郁药物,如多塞平(多虑平),25mg,每日 3 次,口服,再在饭前加服维生素 E200mg,每日 3 次,对整体治疗有一定帮助。③对严重疼痛患者也可参考控制癌肿疼痛的三阶梯治疗法进行治疗。第一阶梯:非阿片类药物,选用非甾体抗炎药,如阿司匹林、对乙酰氨基酚(扑热息痛)。阿司匹林除有解热抗炎作用外,还能阻断前列腺素的合成。第二阶梯:弱阿片类药,如用可待因或可待因和阿司匹林合用、右旋丙氧酚。第三阶梯:强阿片类药物,如吗啡。此外,也可适当与其他药物合用(抗焦虑药如地西泮及抗抑郁药如阿米替林等)。必须指出,治疗中应注意避免药物副作用及药物依赖成瘾等后果。

(5)给药途径。注射治疗能达到较理想的效果。注射疗法比硬膜外注射更容易且效果更好些,有人统计,硬膜外注射总有效率为 52.90%,而选用椎间孔注射总有效率为 88.20%,且针对性较强。因为带状疱疹后神经痛的部位主要位于椎管外、椎间孔及其外周相关组织。注射疗法虽有作用快而集中等优点,但注射次数有严格规定,因此,口服药物治疗在注射间歇期起到不可替代的补充治疗作用,与注射治疗相辅相成。

医案

姓名:赵某　　**性别**:女　　**年龄**:70 岁

就诊时间:2018 年 9 月 3 日

主诉:右侧乳房及胁肋部强烈灼痛三个月。

现病史:患者于 2018 年 5 月 28 日出现带状疱疹症状,首先右后臂出现潮红,很快出现粟粒大小的丘疹,逐渐蔓延至右胸,同时患者感受剧烈灼痛。于 8 月 1 日,到当地小医院进行涂药和敷药治疗。总共就诊 13 次,皮疹及皮肤发红症状消失,但遗留剧烈的神经痛。9 月 3 日到我院就诊,患者状态较萎靡,原皮疹处可见色素沉着,患者灼痛难忍,触碰或着衣后痛甚。严重影响睡眠,每日睡眠不足 4 小时。

既往史:既往高血压病史

过敏史:药物及食物过敏史

体格检查:神清,精神不佳,面色萎黄,纳差,不寐,二便调,舌淡红苔腻脉细。

西医诊断:带状疱疹后神经痛

中医诊断:缠腰火丹

证候:肝胆湿热证

治则:清肝胆湿热 解毒健脾 活血通络

治疗:1.中药处方

金银花15g,连翘15g,元参10g,乳香10g,没药10g,川楝子10g,元胡10g,炒白术10g,板蓝根15g,蒲公英15g,地丁15g,柴胡10g,黄芩10g,三七粉3g,苍术10g,焦神曲10g,焦麦芽10g,焦山楂10g,生黄芪15g,生甘草10g,车前子10g,滑石粉30g

水煎服,日一剂,早晚分服。

2.刺络拔罐:在皮肤疼痛处。

3.针灸:在皮肤疼痛处排刺。

二诊:2018年9月5日刺络拔罐治疗2次,患者疼痛大幅减轻,患者情绪转好,且治疗后失眠症状缓解,疼痛范围缩小局限于胁肋部一小片。

三诊:2018年10月9日刺络拔罐治疗15次,患者疼痛消除,偶尔局部皮肤微痛。

四诊:2018年10月25日患者康复。

按语:身体虚弱时,隐藏在神经节的病毒繁殖,致使神经节发炎、坏死,同时再次激活的病毒可以沿着周围神经纤维再移动到皮肤发生疱疹并伴有疼痛;年龄愈大,神经痛愈重。如果体内病毒及传感到末梢神经的病毒清除体外是不会有后遗症发生的,反之就可能形成后遗神经痛。

患者年老,脾胃虚弱,加之正值夏季,天气炎热,气候湿润,导致湿热毒蕴肝胆经,长时间热毒损伤经络,导致气血流通不畅产生血瘀,湿热火邪郁阻肌肤,发于体表则皮肤发红出现疱疹。病期绵长,加受不合理治疗,导致患者身体虚弱,体内兼有湿热毒蕴,所以治疗上应该祛邪兼扶正,活血清热解毒兼补气健脾消食,金银花、连翘、板蓝根、蒲公英、地丁具有解毒清热作用,乳香、没药、三七粉活血行气除淤止痛。苍术、白术、焦三仙消食助消化燥湿健脾扶正,车前子滑石粉利湿清热,川楝子配伍元胡理气,清泻肝经火热,活血止痛。

乳腺炎

乳腺炎是女性常见的疾病，根据病因的不同可以分为急性化脓性乳腺炎、乳晕旁瘘管、浆细胞性乳腺炎等，在此以最常见的急性化脓性乳腺炎做陈述。

临床表现

急性乳腺炎的临床表现，可以分为三期或三个阶段。

一期，瘀奶肿块期或红肿期。主要表现是乳房的某一部分，通常是外上或内上象限突发肿硬胀痛，边界不清，多有明显的压痛。此期乳房内部的炎症呈蜂窝织炎阶段，尚未形成脓肿。乳房皮肤的颜色正常或微红，或微热。突然高热寒战、疼痛肿胀、局部鲜红，很快化脓破溃，多伴有胸闷头痛，食欲不振等。若有乳头皲裂，哺乳时会感觉乳头像针扎一样疼痛，乳头表面可见一两个小脓点或很小的裂口。

二期，脓肿形成期。蜂窝织炎阶段未能及时消散，炎症继续发展，组织坏死，脓肿形成在所难免。肿块逐渐增大变硬，疼痛加重，多为搏动性跳痛，甚至持续性剧烈疼痛，乳房局部皮肤发红、灼热。全身壮热不退，口渴思饮，恶心厌食，同侧腋窝淋巴结肿大等。红肿热痛2~3天后，肿块中央渐渐变软，有波动感，中心红肿发亮，皮肤变薄，周边皮肤大片鲜红。穿刺会有脓液吸出，此期脓肿已成，保守治愈的时机已过。

三期，脓肿溃后期。脓肿成熟时可自行破溃，或手术切开排脓。如果引流通畅，则局部肿消痛减，体温正常，经过换药，大约一个月内创口逐渐愈合。如果溃后脓出不畅，肿势不消，疼痛不减，身热不退，那就是引流不畅，经久不愈转成慢性乳腺炎，也会形成乳瘘，即有乳汁伴脓液混合流出。

预防

急性化脓性乳腺炎是可以预防的,关键就是两条:防止乳汁淤积,保持乳房局部的清洁和产妇的身心健康。争取产后 30 分钟内开始喂奶,俗称开奶,及早的婴儿吸吮会刺激泌乳,不仅可增加泌乳量,而且促进排乳通畅,防止淤乳,这对预防乳腺炎十分重要。

中医治疗 (出自《医宗金鉴》)

一、分期治疗

初期:复元通气散,此方治乳痈,腹痛,便毒,耳痛,耳聋等证。皆由毒气滞塞不通故耳,服之则气通毒散。

青皮四两,金银花一两,连翘一两,陈皮四两,甘草(半生半炙)二两,栝蒌仁二两,穿山甲二两

上七味研末,每服二钱,黄酒调下

溃脓期:托里透浓汤,白术(土炒)甘草节各五分,人参升麻一钱五分,青皮(炒)五分,水三钟,煎一钟。病在上部,先饮煮酒一钟,后热服此药;病在下部,先服药后饮酒;疮在中部,药内兑酒半钟,热服。穿山甲(炒研)当归二钱,生黄芪三钱,皂角刺、白芷各一钱

脓胀痛:托里排脓汤,当归、金银花、肉桂六分,桔梗胸之上加一钱,甘草四分,人参、浙贝母(去心)各一钱,牛膝下部加八分,茯苓、生黄耆二钱,白芍(酒炒)、连翘(去心)、陈皮八分,白芷顶之上加五分,白术(土炒)姜一片,水三钟,煎一钟,食远温服。

恢复期虚证:

十全大补汤于八珍汤内加黄耆、肉桂,水煎服。

人参养荣汤于十全大补汤内去川芎,加陈皮、远志、五味子,水煎服。

二、刺络拔罐治疗

取穴:患侧乳房红肿处

操作方法:75%酒精棉球患处皮肤消毒,用一次性采血针于乳房红肿处点

刺放血,每隔 1cm 挑刺,然后拔罐,留罐 5~10 分钟。

三、药捻法

黄升 75g,轻粉 30g,煅石膏 180g,冰片 15g,川连 30g(《名医特色经验精华》)

方法与主治:先将川连研极细,再将诸药研细末,调匀。用纸捻插入脓腔,脓水减少后改用九一丹提毒生肌,1 日 1 次,10 次 1 疗程。主治溃脓期乳腺炎。如脓水渐净,脓腔扩大,不易愈合者,用 20%黄柏水注入腔内,外盖油纱布敷料,再用砂袋压迫,1 日 1 次,10 天 1 疗程。

典型病例

姓名:刘某　　**性别**:女　　**年龄**:26 岁

就诊日期:2022 年 11 月 1 日

主诉:右侧乳房红肿疼痛 2 天。

现病史:患者产后 3 个月,于 2022.10.30 突感右例乳房第四象限红肿、疼痛并发热 38℃,经输液治疗发热消退,乳房仍然肿痛,遂来就诊。

既往史:既往体健。

过敏史:否认药物及食物过敏史

体格检查:精神可,纳差,二便调,舌红苔薄腻,脉细。

辅助检查:血常规正常

西医诊断:急性乳腺炎

中医诊断:乳痈

证侯:脾虚热毒郁结

治则:补气养血 清热解毒消肿

处方:1.中药治疗

黄芪 20g,当归 10g,川芎 6g,元胡 10g,没药 10g,金银花 10g,连翘 10g,元参 10g,蒲公英 15g,地丁 15g,赤芍 10g,生地 15g,苍术 6g,王不留行 10g,甘草 6g

三副,开水冲服,日一剂,早晚分服。

2.刺络拔罐:在右侧乳房红肿部位刺络拔罐,留罐5分钟。

随诊:三天后右侧乳房肿痛消失,痊愈。

乳汁不足

中医治疗

1.分型治疗 （《傅青主女科校释》）

①气血不足证:通乳丹:人参一两,黄芪一两,当归二两,麦冬五钱,木通三分,桔梗三分,水煎服。

②肝气郁结证:通肝生乳汤:白芍五钱,当归五钱,白术五钱,熟地一两,麦冬五钱,甘草三分,通草一钱,柴胡一钱,远志一钱。水煎服。

2.针刺治疗

取穴:膻中、少泽、内关

气血不足配穴:足三里、三阴交

肝气郁结配穴:太冲

3.饮食疗法

通草 5g,鲫鱼 1 条(约 250g),加少许盐煮汤食用。

附:回乳

生、炒麦芽各 30~60g 代茶饮

乳腺结节

乳腺结节是一种症状,常见于乳腺增生(可形成乳腺囊肿)及乳腺肿瘤性疾病,包括乳腺良性肿瘤(如乳腺纤维瘤、分叶状肿瘤等)以及乳腺恶性肿瘤(乳腺癌)。

病因

乳腺结节的成因尚不明确,与多种遗传及环境因素相关。目前可能参与乳腺结节形成的病因包括内分泌激素水平、基因突变及环境影响等。

分类

1.乳腺增生导致的乳腺结节

多发性,单侧或双侧,以外上象限多见。大小、质地也常随月经呈周期性变化,月经前期结节增大,质地比较硬,月经来潮后结节缩小,质韧变软。检查时能触及乳腺结节大小不规律,与周围组织界限不清,多有触痛感,与皮肤和深部组织无粘连,能够移动;乳房胀痛多见于单侧或双侧乳房,胀痛或触痛。患病时间不等,大多数患者具有周期性疼痛的症状,月经前期发生或加重,月经来潮后减轻或消失。

2.乳腺肿瘤导致的乳腺结节

良性肿瘤可单发,也可多发,好发于育龄期女性,触诊一般结节质韧,边界清楚,活动度好;恶性肿瘤一般单发,好发于中老年女性,触诊一般结节质硬,边界不清,活动度差。

中医治疗

敷贴法

处方1:青皮120g,米醋1000g(《浙江中医杂志》1986;(1):20)

处方2:山慈菇15g,白芷9g,鹿角9g,山甲9g,麝香0.6g,血竭9g(《哈荔田妇科医案医话选》)

处方3:乳香、没药、黄柏、大黄各等份,冰片少量(陕西中医1982;(6):41)

处方4:葱、蜜各半,远志末9g(《中医外治法简编》)

方法与主治:方1将青皮浸入米醋中1昼夜,然后晾干,烘燥研末,用冷开水调成糊状敷患处,外盖纱布,胶布固定。适用于乳癖。方2诸药共为细末醋调成糊状,敷于患部,外盖纱布,胶布固定。适用于乳腺增生病。方3诸药共研细末,鸡蛋清调敷患处,外盖纱布,胶布固定。适用于乳腺增生病。方4葱捣烂,诸药调匀,敷患处,外盖纱布,胶布固定。适用于乳癖初起。

胃痛

胃痛,中医病证名。多由外感寒邪、饮食所伤、情志不畅和脾胃素虚等病因而引发。胃是主要病变脏腑,常与肝脾等脏有密切关系。胃气郁滞、失于和降是胃痛的主要病机。治疗以理气和胃为大法,根据不同证候,采取相应治法。

胃痛与西医病名的关系

西医学的急性胃炎、慢性胃炎、胃溃疡、十二指肠溃疡、功能性消化不良、胃黏膜脱垂等病以上腹部疼痛为主要症状者,属于中医学胃痛范畴。

病机

胃痛的病位在胃,与肝脾关系密切。基本病机为胃气郁滞,胃失和降,不通则痛。病理因素主要有气滞、寒凝、热郁、湿阻、血瘀。病理性质:早期多为实证;后期常为脾胃虚弱,但往往虚实夹杂。

诊查要点

诊断依据

1.上腹胃脘部近心窝处发生疼痛,其疼痛有胀痛、刺痛、隐痛、剧痛等性质的不同。

2.常伴食欲不振,恶心呕吐,嘈杂泛酸,嗳气吐腐等上胃肠道症状。

3.发病特点:以中青年居多,多有反复发作病史,发病前多有明显的诱因,如天气变化、恼怒、劳累、暴饮暴食、饥饿、饮食生冷干硬、辛辣烟酒或服用有损脾胃的药物等。

病证鉴别

1.胃痛与真心痛

真心痛是心系病变所引起的心痛证,多见于老年人,为当胸而痛,其多刺痛,动辄加重,痛引肩背,常伴心悸气短、汗出肢冷,病情危急,其病变部位、疼痛程度与特征、伴随症状及其预后等方面,与胃痛有明显区别。

2.胃痛与胁痛

胁痛是以胁部疼痛为症状,可伴发热恶寒,或目黄肤黄,或胸闷太息,极少伴嘈杂泛酸,嗳气吐腐。肝气犯胃的胃痛有时亦可攻痛连胁,但仍以胃脘部疼痛为症状。两者具有明显的区别。

3.胃痛与腹痛

腹痛是指胃脘部以下,耻骨毛际以上整个位置疼痛为症状。胃痛是以上腹胃脘部近心窝处疼痛为症状。两者仅就疼痛部位来说,是有区别的。但胃处腹中,与肠相连,因而在个别特殊病证中,胃痛可以影响及腹,而腹痛亦可牵连于胃,这就要从其疼痛的主要部位和如何起病来加以辨别。

证治分类

(一)寒邪客胃

症状:胃痛暴作,恶寒喜暖,得温痛减,遇寒加重,口淡不渴,或喜热饮,舌淡苔薄白,脉弦紧。

治法:温胃散寒,行气止痛。

方药:香苏散合良附丸加减。

常用药:高良姜、吴茱萸、香附、乌药、陈皮、木香。

(二)饮食伤胃

症状:胃脘疼痛,胀满拒按,嗳腐吞酸,或呕吐不消化食物,其味腐臭,吐后痛减,不思饮食,大便不爽,得矢气及便后稍舒,舌苔厚腻,脉滑。

治法:消食导滞,和胃止痛。

方药:保和丸加减。

常用药:神曲、山楂、莱菔子、茯苓、半夏、陈皮、连翘。

(三)肝气犯胃

症状:胃脘胀痛,痛连两胁,遇烦恼则痛作或痛甚,嗳气、矢气则痛舒,胸闷嗳气,喜长叹息,大便不畅,舌苔薄白,脉弦。

治法:疏肝解郁,理气止痛。

方药:柴胡疏肝散加减。

常用药:柴胡、芍药、川芎、郁金、香附、陈皮、枳壳、佛手、甘草。

(四)湿热中阻

症状:胃脘疼痛,痛势急迫,脘闷灼热,口干口苦,口渴而不欲饮,身重疲倦,纳呆恶心,小便色黄,大便不畅,舌苔黄腻,脉滑数。

治法:清化湿热,理气和胃。

方药:清中汤加减。

常用药:黄连、栀子、制半夏、茯苓、草豆蔻、陈皮、甘草。

(五)瘀血停胃

症状:胃脘疼痛,如针刺、似刀割,痛有定处,按之痛甚,痛时持久,食后加剧,入夜尤甚,或见吐血黑便,舌质紫黯或有瘀斑,脉涩。

治法:化瘀通络,理气和胃。

方药:失笑散合丹参饮加减。

常用药:蒲黄、五灵脂、丹参、檀香、砂仁。

(六)胃阴亏耗

症状:胃脘隐隐灼痛,似饥而不欲食,口燥咽干,五心烦热,消瘦乏力,口渴思饮,大便干结,舌红少津,脉细数。

治法:养阴益胃,和中止痛。

方药:一贯煎合芍药甘草汤加减。

常用药:沙参、麦冬、生地、枸杞子、当归、川楝子、芍药、甘草。

(七)脾胃虚寒

症状:胃痛隐隐,绵绵不休,喜温喜按,空腹痛甚,得食则缓,劳累或受凉后发作或加重,泛吐清水,神疲纳呆,四肢倦怠,手足不温,大便溏薄,舌淡苔白,脉虚弱或迟缓。

治法:温中健脾,和胃止痛。

方药:黄芪建中汤加减。

常用药:黄芪、桂枝、生姜、芍药、炙甘草、饴糖、大枣。

针灸疗法

1.针刺:内关,中脘,足三里。适用于各种胃痛。实证用泻法,虚痛用补法。

2.艾灸:中脘,足三里,神阙。适用于虚寒性胃痛。

呃逆

呃逆即打嗝,指气从胃中上逆,喉间频频作声,声音急而短促。是一个生理上常见的现象,由横膈膜痉挛收缩引起的。健康人也可发生一过性呃逆,多与饮食有关,特别是饮食过快、过饱,摄入很热或冷的食物饮料、饮酒等,外界温度变化和过度吸烟亦可引起。呃逆频繁或持续 24 小时以上,称为难治性呃逆,多发生于某些疾病。

临床表现

呃逆为膈肌痉挛引起的收缩运动,吸气时声门突然关闭发出一种短促的声音。可发于单侧或双侧的膈肌。正常健康者可因吞咽过快、突然吞气或腹内压骤然增高而引起呃逆。多可自行消退。有的可持续较长时间而成为顽固性呃逆。

中医治疗

1.针灸治疗

取穴:天突(快针,不留针)、内关、足三里,留针 30min,一般针刺治疗后症减,两次后症消。

2.中药治疗

旋覆代赭石汤加减

腹痛

腹痛是指由于各种原因引起的腹腔内外脏器的病变，而表现为腹部的疼痛。腹痛可分为急性与慢性两类。病因极为复杂，包括炎症、肿瘤、出血、梗阻、穿孔、创伤及功能障碍等。

临床表现

(1)腹痛本身的特点：腹痛的部位常提示病变的所在，是鉴别诊断的重要因素。不过许多内脏性疼痛常定位含糊。所以压痛的部位要较病人主觉疼痛的部位更为重要。疼痛的放射部位时诊断亦有一定的提示作用，如胆道疾病常有右侧肩背部的射痛，胰腺炎的疼痛常向左腰部放射，肾绞痛则多向会阴部放射等。

(2)伴随的症状：腹痛的伴随症状在鉴别诊断中甚为重要。伴发热的提示为炎症性病变。伴吐泻的常为食物中毒或胃肠炎，仅伴腹泻的为肠道感染，伴呕吐可能为胃肠梗阻、胰腺炎。伴黄疸的提示胆道疾病。伴便血的可能是肠套叠、肠系膜血栓形成。伴血尿的可能是输尿管结石。伴腹胀的可能为肠梗阻，伴休克的多为内脏破裂出血、胃肠道穿孔并发腹膜炎等等。而如上腹痛伴发热、咳嗽等则需考虑有肺炎的可能，上腹痛伴心律紊乱、血压下降的则亦需考虑心肌梗塞等等。

(3)体征：腹部的体征是检查的重点。首先应查明是全腹压痛还是局部压痛。全腹压痛表示病灶弥散、如麦氏点压痛为阑尾炎的体征。检查压痛时尚需注意有无肌紧张与反跳痛。肌紧张往往提示为炎症，而反跳痛则表示病变(通常是炎症——包括化学性炎症)涉及腹膜。不定期需注意检查有无腹块，如触及有压痛和边界模糊的腹块，多提示为炎症。无明显压痛，边界亦较清晰的肿块，提示有肿瘤的可能性。肿瘤性的肿块质地皆较硬。肠套叠、肠扭转闭袢性肠梗阻亦可扪及病变的肠曲,在小儿小肠中的蛔虫团、在老人结肠中的粪便亦可能被当作"腹块"扪及。

在腹壁上看到胃型、肠型,是幽门梗阻、肠梗阻的典型体征。听到亢进的肠鸣音提示肠梗阻,而肠鸣音消失则提示肠麻痹。

在临床上引起腹胀的病因大致可分为以下6种。

1.胃肠道疾病

(1)胃部疾病:常见于慢性胃炎、胃溃疡、胃下垂、胃扩张及幽门梗阻等。

(2)肠道疾病:常见于肠结核、痢疾、肠梗阻及习惯性便秘等。

(3)其他:胃肠神经官能症。

2.肝、胆与胰腺疾病。如急、慢性肝炎,肝硬变,慢性胆囊炎,胆石症及胰腺炎等。

3.腹膜疾病。常见于急性腹膜炎、结核性腹膜炎等。

4.心血管疾病。常见于心力衰竭、肠系膜动脉硬化症、肠系膜动脉梗塞等。心绞痛和心律失常亦可反射性地引起腹胀。

5.急性感染性疾病。如败血症、重症肺炎及伤寒等。

6.其他。可见于手术后肠麻痹、肺气肿、哮喘病、低钾血症、吸收不良综合征、脊髓病变、药物反应、慢性盆腔炎、附件炎、结缔组织疾病及甲减等。以及功能性疾病,如消化和吸收不良症状和胃肠植物神经功能紊乱等,都可造成积气增多,而产生腹胀。

中医辨证论治

1.寒凝腹痛

治法:温中散寒,理气止痛

方药:良附丸合正气天香散加减

2.热结腹痛

治法:清热化湿,通腑导滞

方药:大承气汤加减

3.虚寒腹痛

治法:温中补虚,缓急止痛

方药:小建中汤加减

4.食积腹痛

治法:消食导滞

方药:枳实导滞丸加减

5.气滞腹痛

治法:舒肝解郁,行气止痛

方药:柴胡疏肝散加减

6.血瘀腹痛

治法:活血化瘀止痛

方药:少腹逐瘀汤加减

针灸疗法

针刺:腹痛取内关、支沟、中脘、关元、天枢、足三里、公孙、三阴交、阴谷;腹中切痛取公孙;积痛取气海、中脘、隐白。

痛经

痛经为最常见的妇科症状之一，指行经前后或月经期出现下腹部疼痛、坠胀，伴有腰酸或其他不适，症状严重可影响患者生活质量。痛经分为原发性和继发性两类，原发性痛经指生殖器官无器质性病变的痛经；继发性痛经指由盆腔器质性疾病，如子宫内膜异位症、子宫腺肌病等引起的痛经。

临床表现

1.原发性痛经在青春期多见，常在初潮后 1~2 年内发病。伴随月经周期规律性发作，以小腹疼痛为主要症状。继发性痛经症状与原发性痛经类似，但由于内膜异位引起的继发性痛经常常表现为症状进行性加重。

2.疼痛多自月经来潮后开始，最早出现在经前 12 小时，以行经第 1 日疼痛最剧烈，持续 2~3 日后缓解。疼痛常呈痉挛性。一般不伴有腹肌紧张或反跳痛。

3.可伴有恶心、呕吐、腹泻、头晕、乏力等症状，严重时面色发白、出冷汗。

4.妇科检查无异常发现。

中医治疗

1.分型治疗 选自(傅青主女科校释)

①肝气郁结证(经前腹痛)：方用宣郁通经汤。白芍五钱，当归五钱，丹皮五钱，白芥子二钱(研)，栀子三钱，甘草一钱，柴胡一钱，黄芩一钱，香附一钱，郁金一钱

②肝郁肾虚证(经后少腹痛)：调肝汤。山药五钱，阿胶三钱，当归三钱，白芍三钱，山茱萸三钱，巴戟天一钱，甘草一钱

③寒湿凝滞证(经前腹痛)：温脐化湿汤。白术一两，茯苓三钱，山药五钱，巴

戟天五钱,白扁豆五钱,白果十枚,莲子三十枚。

2.针灸治疗

取穴:关元、阴陵泉、三阴交、足三里

3.饮食疗法

桂皮6g,山楂肉9g,红糖30g,于月经来潮前水煎温服。适用于气滞血瘀型痛经。

4.敷脐疗法

山楂、乳香、没药、葛根、穿山甲、厚朴各100g,白芍150g,甘草、桂枝各30g,细辛挥发油、鸡矢藤挥发油、冰片各适量(浙江中医杂志1980;11-12:517)

先将山楂、葛根、白芍、甘草水煎2次,煎液浓缩成稠状,混入溶于适量的95%酒精的乳香、没药液,烘干后与穿山甲、厚朴、桂枝共研细末,再加入适量的细辛挥发油、鸡矢藤挥发油、冰片,充分混合过100目筛,贮藏备用。患者可于经前3~5日用温水洗擦脐部后,取上药0.2~0.25g,气滞血瘀者用食醋调糊,寒湿凝滞者用姜汁或酒调糊。敷于脐中,外用胶布固定,待经来痛止或经期第3日去药。

5.灸法(《艾灸五十病》)

①实证。经行不畅,经前或行经时少腹疼痛。如少腹疼痛拒按,经色紫而夹有血块,下血块后痛即缓解,脉象沉涩的为血瘀;胀甚于痛,或胀连胸胁,胸闷泛恶,脉弦的为气滞。治法宜理气化瘀止痛。

【施灸穴位】主穴:中极、次髎、三阴交。配穴:寒凝加归来、地机;气滞加肝俞、太冲;腹胀加天枢、足三里;胁痛加支沟、阳陵泉;胸闷加膻中、内关。

②虚证。腹痛多在经净后,痛势绵绵不休。少腹柔软喜按,经量减少。每伴腰酸肢倦,纳少,头晕,心悸,脉细弱,舌淡。治宜益气养血调经止痛。

【施灸穴位】主穴:气海、足三里、三阴交。配穴:气血亏虚加脾俞、胃俞;肝肾不足加肝俞、肾俞;头晕耳鸣加百会、悬钟。

预防

1.经期保暖,避免受寒及经期感冒。

2.经期禁食冷饮及寒凉食物。经期禁游泳、盆浴、冷水浴。

3.保持外阴清洁,经期卫生。

4.调畅情志,保持精神舒畅,消除恐惧心理。

5.如出现剧烈性痛经,甚至昏厥,应先保暖,再予解痉镇痛剂。

6.多喝热牛奶。如每晚睡前喝一杯加一勺蜂蜜的热牛奶可以缓解痛经。

7.练习瑜伽,弯腰、放松等动作更能松弛肌肉及神经,且体质增强有助改善经痛。

8.积极正确地检查和治疗妇科病,月经期应尽量避免做不必要的妇科检查及各种手术,防止细菌上行性感染。患有妇科疾病,要积极治疗,以祛除引起痛经的隐患。

不孕症

不孕的医学定义为一年以上未采取任何避孕措施,性生活正常而没有成功妊娠。主要分为原发不孕及继发不孕。原发不孕为从未受孕;继发不孕为曾经怀孕以后又不孕。根据这种严格的定义,不孕是一种常见的问题,大约影响到至少10%~15%的育龄夫妇。引起不孕的发病原因分为男性不育和女性不孕。

中医治疗

分型治疗(《傅青主女科校释》)

1.精血不足,阴虚火旺证

治则:补血平肝

方剂:养精种玉汤

熟地一两,当归五钱,白芍五钱,山萸肉五钱

2.肾气不足,脾胃虚弱证

治则:补肾为主,兼补脾胃

方剂:并提汤

熟地一两,巴戟天一两,白术一两,人参五钱,黄芪五钱,山萸肉三钱,枸杞两钱,柴胡五分

3.寒凝胞宫

治则:温经散寒,温补心肾

方剂:温胞散

巴戟天一两,白术一两,人参三钱,杜仲三钱,菟丝子三钱,山药三钱,芡实三钱,肉桂二钱,附子二分,补骨脂二钱

4.脾胃虚寒

治则:温补脾胃

方剂:温土毓麟汤

巴戟天一两,覆盆子一两,白术五钱,人参三钱,怀山药五钱,神曲一钱

5.肝郁脾困

治则:疏肝解郁,健脾化湿

方剂:开郁种玉汤

白芍一两,香附三钱,当归五钱,白术五钱,茯苓三钱,丹皮三钱,花粉两钱

6.脾虚湿盛

治则:补气健脾化湿

方剂:补中益气汤

人参三钱,黄芪三钱,柴胡一钱,甘草一钱,白术一两,升麻四分,陈皮五分,茯苓五钱,半夏三钱,当归三钱

医案

姓名:史某　**性别**:女　**年龄**:29 岁

就诊日期:2022 年 3 月 20 日

主诉:婚后三年不孕。

现病史:月经延期 6 天,既往月经延期,经量可,色淡,无腹痛。

既往史:已婚,婚后 3 年未孕。既往体健,否认流行病学史。

过敏史:否认食物及药物过敏史

体格检查:神志清,精神佳,体型略胖,纳可,二便调,舌淡红苔白腻,脉细。

辅助检查:3 月 20 日查尿 TT(−)

西医诊断:1.月经稀发 2.不孕症

中医诊断:不孕

证候诊断:脾虚湿盛证

治　法:补益肝肾,健脾利湿

治　疗:中药处方:半夏 10g,茯苓 10g,炒白术 10g,吴茱萸 10g,当归 10g,川芎 10g,香附 10g,瓜蒌 15g,益母草 15g,车前子 10g,枸杞子 10g,菟丝子 10g,五味子 10g,山萸肉 15g,山药 15g,熟地黄 15g,黄芪 15g,柴胡 10g,黄芩 10g,杜仲 10g,甘草 10g

7 剂,水煎服,日一剂,早晚分服。

二诊:3 月 28 日,月经未至,湿盛有所改善,继续服用中药 6 剂治疗。

半夏 10g,茯苓 10g,炒白术 20g,吴茱萸 10g,当归 10g,川芎 10g,香附 10g,瓜蒌 15g,益母草 15g,车前子 10g,枸杞子 10g,菟丝子 10g,五味子 10g,山萸肉 15g,山药 15g,熟地黄 20g,黄芪 15g,柴胡 6g,黄芩 10g,杜仲 10g,甘草 10g,炒枣仁 10g,醋延胡索 10g

三诊:4 月 3 日 月经未至,自测尿检未孕,继续服用中药 7 剂治疗。

炒白术 20g,当归 10g,川芎 10g,香附 10g,瓜蒌 15g,益母草 15g,枸杞子 10g,山萸肉 15g,山药 15g,熟地黄 20g,黄芪 15g,柴胡 6g,黄芩 10g,杜仲 10g,甘草 10g,炒枣仁 10g,醋延胡索 10g,水蛭 3g,桃仁 10g,红花 10g

随诊:4 月 7 日,自测怀孕,停止服药。

阳痿

"阳痿"是"勃起功能障碍(ED)"的曾用名。1992 年,经有关专家讨论,美国国立卫生院决定用勃起功能障碍一词代替阳痿一词。勃起功能障碍(ED)是指过去三个月中,阴茎持续不能达到和维持足够的勃起以进行满意的性交;ED 是男性最常见的性功能障碍之一,尽管 ED 不是一种危及生命的疾病,但与患者的生活质量、性伴侣关系、家庭稳定密切相关,也是许多躯体疾病的早期预警信号。

病因

ED 的发生不仅受到年龄、心血管疾病、糖尿病及高脂血症等躯体疾病,以及性伴侣关系,家居状况等心理和环境因素的影响,不良生活习惯(包括长期吸烟,酗酒及吸食毒品等),药物、手术、种族、文化、宗教和社会经济因素等也与ED 的发生有关。

中医治疗

1.外治法

①敷脐法

处方:黑附子 45g,穿山甲 3g,硫黄 6g,阿片 1.5g,麝香 0.1~0.3g(《中医外治法集要》)

方法与主治:把附子、穿山甲、硫黄,研为细末,过筛;加酒 150 毫升,调成稀糊状,倒入锅内,用文武火煎至酒干,取出药末,加阿片、麝香末调均匀,再研一遍,装瓶贮备。临证,取药末适量,用酒或蜜调成膏,制成黄豆大的药丸,放于纱布上,敷神阙穴,外用胶布固定。1~2 日,换药 1 次,连敷 10 天 1 疗程。适用于命门火衰型。

②穴位注射

处方1:鹿茸注射液2毫升(浙江中医杂志1983;11:498)

处方2:胎盘组织液2毫升,或维生素B12 1毫升(江苏中医杂志1981;(6):封底)

方法与主治:方1取关元穴,常规消毒,按穴位注射操作,进行1.5~2寸深为宜,每日1次,每次2毫升,10次为1疗程。主治虚证阳痿。方2取上药1支,用0.5%普鲁卡因加至10毫升,分注于前后三个腧穴,一般采用牙科5号长注射针尖,取穴要准确,深浅适度,得气后方可推药,一般腹部穴位多放射到龟头,下腰部穴位多数向会阴部放射,每10次为1疗程,可以连续施治不必休息。每天1次,每次取1组穴位,三组穴:(1)肾俞(双)、气海,(2)小肠俞(双)、关元,(3)中极、膀胱俞(双)。适用于各类阳痿证。

③外敷(《常见病的奇特疗法》)

取睾酮贴剂40~60平方厘米贴于阴囊,四周一疗程。

④药酒疗法(《药浴药酒疗病秘典》)

处方1:阳春酒

药物:淫羊藿、菟丝子、何首乌各30g,枸杞子60g,鹿茸10g,黄芪、肉苁蓉、阳起石各30g,水貂鞭10g,羊鞭、狗鞭各30g,白酒3000毫升。

用法:将前11味药用绢布包好,与白酒一同置于干净容器内,密封浸泡,10日后即成。秋冬季每日早、晚各饮服10毫升。

功效主治:补肾壮阳、益精补虚。中、老年肾阳虚衰所致之阳痿不举、性欲低下、早泄等。

温馨提示:本方性大热,青壮年及阴虚有热者忌服,春夏两季慎服。

处方2:人参海马酒

药物:人参30g,海马15g,鹿茸9g,海狗肾(炙)1对,淫羊藿、菟丝子、肉苁蓉各30g,韭子60g,白酒1000毫升。

用法:将前8味药置容器中,加入白酒,密封,浸泡14日即成。每晚睡前服1次,每次30毫升。

功效主治:补肾壮阳。阳痿不举、腰膝酸软、精神倦怠等。

2.分型治疗

①命门火衰型

治则:温补肾阳

方药:右归丸加减

②心脾受损型

治则:补益心脾

方药:归脾汤加减

③恐惧伤肾型

治则:安神补肾

方药:酸枣仁汤加减

④湿热下注型

治则:清利肝胆湿热

方药:龙胆泻肝汤加减

蛋白尿

由于肾小球滤过膜的滤过作用和肾小管的重吸收作用,健康人尿中蛋白质(多指分子量较小的蛋白质)的含量很少(每日排出量小于 150 mg),蛋白质定性检查时,呈阴性反应。当尿中蛋白质含量增加,普通尿常规检查即可测出,称蛋白尿。如果尿蛋白含量≥3.5g/24h,则称为大量蛋白尿。

诊断

病史

如水肿史,高血压史,糖尿病史,过敏性紫癜史,损伤肾脏药物使用史,重金属盐类中毒史, 以及结缔组织疾病史,代谢疾病和痛风发作史。

实验室检查

尿蛋白检查可分定性、定量检查和特殊检查。

1.定性检查

最好是晨尿,晨尿最浓,且可排除体位性蛋白尿。定性检查只是筛选检查,不作为准确的尿蛋白含量指标。

2.尿蛋白定量检查

3.尿蛋白特殊检查

尿蛋白电泳检查,可分辨出选择性蛋白尿和非选择性蛋白尿。多发性骨髓瘤的尿蛋白电泳检查对分型有帮助。

核素免疫分析法测定对早期肾小管功能损害的诊断帮助较大。

饮食

肾炎病人出现大量蛋白尿,一般可以通过饮食来补充,认为肾炎病人不能吃含蛋白质的食物的观点是错误的,片面的,即使对慢性肾炎发展到晚期——尿毒症期的病人,也主张给吃高质量的低蛋白饮食。

如果肾炎患者出现氮质血症,或早期肾功能不全时,则应限制蛋白质的摄入量。否则会加速肾功能恶化。总之,不同的病情,应采用不同的饮食食谱。

当肾病患者出现大量蛋白尿时,也不必过分恐慌;当小量蛋白尿出现时,也不能过分忽视病情的严重性,最好及时确诊病情,制定相应的治疗蛋白尿的方案。从肾脏病理损伤角度彻底恢复肾脏功能,消除蛋白尿。

疾病预后

出现蛋白尿在排除其他如生理性因素、体位性因素等原因外,通过其他肾脏 B 超检查、肾功能检查、尿常规检查等,基本上可以判断是肾脏受损而导致的临床症状。

蛋白尿的临床意义非常复杂。临床上见到持续性蛋白尿往往意味着肾脏的实质性损害。当蛋白尿由多变少时,既可反映肾脏病变有所改善,也可能是由于大部分肾小球纤维化,滤过的蛋白质减少,肾功能日趋恶化,病情加重的表现。因此判断肾脏疾病损害的轻重,不能只凭蛋白尿来衡量,要综合尿蛋白的量和持续时间来全面考虑,还要结合全身情况及肾功能检查来确定。

中药治疗

1.黄芪 30g,煎煮后取药汁 100ml 加入羊乳 200g 煮沸后饮用,适用于慢性肾炎蛋白尿贫血。(《常见病奇特疗法》)

2.老头草,中药材名。本品为菊科植物火绒草的全草。6~7 月采,洗净,去残枝叶及根的外皮,晒干。功能主治为:①《东北常用中草药手册》:清热凉血,益肾利水。治急性肾炎,尿血。②《北方常用中草药手册》:清热凉血,消炎利尿。治急、慢性肾炎,对消失蛋白尿和血尿有效。配伍治肾炎:火绒草一两,煮水卧鸡蛋三个食之。(《黑龙江常用中草药手册》)

医案

姓名:孙某　**性别:**女　**年龄:**71 岁

就诊日期:2021 年 10 月 29 日

主诉:干呕 1 周,蛋白尿 1 年。

现病史:患者 7 天前出现干呕、恶心、纳呆,咳嗽痰少。

既往史:既往高血压、糖尿病病史,偏瘫 30 年。

过敏史:否认药物及食物过敏史。

体格检查:神疲乏力,语言微弱,面色㿠白,大便干燥,舌红少苔,脉细。

辅助检查:尿常规显示尿蛋白 3(+)、尿糖(+)。

西医诊断:糖尿病肾病

中医诊断:1.干呕 2.咳嗽 3.关格

证候:气阴两虚,肺胃阴虚,肾虚不固。

治则:益气养阴,补肾固精,清肺化痰止呕。

治疗:中药处方

黄芪 30g,炒白术 10g,太子参 10g,炒杏仁 10g,麦冬 10g,炙麻黄 10g,桔梗 6g,大贝 10g,菟丝子 30g,射干 10g,山药 30g,山萸肉 30g,益智仁 15g,石菖蒲 15g,鱼腥草 30g,焦山楂 10g,生甘草 10g,全蝎 3g,地龙 10g,芦根 20g,熟军 10g,萆薢 20g,桑螵蛸 10g,熟地 15g,当归 10g,焦神曲 10g,藿香 10g,金樱子 10g,竹茹 10g,焦麦芽 10g

水煎服,日一剂,早晚分服。

复诊:11 月 13 日服药两周后干呕、恶心症消,患者神疲症减,咳嗽减轻,语言较前有力。

复诊:上方续服两周,患者精神佳,语言有力,面色红润,咳嗽症消,纳可,二便调。

经过六个月的中药治疗,患者神佳,面色红润,纳可,二便调。2022 年 5 月 11 日尿常规检查显示尿蛋白(+)、尿糖(−),病情稳定。

按语:患者糖尿病史 40 年,年老体虚,气阴两虚,肾精不固,精微下注即出现蛋白尿。长期卧床,肺气虚,痰液不易咯出,而痰少咳嗽。治以益气养阴,补肾固精,清肺化痰。方中:黄芪、太子参、麦冬、白术益气养阴,菟丝子、山药、熟地、山萸肉、益智仁、金樱子、桑螵蛸补肾固精,麻黄、杏仁、桔梗、大贝、射干、鱼腥草、芦根清肺化痰止咳,萆薢、石菖蒲、藿香、竹茹化湿和胃止呕,当归、地龙、全蝎养血通络。

痛风

痛风是一种常见且复杂的关节炎类型,各个年龄段均可能罹患本病,男性发病率高于女性。痛风患者经常会在夜晚出现突然性的关节疼,发病急,关节部位出现疼痛、红肿和炎症,疼痛感慢慢减轻直至消失,持续几天或几周不等。痛风发作与体内尿酸浓度有关,痛风会在关节腔等处形成尿酸盐沉积,进而引发急性关节疼痛。

症状

痛风患者常会出现突发一个或多个关节重度疼痛,多于夜间突然起病,还会出现关节红、肿、皮温升高,关节表面皮肤红紫、紧张、发亮等。

最初几次发作通常仅累及一个关节,持续几天,常于2周内自行缓解,然后症状完全消失。但如果病情加重并在发作后不积极治疗,将会导致更频繁发作并可波及多个关节,发作可达3周或更久。

无症状期

仅有波动性或持续性高尿酸血症,但尚未发生痛风(表现为关节炎、痛风石及尿酸性肾结石)。从血尿酸增高至症状出现的时间可达数年,有些可终身不出现症状。

急性关节炎期及间歇期

多在午夜或清晨突然起病,关节剧痛,数小时内到达高峰,受累关节出现红、肿、热、痛和功能障碍;

首次发作累及单一关节,单侧第1跖趾关节最常见;

发作呈自限性,多于2周内自行缓解,红肿消退后受累关节处皮肤脱屑。

痛风石及慢性关节炎期

痛风石是痛风的特征性临床表现,典型部位在耳廓,也常见于关节周围以及鹰嘴、跟腱、髌骨滑囊处。

痛风石的外观为大小不一的、隆起的黄白色赘生物,表面菲薄,破溃后排出白色粉状或糊状物。

慢性关节炎多见于未规范治疗的患者,受累关节非对称性不规则肿胀、疼痛,关节内大量沉积的痛风石可造成关节骨质破坏,导致患者出现关节畸形,尤其在手和足,并可造成残疾。

中医对高尿酸血症的认识

高尿酸血症是西医的病名,中医并无高尿酸血症之说。古人根据其引发的关节炎或者是肾脏损害,进而出现的关节疼痛尿路结石和水肿等病症将其归为中医的历节、痹证、淋证、水肿等范畴。高尿酸血症患者大多形体丰腴,嗜食肥甘厚味,久则损伤脾胃。

根据患者病因病机和临床症状的不同,常将高尿酸血症分为湿热内蕴型、痰瘀阻滞型、脾虚湿盛型、脾肾阳虚型。治法以补肾健脾法为治病之本,清热利湿法、豁痰祛瘀法为治病之标,配合饮食及运动以提高疗效。

中药治疗高尿酸血症及痛风

中药及其方剂是可以治疗痛风的。中药的作用按照治疗痛风的原则可以起到降低尿酸水平,减轻炎症状态,促进关节腔积液吸收,促进肾结石溶解排出及对肾功能保护。

1.降低尿酸也主要是通过抑制合成和促进排泄。像萆薢、土茯苓、薏苡仁、威灵仙、苍术、金钱草可以促进尿酸排泄,降低尿酸;大黄、虎杖、车前子可以抑制尿酸的合成,降低尿酸。

2.像山慈菇、葛根、青风藤、海风藤、秦艽可以参与免疫炎症,减轻免疫强度,控制炎症,减轻疼痛。

3.像中药桂枝芍药知母汤,作为治疗痛风专方,既可以缓解红肿热痛又可以促进渗出的吸收。

4.像海金沙、金钱草、鸡内金、郁金可以促进结石的溶解,白芍、甘草可以促进结石的排出。

5.中医里益气养血,滋阴补肾,温阳利水,利湿祛浊等方法是肾衰阶段常选取的措施,在 α 酮酸片的使用上,效果更明显。

6 "降酸化浊丸",组方清半夏、黄连、黄芩、柴胡、生白术、茯苓、生薏米、桂枝、威灵仙、秦艽、穿山龙、茵陈、大腹皮、大黄、枳实、槟榔、生甘草,按一定比例制作成水丸,有很好的降尿酸作用,并且可以改善急性期红肿热痛症状。

降低尿酸的蔬菜、水果(田进海 医师)

1.卷心菜

卷心菜又叫甘蓝菜,洋白菜,包菜,属于十字花科。卷心菜,营养相当丰富,含有大量的维生素 C,纤维素以及碳水化合物及各种矿物质。

除此之外,卷心菜当中含有维生素 U,是抗溃疡的因素,具有分解亚硝酸胺的作用。

卷心菜基本上不含嘌呤物质,里面含有大量的维生素 C,进食之后可以达到抗氧化效果,同时促进有害物质的排泄,这样可以防止痛风出现影响健康。

因此,在夏季可以适当进食卷心菜,达到良好的降尿酸作用。

2.冬瓜

正常的情况下,冬瓜连皮煮水喝,通常可以将尿酸排出,冬瓜可以起到利水消肿的功效,能够促进小便排出。

可以将尿酸排除到自身的体外,能够起到辅助治疗的效果,尿酸高一般由于身体的尿酸代谢障碍或者是尿酸生成较多所造成。

冬瓜中医上认为是利尿除湿食物,它里面含水量也是非常高的,冬瓜属于天然的"降酸王"。

因为其具有利尿除湿的效果,所以人们在适当的食用冬瓜以后,可以促进人体排尿,帮助将身体内过多的尿酸通过尿液排出去。

3.黄瓜

黄瓜也是我们最常见的蔬菜之一，它更像是水果一样，可以直接食用,甘甜,清脆,汁水很多,尤其是在炎热的夏季,黄瓜很适合被用来清热,解暑。

并且黄瓜中含有丰富的硅元素,能够增强关节结缔组织的健康,对缓解痛风性关节炎具有很好的效果,并且黄瓜还具有利尿的功效,也能促进尿酸的排泄。

4.猕猴桃

尿酸高可以吃猕猴桃,猕猴桃当中富含有丰富的水分、维生素 C、纤维素,对于尿酸高的人群还有一定的帮助作用。

猕猴桃属于低嘌呤食物,含有丰富的维生素,如维生素 C、维生素 E、维生素 A 等,还含有丰富的纤维素、胡萝卜素等,日常生活中尿酸高的患者适当吃一些猕猴桃。

5.芹菜

一提起芹菜,多数人首先想到的就是降血压,但值得注意的是,芹菜中所含有的抗氧化纤维成分,也有助于降尿酸,都能从根本上促进个人的血流循环,提高基础代谢率。

6.樱桃

樱桃中的维生素 C 还可以提高人体的免疫能力,所以经常吃一些樱桃能够加快体内粪便的形成代谢,协助尿酸尽早排出体内。

常用于治疗高尿酸血症的中药的药理作用

金银花、蒲公英

现代药理研究能明显降低高尿酸血症模型小鼠的血尿酸水平,主要作用机制,抑制肝脏黄嘌呤氧化酶活性。

大黄

功效清热泻火,泻浊排毒,凉血解毒,活血止痛。现代药理研究,抑制痛风发作时关节的炎症反应,抑制黄嘌呤氧化酶的活性,从而影响尿酸的形成,降低血尿酸水平。

薏苡仁

显著降低高尿酸血症小鼠血清尿酸水平

萆薢

含有薯蓣皂苷等多种皂苷,抗炎增加尿酸的排泄,降低血尿酸的水平。

威灵仙

含有白头翁素,皂苷能增加尿酸排泄,降低血尿酸水平。

葛根

提取物能缓解急性痛风性关节炎模型大鼠关节肿胀并降低血尿酸水平。

百合

含有秋水仙碱等成分,对痛风性关节炎有防治作用。

中药使用,必须辨证论治,因人而异,不可滥用,以免产生不良反应。

鲜白茅根

白茅根能够凉血止血、清热解毒,凉血又不伤干燥、不黏腻。

鳖甲粉

鳖甲能滋阴潜阳、退热除蒸、软坚散结

小叶杨树嫩枝

小叶杨树的嫩枝能使血液的"浓""黏""凝""聚"性下降。还具有抗炎镇痛作用,且维持的时间比较长。

(北京名中医魏淑凤治疗高尿酸血症效果显著——用法:白茅根和小叶杨树枝洗净,放入半升水中熬半小时,把鳖甲粉冲入其中,每天早晚各一次。)

辨证分型

(一)湿热内盛型

症见:关节红肿热痛,局部灼热,得凉则舒,且病势较急。伴发热,口渴心烦,小便短黄或淋浊疼痛,舌质红,苔黄或腻,脉象滑数或弦数。

治法:清热利湿,活血通络。

方剂:当归拈痛丸加减

(二)痰瘀阻滞型

症见:反复发作的关节肿痛时轻时重,局部出现硬结或者痛风石,反关节畸形,屈伸不利,局部皮色暗红,体虚乏力,面色青暗,舌质绛红有瘀点,苔白或黄,脉象沉滑或细涩。

治法:化痰散结,活血通络。

方剂:二陈桃红饮加减。

(三)脾虚湿盛型

症见:纳食减少,胃脘满闷,大便泄泻,甚至恶心呕吐,口黏不渴或渴喜热饮。肢体困倦,甚至浮肿,舌苔白腻,脉缓等。

治法:健脾祛湿。

方剂:参苓白术散加减。

(四)脾肾阳虚型

症见:形寒肢冷,面色苍白,腰膝酸软,腹中冷痛,久泻久痢,五更泄泻,小便不利,肢体浮肿,甚则腹胀如鼓,舌淡胖或边有齿痕,舌苔白滑,脉沉细无力。

治法:温补脾肾,利水渗湿。

方剂:真武汤合附子理中汤加减。

(五)痛风验方(葛飞,主治医师)

组成:黄柏,鳖甲粉,小叶杨树嫩枝,鲜白茅根,苍术。

方义:黄柏清热。鲜白茅根凉血止血、清热解毒,凉血又不伤干燥、不黏腻。小叶杨树嫩枝,它是降尿酸、促进气血循环的良药。鳖甲,具有滋阴清热、潜阳熄风、强筋健骨、软坚散结的功效。苍术健脾,燥湿,堪比痛风"杀手"。

(六)萆薢消痛汤(王义军 中医 主任医师)

组方:土茯苓、川萆薢、当归、防己、薏苡仁、僵蚕、车前子、玉米须、泽泻、丹参、白术、地龙、皂刺、甘草等。

利湿清热,解瘀毒,佐以健脾活血以止痛。

加减

若关节有热甚者,可加连翘、黄柏;

若痛甚者,可加延胡索、川芎;

若肿甚者,可加松节、海桐皮;

若有高脂血症者,可加山楂、绞股蓝。

方内各药方解:

土茯苓——除湿解毒、通利关节、利尿镇痛;

萆薢——祛风除湿、化浊通痹、利尿排湿;

此方以这两药为主药,两药合用,可直解患处的湿浊,通病所致肿痛。

当归、丹参——活血逐瘀、凉血消痈、补血、调血等;

防己——祛风湿热痹,利尿消肿;

车前子——止痛、利小便,消湿热痹痛,改善关节肿痛;

玉米须、泽泻——利水消肿泻热、缓解关节红肿热痛;

皂刺——祛顽痰浊湿、散结消肿;

薏苡仁、白术、僵蚕——固护脾胃、利湿通络;

甘草——可调和诸药,清热解毒。

以上诸药合用,可祛湿、化瘀、通络、通利关节等。

(七)痛风汤(北京名中医魏淑凤)

组方:刺五加、红景天、生黄芪、土茯苓、萆薢、薏苡仁、蚕砂、虎杖、片姜黄、威灵仙、秦艽、独活、佛手、甘草。

方解:重用刺五加、红景天、生黄芪为君药,起到益气升阳、固表御邪、提高免疫力的作用;配伍土茯苓、萆薢、薏苡仁、蚕砂利湿解毒,泄浊消肿,降尿酸,消关节肿痛;重用虎杖,加强消痛风石,降尿酸,消肿止痛,共为臣药;用片姜黄、威灵仙、秦艽、独活增强活血通经络、祛风消肿止痛之效力,共为佐药;用佛手和胃,顾护胃气,甘草调和诸药为使药,共奏扶正祛邪、除痛风顽疾之功。

功能主治:固胃气、升阳气、降尿酸。主要用于治疗痛风。

分期治疗(北京名中医魏淑凤)

一、急性期

关节红肿热痛,以利尿排石,清热解毒,化湿通络为主。

组方:金钱草,海金沙,车前草,防己,薏苡仁,桂枝,知母,赤芍,威灵仙,金银藤,豨莶草,土茯苓。

方解:方中海金沙,金钱草,车前草清热利尿排石,促进尿酸排泄,防己、薏苡仁、土茯苓健脾除湿利关节。

二、慢性期

在清解排石的基础上重视化瘀消肿、化痰通络。

组方:金钱草,海金沙,车前草,防己,薏苡仁,桂枝,威灵仙,地龙,牛膝,豨莶草,赤芍,乳香,姜黄,伸筋草。

刺络拔罐治疗

取穴:红肿部位阿是穴

熏洗法

处方:马钱子、生半夏、艾叶各20g,红花15g,王不留行40g,大黄、海桐皮各30g,葱须3根(中医杂志1990;31(4):40~41)

方法与主治:上药煎汤2000毫升,置于桶内,以热气熏蒸患部,待药液变温后,浸洗患处,每日2次,7天为1疗程,主治痛风关节痛。

敷贴法

处方:芙蓉叶、生大黄、赤小豆各等份(江苏中医1988;9(9):20~21)

方法与主治:上药共研细末,按4:6之比例加入凡士林,调和为膏,敷于患处,每日1次,10次为1疗程。主治痛风性关节炎。

降尿酸效方

处方:玉米须15g,车前草15g

上述中药代茶饮。

医案

姓名:曾某 **性别**:男 **年龄**:69岁

就诊日期:2022年5月23日

主诉:足趾及足背红肿疼痛3天

现病史:3天前无明显诱因出现左侧足第一趾关节及足背红肿疼痛,未行特殊诊治,今来我科就诊。

既往史:既往高尿酸血症病史 5 年,否认高血压、心脏病史。

过敏史:否认药物及食物过敏史。

体格检查:神志清,精神可,纳差,寐不佳,心律齐,肝脾肋下未及,二便可,舌红苔腻,脉细。

辅助检查:血常规、肾功能未见异常。

西医诊断:痛风

中医诊断:热痹

证候诊断:脾虚湿热证

治　　法:清热凉血 健脾祛湿 化瘀通络

治　　疗:1.中药处方

丹皮 10g,赤芍 10g,生地黄 30g,牛膝 10g,车前子 10g,玄参 10g,川芎 10g,乳香 10g,没药 10g,地龙 10g,生薏苡仁 15g,蒲公英 15g,紫花地丁 10g,金银花 10g,连翘 10g,苍术 10g,黄芪 10g,甘草 10g,知母 10g,鸡血藤 10g,山药 15g,三七 3g

开水冲服,日一剂,早晚分服。

2.刺络拔罐连续治疗 3 次,日 1 次。

复诊:5 月 24 日复诊 服药及局部刺络拔罐治疗后红肿疼症减。

5 月 25 日复诊 服药及局部刺络拔罐治疗后疼消,微红肿。

5 月 30 日复诊 痊愈。

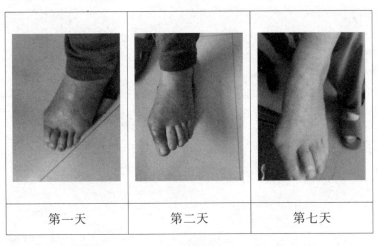

第一天	第二天	第七天

按语：痛风是由于嘌呤代谢紊乱和血中尿酸结晶而引起的组织损伤疾病，常侵犯关节、肾脏等组织。西医治疗痛风的首选用药为秋水仙碱，虽见效快，但降血尿酸及促进尿酸排泄效果不显，易反复发作，并形成药物依赖，损害肾功，易出现胃肠道反应和毒性反应。

痛风属中医学"历节风""痹证"范畴，多因风、寒、湿、热等致病因素引起的经脉痹阻不通而致。该患者年老体虚、湿热内蕴，外感风寒侵犯经络，导致气血不通、瘀血凝滞、络脉不通而发病。急性发作多为湿热瘀滞较甚，以标急为主，辨证为脾虚湿热痰瘀痹阻经络，治当健脾清热化湿，凉血化痰通络以止痛。本方丹皮、赤芍、生地、金银花、连翘、知母、蒲公英、地丁清热凉血，黄芪、苍术、山药、薏米、车前子健脾祛湿，乳香、没药、川芎、三七、鸡血藤化瘀通络止痛，元参养阴，牛膝引药下行，正复邪去而愈。

急性腰扭伤

急性腰扭伤是腰部肌肉、筋膜、韧带等软组织因外力作用突然受到过度牵拉而引起的急性撕裂伤，常发生于搬抬重物、腰部肌肉强力收缩时。急性腰扭伤可使腰骶部肌肉的附着点、骨膜、筋膜和韧带等组织撕裂。

病因

本病主要有两种原因引起腰部软组织损伤

1.腰扭伤

多因行走滑倒、跳跃、闪扭身躯、跑步而引起，多为肌肉、韧带遭受牵制所致，故损伤较轻。

2.腰挫裂伤

是较为严重的损伤，如高攀、提拉、扛抬重物的过程中用力过猛或姿势不正、配合不当，造成腰部的肌肉筋膜、韧带、椎间小关节与关节囊的损伤和撕裂。

临床表现

患者伤后立即出现腰部疼痛，呈持续性剧痛，次日可因局部出血、肿胀、腰痛更为严重；也有的只是轻微扭转一下腰部，当时并无明显痛感，但休息后次日感到腰部疼痛。腰部活动受限，不能挺直，俯、仰、扭转感困难，咳嗽、喷嚏、大小便时可使疼痛加剧。站立时往往用手扶住腰部，坐位时用双手撑于椅子，以减轻疼痛。腰肌扭伤后一侧或两侧当即发生疼痛；有时可以受伤后半天或隔夜才出现疼痛、腰部活动受阻，静止时疼痛稍轻、活动或咳嗽时疼痛较甚。检查时局部肌肉紧张、压痛及牵引痛明显，但无淤血现象。

中医治疗

1.针刺治疗

取穴:腰部阿是穴、肾俞、大肠俞、命门、腰阳关、委中,捻转得气后留针30min。

2.刺络拔罐治疗

腰 5 棘突下缘、双侧委中,点刺放血,拔罐,留罐 5~10min。

病案分析——急性腰扭伤

姓名:翟某　**性别:**男　**年龄:**35 岁

就诊时间:2022 年 1 月 13 日

主诉:腰痛,活动受限 1 天。

现病史:隔离点工作人员翟某因昨日过劳,一夜未睡,入睡后自诉感觉身凉,醒后自觉腰部疼痛剧烈,痛引肩背,活动受限严重,不能正常行走,自行贴敷外用膏药,未见明显缓解,后就诊于八里台镇卫生院,核酸检测结果(-),自诉无其他不适,无恶心呕吐咳嗽气喘等其他伴随症状。

既往史:既往体健

过敏史:否认药物及食物过敏史

体格检查:纳可,寐差,二便调。

西医诊断:急性腰扭伤

中医诊断:腰痛

中医治疗:1.针灸治疗

以膀胱经为主,命门、委中、肾俞、大肠腧、阿是穴等为主穴。直刺 1~1.5 寸,留针半小时。

2.刺络拔罐治疗:腰 5 棘突下缘、双侧委中,点刺放血,拔罐,留罐 5~10min。通过上述治疗后腰痛减轻,可正常行走。

嘱患者注意腰部保暖,必要时配合热敷,避免大幅度转动。不适随诊。

1 月 15 日电话随诊患者自诉腰部疼痛消失,活动自如。

肛周神经痛

一、概述

肛周神经痛又称肛门直肠神经官能症。是指病人由于植物神经功能紊乱、肛门直肠神经失调而发生的一组症候群。它与精神因素和周围神经反射作用有关。病者主要症状是经常肛内觉有疼痛、灼热、坠胀感,有的患者同时伴有肛周及或会阴部有放射状疼痛。大便正常或烂便,便意频频,有的同时伴有小便频急感;有的肛内有异物阻塞感或蚁爬感,有的发作时全身并发鸡皮疙瘩,有的怕光、怕声,怕别人触摸等等,症状繁杂。严重时肛门疼痛难忍,有的甚至出现肛门阵发性及下腹抽搐跳痛,病情时轻时重,病者常伴有情绪抑郁、焦虑、紧张及急躁易怒,因经久不愈,痛苦异常,深受折磨,病者常自以为得了不治之症,因此心情更为紧张。肛门更为明显。严重者有的甚至萌生轻生念头,严重影响个人及家庭生活、工作与学习。

二、临床特点

本病最大特点是,虽然患者主诉主观症状明显,但临床进行肛门局部及结直肠检查如指检、肛门窥镜、电子结肠镜肠镜、肛肠造影、盆腔超声波、腰椎或盆腔 CT、磁共振(MRI)等一系列的物理及化验检查,却难以查到与自述症状相对应的器质性病变存在。

肛周神经痛患者发病率女性多于男性,更年期或接近更年期妇女较易发生。

三、治疗

1.针灸治疗

针刺取穴:根据循经选取督脉腰俞、长强,足太阳膀胱经取穴承山、飞扬。

操作方法:平补平泻,留针 30min。

①腰俞:经穴名。出《素问·缪刺论》。别名背鲜、髓空、腰户、腰柱、髓俞。属督脉。在骶部,当后正中线上,适对骶管裂孔。布有尾骨神经分支和骶中动、静脉分支。主治腰脊痛,便血,泄泻,痔疮,月经不调,癫痫,下肢痿痹等。向上斜刺0.5~1 寸。艾炷灸 3~7 壮;或艾条灸 5~15 分钟。

②长强:出《灵枢·经脉》。别名气之阴郄、橛骨、气郄、为之、骨骶。属督脉。督脉之络穴。在尾骨端下,当尾骨端与肛门连线的中点处。布有尾骨神经后支,肛门神经,肛门动、静脉分支。主治痔疮,脱肛,便血,便秘,遗精,遗尿,腹泻,痢疾,腰背强痛,癫痫,及精神分裂症,前列腺炎等。紧靠尾骨前面斜刺 0.5~1 寸。艾炷灸 3~7 壮;或艾条灸 5~15 分钟。

③承山:微微施力垫起脚尖,小腿后侧肌肉浮起的尾端即为承山穴。取穴时应采用俯卧的姿势,承山穴位于人体的小腿后面正中,委中与昆仑穴之间,当伸直小腿或足跟上提时,腓肠肌肌腹下出现的尖角凹陷处即是。为腿部转筋,肛门疾患的常用效穴。主治小腿肚抽筋(腓肠肌痉挛)、脚部劳累、膝盖劳累、腰背痛、腰腿痛。便秘、脱肛、痔疮等。直刺 1~2 寸。不宜作过强的刺激,以免引起腓肠肌痉挛。

④飞扬:出《灵枢·经脉》。别名厥阳。属足太阳膀胱经。足太阳之络穴。位于小腿后外侧,外踝尖与跟腱水平连线之中点直上七寸,当腓骨后缘处;或于承山斜下外开约 1 寸处取穴。布有腓肠外侧皮神经。主治头痛,目眩,鼻衄,颈项痛,腰膝酸痛,癫痫,痔疾,脚气等。直刺 1~1.5 寸。

2.刺络拔罐取穴:

取穴:腰俞、承山、飞扬

操作方法:在以上经穴部常规消毒后,用一次性采血针在局部刺络出血,然后再进行拔罐,留罐时间根据出血量判断,5~10 分钟左右取下,再用干棉球擦净皮肤即可。

医案

姓名：王某　**性别**：女　**年龄**：58 岁

就诊日期：2020 年 9 月 14 日

主诉：肛门疼痛 3 年。

现病史：患者 3 年前无明显诱因出现肛周胀痛，痛势剧烈，反复发作，伴有持续性便秘感及大便排不尽感，无活动障碍，无肌肉萎缩及肌力下降，纳可，眠不安，二便调。于院外系统检查未见肛周异常，排除痔疮、肛裂、肛周脓肿、肛瘘、肛窦炎等肛周疾病，服用止痛药效果不理想，遂来我院就诊。

既往史：既往体健。

过敏史：否认食物、药物过敏史

体格检查：神志清，精神不佳，正常面容，面色略白，舌质红，苔黄腻，舌胖大、齿痕，脉沉。双肺呼吸音清，心率 78 次/分，心律齐，肝脾肋下未及。双下肢无疼痛及水肿。

辅助检查：无

中医诊断：肛门疼痛

西医诊断：肛周神经痛（肛门神经官能症）

证候诊断：肝郁湿热，脾肾两虚证

治　　法：疏肝清热，补脾益肾，通络止痛

处置治疗：1.针灸 1 次/日，10 日；取穴：腰俞、长强、承山、飞扬等。

2.穴位拔罐治疗(含刺络拔罐) 4 次，隔两日 1 次；

3.健康指导：清淡饮食，谨避风寒，调畅情志，注意休息，避免劳累；不适随诊。

二诊：针灸及刺络拔罐 10 次后疼痛明显减轻，情绪好转，持续性便秘感及大便排不尽感减弱，止痛药已减量，医嘱继续针灸治疗 10 次，刺络拔罐 4 次。

三诊：两个疗程治疗后肛周轻微疼痛，止痛药停用，持续性便秘感及大便排不尽感，精神佳，医嘱继续针灸治疗 10 次，刺络拔罐 4 次。

四诊：三个疗程治疗后患者自述肛周疼痛消失，痊愈。

痔疮

痔疮或者称痔,是临床上一种最常见的肛门疾病,常言道"十男九痔""十女十痔",可见痔疮发患者群之广。痔在中国传统医学中有大量的文献记载。英国人 Thomson 在 1975 年提出了痔的近代概念:痔是直肠下端的肛垫出现了病理性肥大。根据发生部位的不同,痔可分为内痔、外痔和混合痔。目前认为内痔(Internal hemorrhoid)是肛垫(肛管血管垫)的支持结构、血管丛及动静脉吻合支发生的病理性改变或移位。外痔(External hemorrhoid)是齿状线远侧皮下血管丛的病理性扩张或血栓形成。混合痔(Mixed hemorrhoid)是内痔和外痔混合体。

临床表现

1.内痔好发部位为截石位 3、7、11 点。主要表现为出血和脱出。内痔的常见临床症状是间歇性便后出鲜血。部分患者可伴发排便困难。当内痔合并发生血栓、嵌顿、感染时则出现疼痛。

内痔分度标准

Ⅰ度,排便时带血、滴血,便后出血自行停止,痔不脱出肛门;

Ⅱ度,常有便血,便时有痔脱出,便后可自行还纳;

Ⅲ度,偶有便血,排便或久站、负重时痔脱出,需手辅助还纳;

Ⅳ度,偶有便血,痔脱出后不能还纳或还纳后再次脱出。均可伴有齿状线区黏膜糜烂,小血管裸露,肛裂等。

2.外痔发生于肛门外部,入厕时有痛感,有时伴瘙痒。常见的外痔主要为结缔组织外痔(皮垂、皮赘)和炎性外痔。

3.混合痔是临床上最主要的发病形式,内痔和外痔的症状可同时存在,主要表现为便血、肛门疼痛及坠胀、肛门瘙痒等。

中医治疗

1.刺络拔罐

取穴:腰俞、承山、飞扬

操作方法:在以上经穴部常规消毒后,用一次性采血针在局部刺络出血,然后再进行拔罐,留罐时间根据出血量判断,5~10分钟左右取下,再用干棉球擦净皮肤即可。

2.针刺治疗

取穴:长强、飞扬、二白

二白:中医奇穴,出自于《扁鹊神应针灸玉龙经》。位于前臂前区,腕掌侧远端横纹上4寸,桡侧腕屈肌腱的两侧,一肢2穴,共4穴,伸臂仰掌取之。一说"郄门穴两侧各二分"(《中国针灸学》)。主治痔疮、脱肛、前臂痛、胸胁痛等。一般直刺0.5~1寸,可灸,艾炷灸3~5壮;或艾条灸5~10分钟。

3.外治法

①消痔膏:五倍子、黄柏各50g,三分三浸膏30g,冰片2g,凡士林油1800g,液体石蜡20毫升。方法与主治:将上药制成栓剂,直接纳入肛门内,1日2次,每次30分钟,5天1疗程。(经验方)

②注射疗法处方:枯痔油:明矾15~20g,甘油80g(《实用中西医结合临床手册》)

方法与主治:上药混合加温,溶解过滤消毒而成15%~20%枯痔油备用。用肛门镜暴露痔核,以0.1%新洁尔灭消毒痔核后,用1毫升蓝心注射器戴12号针头,刺入粘膜下层约0.2~0.3厘米,切勿刺入静脉或肌层,回抽无血即可注入枯痔油,每点0.2~0.4毫升,每次注射最好不超过3个痔核,每周注射1次。病愈为止。适用一、二期内痔或三期内痔合并出血者。据报道局部注射法总有效率在100%,1次注射治愈率占89.7%。

肛门栓剂制法

1.药物:三分三浸膏,中成药名。由三分三组成。具有解痉止痛的功效。用于胃与十二指肠溃疡及胆、肾、肠绞痛,亦用于震颤麻痹。

2.形状:有圆柱形、圆锥形、鱼雷形等,每颗重 2g,长约 3cm 至 4cm。

3.作用

①局部作用:常用于通便、止痛、止痒或其他炎症。

②全身作用:栓剂给药时,药物从直肠吸收主要有两条途径:一条是通过直肠上静脉,经门静脉进入肝脏,进行代谢后再循环至全身;另一条是通过直肠下静脉和肛门静脉,经髂内静脉进入下腔大静脉,而进入大循环。因此栓剂塞入肛门的深度应靠近直肠下部,其部位大约距肛门约 2cm 处。栓剂中所含药物在吸收时,不经肝脏的量较多,据报道一般为总给药量的 50%~70%。

优点:

①对胃黏膜有刺激性的引起恶心、呕吐的药物,可考虑用直肠给药。

②不能吞服片、丸的病人,尤其是婴儿和儿童可用此法给药。

③用栓剂给药,其给药量的 50%~70%不通过 肝脏而直接进入大循环,故可防止或减少药物在肝脏中的生化变化,而且减少药物对肝脏的毒性和副作用。

④药物可不受胃肠液及消化道酶的破坏而失去活性, 因而可发挥较好的作用。

医案

1.内痔

姓名:陈某　**性别**:男　**年龄** 40 岁

就诊日期:2022 年 10 月 1 日

主诉:肛门胀痛、便血 3 天。

现病史:患者 3 天前感觉肛门胀痛,大便后出血,血色鲜红,伴有持续性便秘感及大便排不尽感。纳可,二便调。服用药物效果不理想,遂来我院就诊。

既往史:既往体健。

过敏史:否认食物、药物过敏史

体格检查:神志清,精神佳,正常面容,舌质红,苔薄腻,齿痕,脉滑。

辅助检查:无

西医诊断:痔疮(内痔)

中医诊断:痔

证候诊断:湿热内蕴 气血瘀滞

处　方:

处置治疗

1.针灸 1 次/日;取穴:腰俞、长强、二白、飞扬等。

2.穴位拔罐治疗(含刺络拔罐):腰俞、飞扬,用采血针点刺放血,留罐 5min。

3.健康指导:清淡饮食,谨避风寒,调畅情志,注意休息,避免劳累;不适随诊。

复诊:10 月 2 日经过治疗肛门胀痛消失,便血减少,继续治疗 1 次后,便血症消。

2.外痔

姓名:张某　**性别**:男　**年龄**:42 岁

就诊日期:2022 月 10 月 14 日

主诉:肛门疼痛 3 天。

现病史:患者 3 天前感觉肛门疼痛,坐立不安。纳可,二便调。遂来我院就诊。

既往史:既往体健。否认 14 天内出现发热、咳嗽、咳痰等呼吸道症状,否认 14 天内有国内中高风险地区和境外的旅行史或居住史。

过敏史:否认食物、药物过敏史

体格检查:神志清,精神佳,正常面容,舌质红,苔薄腻,齿痕,脉数。查肛门六点部位有痔核脱出。

辅助检查:无

西医诊断:痔疮(外痔)

中医诊断:痔

证候诊断:热毒内蕴 气血瘀滞

处置治疗:1.针灸 1 次/日;取穴:腰俞、长强、二白、飞扬等。

2.穴位拔罐治疗(含刺络拔罐):腰俞、飞扬,用采血针点刺放血,留罐 5 分钟。

3.健康指导:清淡饮食,谨避风寒,调畅情志,注意休息,避免劳累;随诊。

复诊:10 月 15 日经过治疗患者口述肛门疼痛大减, 经过 3 次治疗后肛门疼痛消失,痔核减小。

按语:痔是指直肠末端黏膜下和肛管皮下的静脉丛发生扩大曲张,所形成柔软的静脉团。临床根据症状不同分内痔、外痔、混合痔。临床以便血、疼痛肿胀为特点。中医认为是由于湿热蕴结、气血瘀结所致。

腰俞、长强、飞扬、二白,可以治疗肠府疾病,如痔疮、脱肛、便血、肛门坠胀等肛周疾病。二白穴调气血、提肛消痔,主治脱肛、痔疮;腰俞、飞扬刺络放血拔罐具有清热、消肿、化瘀止痛作用。

丹毒

概述 (梁刚柱 博士)

丹毒是发生于皮肤和黏膜网状淋巴管的急性炎症，常为 A 组 β 溶血性链球菌感染所致。通常起病急，蔓延快，好发于下肢和面部，局部可出现界限清楚的片状红疹，颜色鲜红，并稍隆起，压之可褪色，可有烧灼样痛。很少有组织坏死或化脓，可伴高热畏寒及头痛等全身反应。治愈后容易复发。

临床表现

1.好发部位

以小腿多见，头面次之，婴儿多见于腹部。

2.局部症状

局部皮肤呈片状红疹，颜色鲜红，中间较淡，边缘清楚，略隆起。用手指轻压，红色即可消退，但松压后红色即很快恢复。在红肿向四周蔓延时，中央红色消退、脱屑，颜色转为棕黄。红肿区有时可发生水疱，局部有烧灼样痛，附近淋巴结常肿大，疼痛。足癣或血丝虫感染可引起下肢丹毒反复发作，有时还可导致淋巴水肿，甚至发展为橡皮肿。较多见于下肢及颜面部，亦可见于其他部位，婴儿多见于腹部。

3.全身症状

患者常有头痛、畏寒、高热、乏力、食欲减退和全身不适等。

4.其他

若于某处多次复发者，称复发性丹毒。患病时间长，可引起慢性淋巴肿。发于小腿的慢性淋巴水肿，称为"象皮肿"。婴儿及年老体弱者可继发肾炎及败血症,皮损消退后可遗留色素沉着。

中医治疗

1.中药治疗

治则:清热解毒,利湿祛瘀消肿

方药:四妙勇安汤加减

2.刺络拔罐治疗

操作方法:在患处常规消毒后,用一次性采血针刺络出血,然后再进行拔罐,留罐时间根据出血量判断,5~10分钟左右取下,再用干棉球擦净皮肤即可。

医案

下肢丹毒

姓名:庞某 **性别**:男 **年龄**:79岁

就诊日期:2022年3月28日

主诉:左侧小腿部红肿疼痛20天

现病史:患者于20天前自觉左侧小腿红肿疼痛,遂到医院就诊并住院治疗15天,经治疗,患者左侧小腿红肿疼痛未消。于3月28日就诊,查左侧小腿部红肿发热,按之痛甚。

既往史:否认高血压、心脏病史。

过敏史:否认药物及食物过敏史。

体格检查:精神可,纳差,二便调,舌红苔薄腻,脉滑。

辅助检查:无。

中医诊断:丹毒

证候诊断:湿热下注证

西医诊断:丹毒

治　法:清热解毒,利湿化瘀,消肿止痛。

处　方:1.中药治疗

丹皮10g,赤芍10g,生地30g,玄参10g,乳香10g,没药10g,牛膝10g,金银花 10g,连翘 15g,蒲公英 15g,知母 10g,黄柏 10g,滑石粉 30g,瓜蒌 15g,苍术 10g,焦山楂 10g,焦神曲 10g,焦麦芽 10g,熟军 10g,山药 15g,车前草 10g,忍冬藤 15g,藿香 10g,佩兰 10g,香附 10g,鱼腥草 15g,生黄芪 10g,甘草 10g

水煎服,日一剂,早晚分服。

2.刺络拔罐治疗:1次/日,连续4日

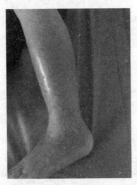

复诊:刺络拔罐4次治疗后肿痛证减色泽变浅,皮温正常,皮纹出现,继续服用中药治疗。

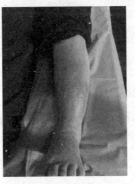

三诊:左下肢红、痛症状消失,肿胀消失,痊愈。

按语:中医认为丹毒多因湿热内蕴,外染毒邪或体表皮肤破伤,毒邪乘袭,外窜肌肤,内走营血而致。本例患者年老体虚,脾胃虚弱,湿郁化热,下注肌肤,气血壅滞所致,治以扶正祛邪。选用黄芪、苍术、焦三仙补气健脾,丹皮、赤芍、生地、金银花、连翘、蒲公英、知母、黄柏、熟军清热凉血解毒,瓜蒌、藿香、佩兰、滑石、车前草化湿清热,乳香、没药、忍冬藤化瘀通络消肿。运用刺络拔罐,清热泻火解毒,化瘀消肿。

淋巴回流受阻

原因

淋巴回流受阻导致组织水肿的原因，大部分是由于恶性肿瘤手术之后所造成的，部分患者可以由于肿瘤压迫或者感染性因素所引起。比如妇科的恶性肿瘤,常常会进行盆腔淋巴结的清扫以及腹股沟淋巴结的清扫,可能会引起下肢淋巴液回流受阻,而造成双下肢严重的浮肿。部分乳腺癌的患者行淋巴结清扫引起上肢淋巴液回流受阻,而造成对应上肢严重水肿。对于部分严重的皮肤感染,甚至皮肤溃烂波及淋巴,造成淋巴液回流受阻而导致组织的水肿。还有一小部分原因是由于淋巴导管发育不良所造成的回流受阻,而出现淋巴水肿和组织的水肿。

治疗

淋巴回流障碍主要的治疗方法包括压力治疗、药物治疗以及手术治疗。淋巴回流障碍主要与肿瘤手术清扫淋巴结、外伤损伤淋巴管以及老年性淋巴水肿以及寄生虫堵塞淋巴管等因素密切相关,主要表现为肢体粗肿,常见的发病部位为上肢与下肢。如果出现此类情况,则需要积极进行治疗,避免失治、误治导致疾病的不断进展。

1.刺络拔罐治疗

上肢取穴:手三里、外关、天府、孔最及肿胀阿是穴、手背部

下肢取穴:风市、殷门、梁丘、血海、委中、承山、阳陵泉、阴陵泉、三阴交、绝骨、足背部

操作:刺络放血拔罐,每周一次

2.中药治疗

处方:黄芪 40g,丹参 30g,白术 15g,苍术 15g,木瓜 30g,巴戟天 20g,炒槟榔 30g,莪术 10g,吴茱萸 5g,三棱 10g,苏叶 15g,枳壳 15g,生姜皮 6g,地肤子 20g,大黄炭 20g,路路通 15g,肉苁蓉 15g

此证属于瘀胀证,主要方法是温阳补气,活血利湿通络为主,用黄芪、白术补气,巴戟天、吴茱萸温阳,苍术、木瓜、生姜皮、地肤子祛湿利水消肿,丹参、三棱、莪术、大黄炭、炒槟榔、肉苁蓉、路路通活血通络。

医案一

翟某,女,54 岁,左侧下肢水肿 3 年。自诉于 2016 年患有宫颈癌并行切除手术,2019 年踝关节扭伤,此后左侧下肢肿胀不消,长时间站立加重,抬腿高于身体则减轻。就诊于多家医院,其诊断为淋巴回流受阻。于 2022 年 6 月来我院就诊,左下肢纬度增大明显,皮肤增厚变硬粗糙蜡黄,按之不陷,非凹陷性水肿,stemmer 征阳性(注:肢端背侧近指骨端皮肤皱褶小于 2mm),无痛感。

诊断:下肢淋巴回流受阻

中医诊断:肿胀

证候诊断:水湿内蕴证

治疗:刺络拔罐 选穴:脾经、膀胱经阿是穴,每周 1 次。

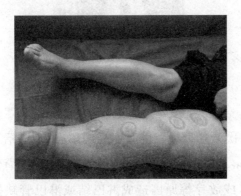

小结:患者经过两个月的治疗,膝关节上纬度减小 7cm,膝关节下维度减小 3cm,踝关节维度减小 1cm,整体明显减小。

医案二

刘某,女,54岁,左上肢肿胀,2011年行乳腺癌切除术,术后三年出现左上肢持续进行性肿胀,胀痛甚,抬高患肢可稍缓解,诊断为术后淋巴回流受阻,2019年8月来我院就诊,左上肢明显增粗,手背肿胀呈馒头状,皮肤苍白,按之不陷,皮肤皱褶消失,stemmer征阳性。

诊断:上肢淋巴回流受阻

中医诊断:肿胀

证候诊断:水湿内蕴证

治疗:刺络拔罐 选穴:三焦经、肺经阿是穴,每周1次。

		健侧	患侧	
		2022年9月8日	2019年4月26日	2022年9月8日
肘横纹	上 5cm	27.5cm	30cm	30cm
	上 10cm	25cm	30.5cm	30.5cm
	下 10cm	17cm	28.5cm	21.5cm

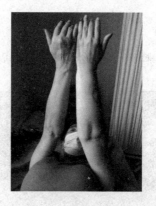

小结:患者第一次治疗后手背肿胀明显缓解,出现皱褶,经过间断两年余的治疗,肘横纹下10cm纬度减少7cm,较健侧基本一致,手背恢复正常。

按语:由于手术或放疗等原因造成淋巴结或淋巴管缺损,导致淋巴液回流障碍,负载量超过系统运转能力,堆积在组织间隙从而导致患者局部或全身肿胀。淋巴水肿是宫颈癌、乳腺癌术后常见的远期并发症之一。中医学将其归属为水肿,痰湿范畴。《素问·灵兰秘典论》曰:"三焦者决渎之官,水道出焉。"水液的代谢与三焦通行诸气，运化水液的机能密不可分。本案患者术后瘀血阻滞，气道，水道壅，水液泛滥于肌肤，遂生肿胀。辨为三焦壅滞，水湿内停证。痰水一旦形成，不仅影响气机升降出入，亦可使静脉痹阻，产生淤血，使病胶着难解。《血证论》："血积即久，亦能化为痰水"，"瘀血化水，亦发水肿，是血瘀并兼水也。""水病而不离乎血，血病而不离乎水"如此往复水肿日甚。故可见血水二者之间存在着密切的关系，相互之间在互用、互化、相互为病的关系。

故刘主任刺络辅以血罐，治以活血祛瘀利水，以通利经络，使瘀血水湿痰浊有排出之路。调畅脾经，三焦健脾祛湿。调动肺经、膀胱经气代谢水液，通利三焦。患者症状由此好转。

偏 瘫

偏瘫又叫半身不遂,是指同一侧上下肢、面肌和舌肌下部的运动障碍,是急性脑血管病的常见症状。轻度偏瘫病人虽然尚能活动,但走起路来,往往上肢屈曲,下肢伸直,瘫痪的下肢走一步划半个圈,这种特殊的走路姿势,叫做偏瘫步态。严重者常卧床不起,丧失生活能力。按照偏瘫的程度,可分为轻瘫、不完全性瘫痪和全瘫。轻瘫:表现为肌力减弱,肌力在 4~5 级,一般不影响日常生活,不完全性瘫较轻瘫重,范围较大,肌力 2~4 级,全瘫:肌力 0~1 级,瘫痪肢体完全不能活动。

临床表现

在临床上有四种表现形式:

1.轻偏瘫

在偏瘫极轻微的情况下,如进行性偏瘫的早期,或一过性发作性偏瘫的发作间隙期,瘫痪轻微,如不仔细检查易于遗漏。

2.弛缓性偏瘫

表现为一侧上下肢随意运动障碍伴有明显的肌张力低下,随意肌麻痹明显而不随意肌则可不出现麻痹,如胃肠运动、膀胱肌等均不发生障碍。

3.痉挛性偏瘫

一般由弛缓性偏瘫发展而来,其特点是明显的肌张力增高。上肢的伸肌群及下肢的屈肌群瘫痪明显,肌张力显著增高,故上肢表现为屈曲,下肢伸直,手指呈屈曲状态,被动伸直手有僵硬抵抗感。

4.意识障碍性偏瘫

表现为突然发生意识障碍,并伴有偏瘫,常有头及眼各一侧偏斜。

肌力分级

根据肌力的情况,一般均将肌力分为以下 0~5 级,共六个级别。

0 级 完全瘫痪,测不到肌肉收缩。

1 级 仅测到肌肉收缩,但不能产生动作。

2 级 肢体能在床上平行移动,但不能抵抗自身重力,即不能抬离床面。

3 级 肢体可以克服地心吸收力,能抬离床面,但不能抵抗助力。

4 级 肢体能做对抗外界阻力的运动,但不完全。

5 级 肌力正常。

中医治疗

一、分型治疗

1.肝阳上亢、肝肾阴虚型

方药:天麻钩藤饮

组成:天麻、钩藤、石决明、山栀、黄芩、川牛膝、杜仲、益母草、桑寄生、夜交藤、朱茯神。

功用:平肝熄风,清热活血,补益肝肾。

主治:肝阳偏亢,肝风上扰证。头痛,眩晕,失眠多梦,或口苦面红,舌红苔黄,脉弦或数。

加减化裁:眩晕头痛剧者,可酌加羚羊角、龙骨、牡蛎等,以增强平肝潜阳熄风之力;若肝火盛,口苦面赤,心烦易怒,加龙胆草、夏枯草,以加强清肝泻火之功;脉弦而细者,宜加生地、枸杞子、何首乌以滋补肝肾。

2.痰浊上扰、脉络瘀阻型

方药:半夏白术天麻汤

组成:半夏、天麻、茯苓、橘红、白术、甘草。

功用:化痰熄风,健脾祛湿。

主治:风痰上扰证。眩晕,头痛,胸膈痞闷,恶心呕吐,舌苔白腻,脉弦滑。

加减化裁:若眩晕较甚者,可加僵蚕、胆南星等以加强化痰熄风之力;头痛甚者,加蔓荆子、白蒺藜等以祛风止痛;呕吐甚者,可加代赭石、旋覆花以镇逆止呕;兼气虚者,可加党参、生黄芪以益气;湿痰偏盛,舌苔白滑者,可加泽泻、桂枝以渗湿化饮。

3.气虚血瘀型

方药:补阳还五汤

组成:黄芪、当归尾、赤芍、地龙(去土)、川芎、红花、桃仁。

功用:补气,活血,通络。

主治:中风之气虚血瘀证。半身不遂,口眼歪斜,语言謇涩,口角流涎,小便频数或遗尿失禁,舌暗淡,苔白,脉缓无力。

加减化裁:本方生黄芪用量独重,但开始可先用小量(一般从30~60g开始),效果不明显时,再逐渐增加。原方活血祛瘀药用量较轻,使用时,可根据病情适当加大。若半身不遂以上肢为主者,可加桑枝、桂枝以引药上行,温经通络;下肢为主者,加牛膝、杜仲以引药下行,补益肝肾;日久效果不显著者,加水蛭、虻虫以破瘀通络;语言不利者,加石菖蒲、郁金、远志等以化痰开窍;口眼歪斜者,可合用牵正散以化痰通络;痰多者,加制半夏、天竺黄以化痰;偏寒者,加熟附子以温阳散寒;脾胃虚弱者,加党参、白术以补气健脾。

二、方剂治疗

五虫四藤汤(验方秘方)

组成:蜈蚣3条,地龙、忍冬藤、钩藤各15g,乌梢蛇、地鳖虫各9g,全蝎6g,鸡血藤25g,络石藤20g,黄芪90g,丹参30g。

功用:活血通络,益气和血。

主治:偏瘫。症见:突然发病,一侧肢体运动不便,甚则废而不用,伴语言謇涩,头晕头痛等,舌瘀紫或红绛,舌苔黄白或黄腻,脉象早期多见弦滑,而患侧脉大,后期表现为沉细或滑缓。

方解:本方蜈蚣、地龙、乌梢蛇、地鳖虫、全蝎等虫类之品,味偏咸辛、辛能入络,咸能软坚,走窜最速,并能深入隧隙,细剔络邪,凡气血凝滞之处皆能开之,五味协同,力专效著,直达病所,为他药所不及。忍冬藤、钩藤、鸡血藤、络石藤通经活络,对肢体功能的恢复配用虫蚁之品疗效显著。根据"气为血帅,血随气行"的理论,黄芪为补气诸药之最,且补中有行,能协助虫、藤诸药促使或加强活血化瘀通络作用的发挥,尽快使血栓疏散,血脉流通无阻。

加减化裁:临床运用时,如神志不清加菖蒲、远志;偏头痛加茺蔚子;血压偏高加珍珠母、磁石、牛膝;肢体麻木加姜黄、桑枝;语言不利加菖蒲、生蒲黄;痰盛加天竺黄、南星;大便干燥加枳实、酒大黄;小便不利加车前子、旱莲草;肝火盛加龙胆草、栀子;失眠加女贞子、朱砂;腿软无力加桑寄生、狗脊等。

针灸治疗

1.醒脑开窍:取穴:人中、内关、极泉、尺泽、委中、三阴交刺激不留针

2.快针治疗:环跳

3.体针治疗:肩髃、曲池、手三里、外关、合谷、足三里、阳陵泉、绝骨、解溪、太冲等留针 30 分钟

4.头皮针治疗:运动区、足运感区

针灸 1 次/日

外敷治疗(出自《常见病的奇特疗法》)

取穿山甲、大川乌头、红海蛤(如棋子大)各 50g,共研末,装瓶备用。每次取15g,捣葱汁和成厚饼,直径约 1.5 厘米,贴双足心(或患侧一足心),白布裹紧固定,把脚浸泡热水中,等身麻汗出,急去药。宜谨避风寒,每半月敷 1 次。适用于中风半身不遂。

医案记录

姓名:李某　**性别**:男　**年龄**:58 岁

就诊日期:2022 年 10 月 9 日

主诉:左侧肢体不利 15 天。

现病史:患者于 2022 年 9 月 25 日出现左侧肢体不利到医院治疗,入院后出现左侧偏瘫。核磁显示右侧基底节部梗塞灶。随即住院治疗 15 天后出院。于今日前来我院就诊。

既往史:高血压病史 5 年,否认心脏病史。

过敏史:否认药物及食物过敏史。

体格检查:一般状况可,神志清、语言流利,纳可,二便正常。左侧肢体不利,

活动受限,上肢肌力Ⅰ级、下肢肌力Ⅱ级,舌红苔腻,脉弦滑。

辅助检查:无

西医诊断:脑卒中(脑梗塞)

中医诊断:中风偏瘫

证候诊断:风痰上扰证

治　　法:化痰熄风、健脾祛湿、化瘀通络

治　　疗:1.中药处方:半夏白术天麻汤加减治疗

半夏10g,白术10g,天麻10g,胆南星10g,地龙10g,当归10g,川芎10g,鸡血藤15g,桑枝10g,决明子10g,石决明10g,玄参10g,熟地10g,瓜蒌10g,熟大黄10g,甘草6g

水煎服,日一剂,早晚分服。

处置治疗:针灸1次/日,10日

2.醒脑开窍:取穴:人中、内关、极泉、尺泽、委中、三阴交刺激不留针

3.快针:环跳

4.体针:肩髃、曲池、手三里、外关、合谷、足三里、阳陵泉、绝骨、解溪、太冲等留针30分钟

5.头皮针:运动区、足运感区

二诊:10月10日经过10月9日针灸一次治疗后,左侧下肢可抬离床面40cm。

三诊:10月15日经过针灸2次治疗后,左侧下肢肌力Ⅳ级,上肢肌力Ⅲ级,上肢可抬离床面,家属搀扶,左腿可迈步走路,扶物可站立5分钟,效果明显。

四诊:10月19日经过针灸10次治疗后,左侧下肢肌力Ⅳ级,上肢肌力Ⅲ级,上肢可屈伸,家属搀扶左腿可迈步走路,扶物可站立5分钟,效果显著。

按语:本病缘于脾湿生痰,湿痰壅遏,引动肝风,风痰上扰清空所致。风痰上扰,蒙蔽清阳,痰阻气滞,化热化瘀,则舌红苔白腻;脉来弦滑,主风主痰。治当化痰熄风,健脾祛湿,化瘀通络。方中半夏燥湿化痰,天麻、石决明平肝熄风,加胆南星以加强化痰熄风之力,加地龙、当归、川芎、鸡血藤、桑枝以活血化瘀通络,加决明子、玄参、瓜蒌增强清热之效。

★ 本书视频
★ 本书音频
★ 走近名医

微信扫码

小儿发热

发热是指体温超过正常范围高限,是小儿十分常见的一种症状。正常小儿腋表体温为 36~37℃(肛表测得的体温比口表高约 0.3℃,口表测得的体温比腋表高约 0.4℃),腋表如超过 37.4℃可认为是发热。在多数情况下,发热是身体对抗入侵病原的一种保护性反应,是人体正在发动免疫系统抵抗感染的一个过程。体温的异常升高与疾病的严重程度不一定成正比,但发热过高或长期发热可影响机体各种调节功能,从而影响小儿的身体健康,因此,对确认发热的孩子,应积极查明原因,针对病因进行治疗。

小儿的正常体温可以因性别、年龄、昼夜及季节变化、饮食、哭闹、气温以及衣被的厚薄等因素影响有一定范围的波动。体温稍有升高,并不一定有病理意义。在小儿体温升高时,要注意观察患儿的神态和举止。体温在 38℃,神情呆滞的孩子,和体温在 40℃,但仍然顽皮的孩子相比,前者更值得关注。而机体抵抗力低的孩子,纵使患了严重的疾病,很可能也不会发热。

临床表现

1.发热程度分级(腋表)

(1)低热 37.5~38.0℃;

(2)中等热 38.1~39.0℃;

(3)高热 39.1~40.0℃;

(4)超高热 40℃以上。

2.发热的分期

在发热过程中,由于产热和散热这对矛盾不断发生变化,所以发热一般可分为四个阶段。

（1）前驱期。许多发热疾病可无此期症状。此期症状持续时间,根据发热疾病的具体情况而不同,主要表现为全身不适、疲倦乏力、食欲减退、情绪不稳定、低热;有些发疹性疾病,在全身皮疹出现前,可有前驱疹,如麻疹前驱期时,口腔黏膜可出现克氏斑。

（2）体温上升期。特点是产热多而散热少,因此产热占优势,故体温升高。表现为皮肤苍白、干燥、无汗、"鸡皮疙瘩",触摸患儿皮肤有冷感;如发生寒战,预示将发生高热。幼儿此时可出现惊厥现象。在寒战期间,体温多在38℃以上,并多数在数小时内达到高热极期,如疟疾、大叶性肺炎、败血症、药物反应性发热等,以上为体温骤升者。体温渐升者,指发热初期为低热,数天内由低热逐渐上升达到高热者,称为渐升性发热。渐升者常有前驱症状,多数无寒战现象,但有时可感觉发冷,如不典型的伤寒。有的呈骤升性发热,这可能开始为低热被忽略所致。另外,肺结核等疾病的体温呈渐升性发热。

（3）高温持续期。此时体温已达高峰,本期的特点是散热过程开始增强,但产热并未降低,所以此期产热和散热在新的基础上重新建立相对的平衡,使体温维持在一定的高水平上。临床上表现为皮肤潮红而灼热、呼吸加快加强、出汗等,此期出现高热可持续几小时（如疟疾）或数天（如肺炎）,甚至几周以上（如伤寒）。

（4）体温下降期。本期特点是散热过程占优势,产热减少,同时通过体温调节中枢的调节,散热仍处于较高水平,病人体表皮肤血管扩张,大量出汗,散热加强,于是体温开始下降,产热和散热终于恢复正常的相对平衡状态。体温下降的方式,一般是渐退,即在几天之内体温逐渐恢复正常（如伤寒）;也有骤退的,即体温在十几个小时或更短的时间内降到正常, 甚至低于正常 （如大叶性肺炎）。在体温下降时,由于大量出汗,丧失大量的体液,因此对于高热小儿在使用退热药时,必须慎重,以防造成虚脱及其他并发症。

实验室检查

血常规。外周血中白细胞计数降低,多为病毒感染。白细胞及中性粒细胞百分比增高,多为细菌感染。外周血中有异常淋巴细胞提示病毒感染。幼稚细胞则提示白血病。

治疗

1.背部刮痧治疗:大椎、足太阳膀胱经、督脉

操作方法:将 5 片鲜姜切末,开水浸泡,待水温降至 40℃ 左右,用姜水擦洗后背。①用刮痧板刮督脉,大椎到至阳穴,刮至出现痧斑即可。②刮足太阳膀胱经,大杼至膈俞穴,刮至出现痧斑即可。③刮天宗至肋弓下缘,刮至出现痧斑即可。

刮痧治疗后当日体温即可恢复正常。

2.药物治疗

布洛芬混悬液(美林)

年龄(岁)	体重(千克)	一次用量	次数
1~3	10~15	4	若持续疼痛或发热,可间隔 4~6 小时重复用药 1 次,24 小时不超过 4 次
4~6	16~21	5	
7~9	22~27	8	
10~12	28~32	10	

3.中药治疗

方①:银花 9g,连翘 9g,浮萍 6g,生石膏 12g,薄荷 6g,黄芩 6g,生地 9g 水煎服,日一剂。如有怕冷症状者,方中加防风或荆芥 1.6g;热重者,另加小儿牛黄散 0.3g,冲服。如有热伴咳嗽,喘促痰多者,宜服下方。

方②:麻黄 3g,杏仁 6g,生石膏 12g,银花 9g,连翘 9g,薄荷 6g,浮萍 6g,黄芩 6g,鲜生地 9g 水煎服,日一剂。如果舌红,苔少,脉数而滑者,为病邪深入,阴分不足,可另加小儿牛黄散 0.9g 或紫雪丹 1.5g,冲服。

方③退热散:黄芩 4.5g,连翘 6g,花粉 4.5g,桑皮 3g,地骨皮 3g,川贝 6g,知母 3g,栀子 4.5g,常山 1.5g。

方①②③选自《金厚如儿科临床经验集》

方④大青蚤休饮选自《中西医结合儿科试用新方》

【方剂组成】大青叶 30g,蚤休 9g,苏叶 6g,薄荷 6g,桔梗 9g,玄参 9g,甘草 6g

【用量、用法】1~3 岁每日 1/4~1/3 剂,3~6 岁每日 1/3~1/2 剂,6~9 岁每日 1/2~2/3 剂,9~12 岁每日 2/3~1 剂。水煎服。

【功用】【适应症】发汗解表,清热解毒。上呼吸道感染、急性扁桃体炎、疱疹性咽峡炎、疱疹性口腔炎、呼吸道合胞病毒等。

【方释】

大青叶、蚤休均有清热解毒、抑菌和抑制病毒作用,为治疗"上感"的主药。苏叶、薄荷发汗解表,有舒张皮肤血管、兴奋汗腺的作用,因而有利于驱邪外出,兼收解热之功。桔梗载药上行,清咽止咳;玄参滋阴降火,生津解毒;甘草调药和中。三药相伍,有止咳、清咽、生津的作用。

高热惊厥:热极生风,因外邪入里导致心肝热盛而惊风。此种惊厥系由于脑组织受高热的刺激所致。加钩藤 15g、地龙 15g、蝉蜕 12g,以收平肝熄风功效。钩藤镇静止痉(煮沸不超过 20 分钟,以免钩藤碱破坏);地龙解热镇惊;蝉蜕止痉,能降低肌肉神经的兴奋性。

4.敷脐法(陕西中医 1990;(6):270)

麻黄、香薷各 15g,板蓝根、公英各 10g,桔梗 12g

方法与主治:上药共为细粉,每用 1g,将药粉倒入肚脐中心,用一般胶布贴敷固定。适用于各种感冒。

5.灌肠法(新中医 1985;(7):13)

感冒速解灌肠液处方:生石膏 300g,连翘 30g,荆芥 15g,赤芍 10g,芦根 10g

方法与主治:将石膏先煎 30 分钟,加入余药再煎 25 分钟,共煎两次,取液 300 毫升,过滤后加入适量防腐剂。临用时按每公斤体重 3 毫升作保留 1 小时灌肠,每日 2 次,3 日 1 疗程或病愈停用。一般药后 30~60 分钟出汗,2 小时退热,体温可下降 0.5~2 摄氏度以至正常。该液主要用于重型感冒或时行感冒高热、恶寒等全身症状较重者。其它原因所致的高热亦可应用。注意事项:推药速度要慢,推药后让患者侧卧 30 分钟,以便药液保留。

小儿高热惊厥的预防和治疗

来源:《中西医结合儿科试用新方》蔡化理著

胆制僵蚕散

【方剂组成】白僵蚕 10g,新鲜牛苦胆 1 枚,黄连 10g。

制法:将新鲜牛苦胆上方,切一小口,置僵蚕入牛苦胆中,用丝线将牛苦胆口扎紧,悬挂于阴凉通风处 1 个月,从牛苦胆中取出白僵蚕,用温开水洗去僵蚕外面未被吸收的胆汁,然后凉干或烘干,有条件置干燥箱干燥后,将胆汁僵蚕与黄连共研成细末,装瓶内防潮备用。

【用量、用法】1 岁以下每次 0.3~0.5g,1~3 岁每次 0.5~1.0g,3~6 岁每次 1.0~1.5g,6~9 岁每次 1.5~2.0g,温开水送服,每日 3 次,食后半小时。

【功用】清热降火,镇惊熄风。

【适应症】小儿高热惊厥的预防和治疗。

【方释】白僵蚕镇惊熄风,牛胆汁清热解毒,镇静止痉。经临床观察,胆制僵蚕降热迅速,镇惊力强,故善治高热抽风。牛黄的解热镇惊作用,主要为牛胆酸等。因天然牛黄原料既缺又贵,笔者根据牛苦胆汁中含有牛胆酸等成分,故用白僵蚕置入其中,胆汁中的一些有效成分(包括胆酸),可以渗透僵蚕表皮(放大镜观察僵蚕表皮,有很多微小孔隙)而进入僵蚕全体。吸收胆汁后的白僵蚕,除具有镇惊熄风功效外,有根据推断可有类似牛黄之抗热降温作用。辅以黄连解毒泻火,黄连的抗菌谱很广,且有抑制某些病毒复制的作用。以上三药相配伍,可收迅速降温、抗惊厥之功。素有高热惊厥患儿,感冒发热时即应服用,以防止惊厥的发生;一旦发生惊厥者,服之可以控制惊厥。

医案:

姓名:张某　**性别**:男　**年龄**:11 个月

主诉:高热时抽风 2 次

现病史:患儿于 3 个月前,因上呼吸道感染高热时,连续抽风两次。抽风时不懂人事,脸色、口唇青紫,四肢不停地抽抖,约 2 分半钟缓解。昨日又感冒流涕,发热 40℃时,又抽风 1 次。

既往史:无脑膜炎病史,亦无外伤史。

个人史:第 2 胎,足月顺产,无产伤史。母乳喂养,4 个月开始渐加辅食。

家族史:父母健在,其兄亦有高热惊厥的病史。

查体:发育营养良好,神智清楚,呼吸平稳。体温 38℃,咽部充血,心音有力,未闻及杂音,心率 108 次/分,两肺呼吸音清、腹软,肝在肋下缘约 1 厘米,脾未触及。神经系统无病理反射。

实验室检查:白细胞 5,800×10⁹/L,中性分叶粒细胞32%↓,淋巴细胞 68%↑。血钙 10mg/dL,血磷 4.8mg/dL。碱性磷酸酶 8 菩氏单位。

脑电图检查:无异常。

临床诊断:高热惊厥。

治疗经过:嘱每次患儿感冒初期时,服胆制僵蚕散 20 天。家长按此法用药观察结果,于感冒初期服胆制僵蚕散,有迅速的降热效果,服药后约半小时至 1 小时,患儿常安静入睡。随访 2 年,其间虽有 5 次感冒,但均未引起惊厥。

医案

姓名:陈某 **性别**:男 **年龄**:13 个月 **体重**:11kg

主诉:咳嗽伴发热 3 天。

现病史:患者 3 天前无明显诱因出现咳嗽、无痰,鼻塞、流脓浊涕,四肢热甚,体温最高达 39.5℃,无畏寒,无寒战,无四肢抽搐,无呕吐,纳可,寐安,二便调,体重无明显变化。后就诊于童康医院、津南医院,诊断为:急性咽气管炎、发热,后予美林、泰诺、氨酚黄那敏颗粒口服,及磷酸奥司他韦颗粒止咳化痰等,头孢曲松及赖氨匹林静脉治疗,服用后,未见明显缓解,体温维持在 38.5~39.5℃,患者于 1 月 8 日因疫情防控入住隔离点。

既往史:体健

过敏史:否认药物及其他过敏史

新冠疫苗接种史:无

个人史:无特殊补充。

家族史:无相关遗传病史。

体格检查:T:39.3℃,P:120 次/分,R:20 次/分,BP:未测,平素正常。SpO₂:98%。患者神清,精神可,咽部充血,呼吸音粗,双肺可闻及痰鸣音,心音未见异常,律齐,各瓣膜听诊区未闻及病理性杂音,腹平坦,无压痛反跳痛,肌紧张。肠鸣音未闻及异常。

辅助检查:CRP:13.97mg/L,PLT:317×10⁹/L,心电图未查。新冠核酸检测(−)。

西医诊断:急性咽气管炎

中医诊断:发热

证候诊断:邪犯肺卫证

诊疗计划:1月9日,患者就医后 Tips:

1.予蓝芩口服液:5ml 半支 BID×2

2.予小儿柴桂退热颗粒: 2.5g 半袋 BID×2

3.复方锌布颗粒剂(臣功再欣)半袋 BID×2

4.必要时加头孢克肟颗粒 50mg 半片 BID×2

5.结合物理降温,多饮温热水,流质饮食,注意休息。

1月10至11日

1月10日查看患者,患者体温下降一度,现体温:38.0~38.5℃,偶有咳嗽,流脓涕,四肢体温下降,用药后,症状稍有缓解,考虑患者年纪太小,服用太多西药造成毒副作用,10日下午采用中医推拿,刮痧疗法,在进行初步望闻问切后,采用膀胱经、督脉、大椎穴为主穴,进行刮痧,大椎、合谷、曲池等配合按摩治疗。治疗后患者热势减退,于11日凌晨,患者体温恢复正常。测量体温:36.7℃。

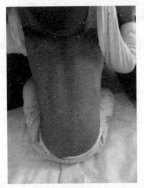

嘱患者家属:1.持续监测患者体温,如有不适,及时联系。

2.嘱患者多饮水,流质饮食,忌辛辣饮食,注意休息。

3.及时通风,消毒。

银屑病

银屑病俗称牛皮癣,是一种慢性炎症性皮肤病,病程较长,有易复发倾向,有的病例几乎终生不愈。该病发病以青壮年为主,对患者的身体健康和精神状况影响较大。临床表现以红斑、鳞屑为主,全身均可发病,以头皮、四肢伸侧较为常见,多在冬季加重。

临床表现

1.寻常型银屑病

为最常见的一型,多急性发病。典型表现为境界清楚、形状大小不一的红斑,周围有炎性红晕。稍有浸润增厚。表面覆盖多层银白色鳞屑。鳞屑易于刮脱,刮净后淡红发亮的半透明薄膜,刮破薄膜可见小出血点(Auspitz 征)。皮损好发于头部、骶部和四肢伸侧面。部分患者自觉不同程度的瘙痒。

2.脓疱型银屑病

较少见,分泛发型和掌跖型。泛发性脓疱型银屑病是在红斑上出现群集性浅表的无菌性脓疱,部分可融合成脓湖。全身均可发病。以四肢屈侧和皱褶部位多见,口腔黏膜可同时受累。急性发病或突然加重时常伴有寒战、发热、关节疼痛、全身不适和白细胞计数增多等全身症状。多呈周期性发作,在缓解期往往出现寻常型银屑病皮损。掌跖脓疱病皮损局限于手足,对称发生,一般状况良好,病情顽固,反复发作。

3.红皮病型银屑病

又称银屑病性剥脱性皮炎,是一种严重的银屑病。常因外用刺激性较强药物,长期大量应用糖皮质激素,减量过快或突然停药所致。表现为全身皮肤弥漫性潮红、肿胀和脱屑,伴有发热、畏寒、不适等全身症状,浅表淋巴结肿大,白细胞计数增高。

4.关节病型银屑病

又称银屑病性关节炎。银屑病患者同时发生类风湿性关节炎样的关节损害,可累及全身大小关节,但以末端指(趾)节间关节病变最具特征性。受累关节红肿疼痛,关节周围皮肤也常红肿。关节症状常与皮肤症状同时加重或减轻。血液类风湿因子阴性。

中医治疗

1.分型治疗　选自(中医皮肤病学简编)

(1)血热型(进行期):急性发疹,皮肤潮红,上附银屑,旧疹扩大,新疹出现,瘙痒明显,口干舌燥,大便秘结。舌苔黄,脉弦数。

治疗:宜清热凉血。

常用方剂:如白疕一号、银屑病方一、银屑病方二、赤参汤等。

①白疕一号

生槐花 31g,白茅根 31g,生地 31g,紫草根 15g,赤芍 15g,丹参 15g,鸡血藤 31g

用法:水煎,内服。

②银屑病方一

银花 31g,生地 15g,元参 15g,白茅根 93g,丹皮 9g,茯苓 31g,蜀羊泉 31g,蛇床子 9g,仁苋 31g,甘草 15g

用法:水煎,内服。

加减:皮肤潮红,便干,加大黄。感染,加地丁、黄柏。此方适用于进行期。静止期,则本方去元参、茅根、丹皮、苋仁;加当归、丹参、甘草。

③银屑病方二

丹参 15g,白鲜皮 15g,地肤子 15g,蒲公英 15g,金钱草 15g,野菊花 9g,车前草 31g,甘草 4g

用法:水煎,内服。

④赤参汤

当归 15g,蝉蜕 15g,赤芍 9g,苍术 9g,乌蛇 6g,防风 9g,红花 9g,黄柏 9g,丹参 31g,公英 15g,地丁 15g,金钱草 31g,甘草 6g

用法:水煎,内服。

外用:用无刺激性的缓和润肤药膏。如五黄膏等。

(2)血燥型(静止期):慢性经过,褐红斑疹,融合成片,积以鳞屑,肥厚干糙,反复发作。苔薄白,脉沉细。

治疗:宜润燥活血,祛风止痒。

常用方剂:如白疕二号、平肝活血方、银屑病药丸等。

①白疕二号

鸡血藤 31g,当归 15g,天冬 9g,麦冬 9g,生地 31g,土茯苓 31g,丹参 15g,蜂房 15g

用法:水煎,内服。

②平肝活血方:

乌梅 46g,菝葜 93g,三棱 6~9g,莪术 6~12g,生牡蛎 62g,磁石 31g,珍珠母 31g,甘草 6g

用法:水煎,内服。

③银屑病药丸

乳香 15g,没药 15g,红花 15g,制大黄 5g,莪术 15g,秦艽 15g,甲片 56g,雄黄 4g,地鳖虫 15g,石菖蒲 15g,桃仁霜 7g

制用法:共制成丸。一日服三次,每次 3~4g。

外用:克银癣软膏、5%~10%黑红软膏、豆青软膏、复方红砒膏、红药膏、砒石膏、皮肤癣药水,黄金霜。

验方

木鳖子 1g(女)~2g(男)生牡蛎 31g,红花 12g,桃仁 9g,荜拨 31g,乌梅 31g,生甘草 6g

水煎服,日服一剂,孕妇及经期忌用。

2.外治法

(1)涂擦法

①牛皮癣药水

【处　方】川槿皮6斤,大枫子6斤(去外壳约2斤),海桐皮3斤,白鲜皮4斤,苦参2斤,蛇床子2斤

【制法】Ⅰ号:上药粉碎后用75%乙醇45600毫升,热回流三次,浸出液加入樟脑900g,水杨酸337.5g,白玉霜225g(以适量温水研溶后加入)。Ⅱ号:于上述液中加水杨酸270g,白玉霜180g,樟脑630g。

【功能与主治】除湿止痒。Ⅰ号用于静止期,退行期牛皮癣。Ⅰ号用于急性发作的进行期牛皮癣。

【用法】1号及Ⅰ号牛皮癣药水均为第一天搽1~2次,如无反应增至每日至6次。搽药前,对鳞屑较厚的患者,可先用油剂软膏将鳞屑脱去,效果更佳。如有裂口,可先用油膏,待愈合后再搽药水。

【出　处】《中药制剂汇编》。

②斑蝥一个,甘遂3g。选自《中医皮肤病学简编》

共研细末,浸入陈醋中,24小时后即可外用。

③斑蝥8个,紫荆皮、樟脑各10g,高粱酒250ml。选自《常见病的奇特疗法》

浸泡7天,外擦患处,每日1~2次。

(2)膏剂涂擦

处方1:黄柏膏:黄柏30g,凡士林70g(《中医外科学》)

方法与主治:将黄柏研细末,凡士林调和成膏。每日1~2次,薄涂患处,可反复使用。适用于血热风盛型。

处方2:红粉膏:当归30g,白芷9g,姜黄90g,甘草30g,轻粉6g,冰片6g,蜂白蜡90~125g,红粉6g(《朱仁康临床经验集》)

方法与主治:先将前4种药浸泡麻油内3天,然后在炉火上熬至枯黄,离火去渣,加入轻粉、冰片(预先研末),再加入蜂白蜡熔化(夏加125g、冬加90g),最后加红粉调和成膏。每日2次,涂擦皮损。视皮损好转情况可连续使用。适用于血虚风燥型。

注意事项:涂药时先涂小片皮损,无不良反应时,方可继续使用。因方内含一定量汞剂,大面积皮损应慎用。

273

(3)敷脐法

处方:去屑丸:马钱子 35g,朱砂 6g,核桃仁 12 个,水银 35g(山东中医杂志 1989; 8 (1) : 21)

方法与主治:将马钱子放入香油或豆油中炸,炸鼓后轧成粉末。核桃仁入铁锅内炒焦轧细,将朱砂与诸药末拌匀,放入水银做成 15 个约鸡蛋大小的药丸备用,水银需先用适量香油单独研好后再用。患者清洗肚脐,将 1 药丸放入肚脐固定,24 小时后更换新药丸,用过的药丸还可用来外擦局部皮损。各期皮损均可使用。平均用药 48.3 天。

注意事项:应注意汞吸收中毒的可能性,必要时测定尿中汞含量。

(4)割治疗法(《常见病奇特疗法》)

黑胡椒 85g,穿山甲 10g,冰片 5g,共研细末,过 80~120 目筛后装瓶备用。取双耳支点穴、阳溪(双)、大椎、解溪(双),先用 75%的酒精消毒,再用手术刀或三棱针在穴位上划"一"或"十"字型痕迹(划痕长 3~5 毫米,以微出血为度,不宜过深,防止感染),然后撒少许药粉,用胶布敷贴固定,并用指端揉压穴位片刻,以增强局部刺激。每周 1 次,10 次为一个疗程。

典型病例

姓名:刘某　**性别:**男　**年龄:**84 岁

就诊日期:2022 年 8 月 15 日

主诉:双侧前臂及小腿皮疹,色红,鳞屑 10 余年,加重 2 年。

现病史:患者四肢红色皮疹 10 余年,刮之筛状出血,上覆鳞屑,偶见瘙痒,近期加重,遂来就诊。

既往史:既往高血压、冠心病、银屑病病史。

过敏史:否认药物及食物过敏史

体格检查:神清,面色萎黄,纳差,夜寐佳,二便调,舌暗红,脉滑。

西医诊断:银屑病

中医诊断:白疕

证候:气虚血热瘀滞

治则:补气,清热凉血化瘀

治疗:1.中药处方

丹皮 10g,赤芍 10g,生地 20g,紫草 10g,白茅根 20g,元参 10g,地肤子 10g,白鲜皮 10g,生石膏 20g,桑枝 20g,丹参 20g,苍术 6g,黄柏 10g,车前子 10g,甘草 10g,黄芪 15g,山药 15g,麦冬 10g,五味子 10g,三棱 10g,莪术 10g,金银花 10g,连翘 10g,蒲公英 15g

七剂,水煎服日一剂,早晚分服。

经过两个月治疗,10 月 24 日复诊,四肢皮疹色淡、消退。

按语:患者年过八旬,年老体虚,银屑病病史 10 余年,反复发作,气虚血燥,久病入络,复感热邪,气虚血热瘀滞而发病。治以补气,清热凉血化瘀。方中黄芪、山药、苍术补气,元参、麦冬、五味子养阴益气,丹皮、赤芍、生地、紫草、白茅根清热凉血,金银花、连翘、蒲公英、石膏、黄柏清热解毒,丹参、桑枝化瘀通络,地肤子、白鲜皮、车前子祛风化湿止痒。

贫 血

疾病定义 (张凤奎 主任医师)

贫血是指人体外周血中红细胞减少,当低于正常范围的下限时则不能对组织器官充分供氧,这将引起一系列症状,甚至导致进一步的器官病变,这一临床综合征被统称为贫血。国内诊断贫血的标准为:在海平面地区,成年男性血红蛋白(Hb)<120g/L;成年女性(非妊娠)Hb<110g/L;孕妇 Hb<100g/L.当然,贫血的正常范围受年龄、性别、海拔等诸多因素影响,应由临床医生进行具体判断。

贫血的严重程度分类

依据血红蛋白(Hb)浓度将贫血分为轻度、中度、重度、极重度贫血,在海平面地区,成年男性<120g/L,成年女性<110g/L,孕妇<100g/L 考虑贫血。

轻度:血红蛋白浓度>90g/L,但小于正常值;

中度:血红蛋白浓度 60~89g/L;

重度:血红蛋白浓度 30~59g/L;

极重度:血红蛋白浓度<30g/L。

中医治疗

1. 归脾汤

组成

白术、人参、黄芪、当归、甘草、白茯苓、远志、酸枣仁、木香、龙眼肉、生姜、大枣。

功用

益气补血,健脾养心。

主治

①心脾气血两虚证。心悸怔忡,健忘失眠,盗汗,体倦食少,面色萎黄,舌淡,苔薄白,脉细弱。

②脾不统血证。便血,皮下紫癜,妇女崩漏,月经提前,量多色淡,或淋漓不止,舌淡,脉细弱。

配伍特点

一是心脾同治,重点在脾,使脾旺则气血生化有源,方名归脾,意在于此;二是气血并补,但重在补气,意即气为血之帅,气旺血自生,血足则心有所养;三是补气养血药中佐以木香理气醒脾,补而不滞。

加减化裁

崩漏下血偏寒者,可加艾叶炭、炮姜炭,以温经止血;偏热者,加生地炭、阿胶珠、棕榈炭,以清热止血。

2. 八珍汤

组成

人参、白术、白茯苓、当归、川芎、白芍药、熟地黄、甘草。

功用

益气补血。

主治

气血两虚证。面色苍白或萎黄,头晕目眩,四肢倦怠,气短懒言,心悸怔忡,饮食减少,舌淡苔薄白,脉细弱或虚大无力。

加减化裁

若以血虚为主,眩晕心悸明显者,可加大地、芍用量;以气虚为主,气短乏力明显者,可加大参、术用量;兼见不寐者,可加酸枣仁、五味子。

3. 十全大补汤

组成

人参(去芦)6g,肉桂(去皮)3g,川芎 6g,干熟地黄 12g,茯苓 9 个,白术9g,甘草(炒)3g,黄芪 12g,当归(去芦),白芍药 9g。

用法

上为细末,每服 9g,用水一盏,加生姜三片、枣子二枚,同煎至七分,不拘时候温服。

功用

温补气血。

主治

气血两虚证。面色萎黄,倦怠食少,头晕目眩,神疲气短,心悸怔忡,自汗盗汗,四肢不温,舌淡,脉细弱,以及妇女崩漏,月经不调,疮疡不敛等。

出处

《太平惠民和剂局方》

4. 人参养荣汤(原名养荣汤)

组成

黄芪、当归、桂心、甘草(炙)、橘皮、白术、人参各 30g,白芍药 3g,熟地黄 9g,五味子、茯苓各 4g,远志(去心,炒)15g。

用法

上锉为散,每服 12g,用水一盏半,加生姜三片,大枣二枚,煎至七分,去滓,空腹服。

功用

益气补血,养心安神。

主治

心脾气血两虚证。倦怠无力,食少无味,惊悸健忘,夜寐不安,虚热自汗,咽干唇燥,形体消瘦,皮肤干枯,咳嗽气短,动则喘甚,或疮疡溃后气血不足,寒热不退,疮口久不收敛。

出处

《三因极一病证方论》

5. 当归补血汤

组成

黄芪、当归。

功用

补气生血。

主治

血虚阳浮发热证。肌热面红,烦渴欲饮,脉洪大而虚,重按无力。亦治妇人经期、产后血虚发热头痛;或疮疡溃后,久不愈合者。

配伍特点

有形之血不能速生,无形之气应当急固,有形之血生于无形之气,补气生血,故黄芪用量倍于当归(黄芪与当归用量5:1);黄芪大补肺脾之气,以滋生化之源;当归养血合营。

加减化裁

若妇女经期,或产后感冒发热头痛者,加葱白、豆豉、生姜、大枣以疏风解表;若疮疡久溃不愈,气血两虚而又余毒未尽者,可加金银花、甘草以清热解毒;若血虚气弱出血不止者,可加煅龙骨、阿胶、山茱萸以固涩止血。

西医治疗

福乃得

【别名】硫酸亚铁–维生素 C、维生素 B 复合物,维铁控释片

【适应证】用于治疗缺铁性贫血及维生素 C 和 B 族维生素缺乏症,特别适用于儿童增长期、妇女怀孕期及大运动量的运动员使用。

【用量用法】口服:1 片/(次·日),饭后整片吞服,连服 4~6 周。

【注意事项】有轻度胃肠道反应。服药期间不宜喝浓茶及食用鞣酸多的食物。

【规格】片剂(维铁控释片),每片含硫酸亚铁 0.525g。 7 片/盒。

医案 1

姓名:李某　**性别**:女　**年龄**:40 岁

就诊日期:2022 年 7 月 11 日

主诉:头晕 1 年余,加重 1 月来就诊。

现病史:自述月经量多 1 年多且伴有乏力症状,常于活动时发生,休息后稍缓解。近 1 月头晕乏力较前加重,伴心悸,胃纳减退,多梦,面色苍白。7 月 11 日

首诊,舌淡红脉细弱。

既往史:既往体健

过敏史:否认药物及食物过敏史

辅助检查:血常规血红蛋白69g/L。

西医诊断:贫血

中医诊断:头晕

证候:心脾两虚证

治疗:1.西药 福乃得 口服:1片/(次·日)

2.中药颗粒剂10剂

黄芪20g,当归10g,川芎10g,升麻5g,柴胡5g,龙眼肉12g,生地黄20g,山萸肉15g,山药15g,麦冬10g,醋五味子10g,炮姜10g,仙茅10g,炙淫羊藿10g,酒女贞子10g,墨旱莲10g,大枣10g,白芍10g,炙甘草6g,白茅根10g,小蓟10g,柏子仁10g,醋香附10g

开水冲服,日一剂,早晚分服。

7月22日复诊:化验检查血常规血红蛋白99g/L,头晕较前缓解,乏力,心悸,寐可,胃纳可,面色好转,舌淡红脉细。加减处方黄芪30g,当归6g,山药10g川芎6g,去生地黄、柏子仁加熟地黄15g、益母草10g,14剂。

8月8日复诊:症状均好转,复查血常规血红蛋白113g/L,在正常范围,舌淡红脉细。患者经行腹痛,去益母草,加肉桂10g、制吴茱萸6g,温煦胞宫,7剂,加减巩固治疗。

8月15日复诊,复查血常规血红蛋125g/L,患者经量正常。

医案2

姓名:李某　**性别:**女　**年龄:**44岁

就诊日期:2022年7月16日

主诉:乏力伴心悸2年余,加重1月来就诊。

现病史:自述月经量多数年,伴有乏力、心悸症状,动则甚,休息后稍缓解。近1月乏力、心悸较前加重,四肢沉重,伴头晕,多梦,面色苍白,纳少。7月16日

首诊,舌淡白脉细弱。既往史:既往体健

过敏史:否认药物及食物过敏史

辅助检查:查血常规血红蛋白 43g/L,红细胞 $2.5×10^{12}$L。

西医诊断:贫血

中医诊断:心悸

证候:心脾两虚证

治疗:1.西药 福乃得 口服:1 片/(次·日)

2.中药颗粒剂 10 剂

黄芪 30g,炒白术 10g,当归 10g,柴胡 5g,熟地黄 10g,酒萸肉 10g,山药 10g,川芎 10g,炮姜 10g,佩兰 10g,丹参 10g,桔梗 6g,瓜蒌 10g,柏子仁 10g,香附 10g,甘草 10g,党参 10g,茯苓 10g,白芍 10g

7 月 23 日复诊乏力、心悸症减,复查血常规血红蛋白 49g/L,红细胞 $2.49×10^{12}$L,原方继予 7 剂。

8 月 6 日复诊心慌乏力症消,复查血常规血红蛋白 97g/L,红细胞 $3.82×10^{12}$L,效不更方继予继予 7 剂。

8 月 21 日复查血常规血红蛋白 113g/L,红细胞 $4.14×10^{12}$L,贫血基本恢复正常。

8 月 28 日复查血常规血红蛋白 125g/L,红细胞 $4.14×10^{12}$L,恢复正常。

按语:贫血之症并非单纯大剂量补血,应该发挥辨证论治优势,因人而异。本案两患者长期月经量大,久虚不复,辨证当属心脾两虚。脾不升清,清窍失养则症见头晕,脾气亏虚不运、脾不统血则见月经过多,乏力、食少。心血不足则见心悸,多梦,面色萎黄。舌质淡,脉细均属气血不足之象。

方中以大量黄芪,同甘草、大枣甘温之品补脾益气以生血,使气旺而血生;当归、龙眼肉、白芍合柏子仁甘温补血养心安神;川芎、升麻理气活血引血上行,荣脑止崩。佐以炮姜温中,柴胡、香附疏肝理气。患者久病及肾,仙茅、炙淫羊藿、酒女贞子、墨旱莲、生地黄、醋五味子,阴阳双补,敛阴固涩;白茅根、小蓟止血;山萸肉、山药温补脾肾,使血有化生之源。治法重在心脾同治,气血双补。

利用气血关系,"有形之血不能速生,无形之气可速补",重在补气,投大量黄芪,"气为血之帅",气旺血自生,血足则心有所养。利用脾肾关系,"脾为百骸之母,肾为性命之根",兼以阴阳双补,平调脾肾,温而不燥。故效如桴鼓,患者贫血得以控制,血红蛋白恢复正常。

★ 本书视频
★ 本书音频
★ 走近名医

微信扫码

糖尿病足

糖尿病患者因下肢远端神经异常和不同程度的血管病变导致的足部感染、溃疡和(或)深层组织破坏。

预防

1.足部的自我检查

①每天要进行双足检查,观察足部皮肤颜色、温度改变,注意看趾甲、趾间、足底部皮肤有无胼胝、鸡眼、甲沟炎、甲癣、红肿、青紫、水泡、溃疡、坏死等,应及时找有经验的足医或皮肤科医师诊治,并说明自己患有糖尿病,不要自行处理足部疾患。

②用手指轻触足背靠近足踝处皮肤,寻找有无足背动脉及搏动的强弱,可以与正常人足背部动脉搏动情况进行比较,如摸不到或脉搏很细弱,表示足背动脉供血不足,这种情况常提示在足背动脉上端有大动脉血管狭窄或梗阻。

2.检查鞋内异物:每次穿鞋前,一定要仔细检查鞋内有无坚硬的异物、趾甲屑,鞋的里衬是否平整,以免磨损足部皮肤,导致足损伤。

3.每天用温和的肥皂水洗脚:洗脚前用手肘测水温,与婴儿洗澡时水温相近即可,不要用脚测水温,因为病友的脚不一定能正确感觉水温。洗后用软毛巾轻轻擦干,脚趾间也要擦干。如果脚易出汗,可以用爽身粉扑在脚上及脚趾间,多余的粉要拂掉。如果足部皮肤干燥,可用羊毛脂涂擦,但不可常用,以免皮肤过度浸软。

4.预防外伤:切忌赤脚走路,外出时不可穿拖鞋。选择轻巧柔软、前头宽大的鞋子,袜子以弹性好、透气及散热性好的棉毛质地为佳。冬天使用电热毯或烤灯时谨防烫伤。若要剪趾甲,应在清洗、擦干后剪,此时趾甲较软。修剪时要平剪,不要剪得太短和太接近皮肤,也不要将趾甲的边缘修成圆形或有角度,否则容易损伤甲沟皮肤,造成感染。

5.做腿部运动对改进下肢血液循环有益:①提脚跟:将脚跟提起、放下,重复20次。②甩腿:一只脚踩于一块砖上,手扶椅子,前后甩动另一只脚,甩动10次后脚尖着地,踝关节顺时针、逆时针方向旋转20次,然后再换另一只脚,重复做上述动作。③坐椅运动:双臂交叉于胸前,双腿分开与肩宽,然后做坐下、起立动作10次。

6.积极控制血糖,并戒烟:足溃疡危险性变化及足溃疡的发生、发展均与血糖密切相关,血糖值是检验干预有效与否最敏感的指标。因此,足溃疡的预防和控制应该从监测血糖开始。同时,应积极戒烟,防止因吸烟导致局部血管收缩而进一步促进足溃疡的发生。

中医分型治疗

以下方药来源于北京广安门医院,主治医师,姜北

1.寒湿阻络型:患肢(趾)喜暖怕冷,肤色苍白冰凉,麻木疼痛,遇冷疼痛剧烈,步履不利,多走则疼痛加剧,稍歇则痛缓,舌苔白腻或薄白,趺阳脉减弱或消失。

方药:麻黄、附片、细辛、桂枝、秦艽、木瓜、薏米、当归、桃仁、红花、丹参、赤芍、全虫、蜈蚣。

用法:每日1剂水煎服,药渣可煎水浴手足。

2.血脉瘀阻型:患肢酸胀,疼痛加重,呈持续性,行履沉重,活动艰难,患肢肤色由苍白转为暗红,下垂时更甚,抬高时则见苍白,皮肤干燥,小腿或足部反复出现游走性红斑、结节或硬索,趺阳脉搏消失,脉沉细涩。

方药:当归、丝瓜络、鸡血藤、赤芍、牛膝、土鳖虫、木瓜、桂枝、桃仁、红花、甘草。

用法:每日一剂,水煎服二次。

3.阳虚血瘀型:患肢(趾)喜暖怕冷,肤色苍白冰凉,麻木疼痛,舌淡,脉细。

方药:赤芍、鸡血藤、丹参、炮附子、当归、牛膝、干姜、地龙、炙甘草、蜈蚣。

用法:每日 1 剂,水煎服,炮附子先煎 1 小时。

4.湿热毒盛型:患肢疼痛剧烈,日轻夜重,喜冷怕热,溃破腐烂,浸润蔓延,伴发热、口渴、便秘、尿黄赤、苔黄厚腻。

方药:玄参、银花藤、蒲公英、土茯苓、当归、丹参、川芎、威灵仙、路路通、皂角刺、甘草。

用法:水煎服,每日一剂。

配合外洗治疗:银花藤、土茯苓、蒲公英、赤石脂、野菊花、寻骨风、丹皮、石楠藤、紫草、甘草、明矾,水煎外洗患处。

5.气虚血瘀型:面容憔悴、萎黄消瘦、心悸气短,自汗乏力,创面肉色淡红,久不愈合,疼痛,舌质淡嫩,脉象细弱无力。

方药:黄芪、熟地、当归、赤芍、白芍、川牛膝、红花、炮甲珠、木香、丹参、鸡血藤、甘草。

用法:每日 1 剂,水煎服。

中药方剂治疗

解毒济生汤(出自《外科正宗》卷二)

组成:川芎、当归、黄柏、知母、天花粉、金银花、麦门冬、远志、柴胡、黄芩、犀角、茯神各一钱(3g)、甘草、红花、升麻(手指加)、牛膝(足指加)各五分(1.5g)。

用法用量:水二钟,煎八分,临服入童便一杯,随病上下服。

功用:清热,活血,解毒。

主治:糖尿病足坏疽。脱疽初起,恶寒体倦,发热作渴,或肿或紫,或麻或痛,四肢倦怠,心志恍惚不宁者。

加减化裁:疼痛甚,夜不能寐者,加乳香、没药、延胡索;饮食无味者,加藿香、佩兰;肢体肿胀者,加防己、赤小豆;恶寒甚者,加细辛、制川乌。

外治法

1.浸洗法

处方:桂枝、附片、伸筋草、苦参各 15g(中西医结合杂志 1986;9 (6))

方法与主治：上药用水煎后趁热浸洗患肢，1日2次，10日1疗程。适用于寒湿阻络型脉管炎。

2.熏洗法

处方：紫花地丁30g，连翘30g，蚤休30g，赤芍15g，生甘草9g(《经验方》)

方法与主治：上药加水煎汤，待温度适宜时，熏洗患肢，1日1~2次，每次30分钟，15日1疗程。适用于湿热毒盛型脉管炎。

3.湿敷法

处方：金银花60g，五倍子15g，诃子15g(《经验方》)

方法与主治：上药煮水后湿敷伤口，1日2~3次，每次湿敷30分钟，适用于湿热毒盛型、气血两虚型脉管炎。

综合外治法

处方1：碘仿5g，白药4g，消炎粉10g，象皮粉20g，冰片7g，锌氧粉10g，黄连10g

处方2：生地30g，当归50g，头发10g，青果10g，麻油500g

处方3：苦参15g，甘草15g(《经验方》)

方法与主治：先将处方1共研极细末备用。将处方2中药入麻油中文武火慢熬，熬至滴水成珠，再入黄蜡60g，待溶化后去渣加入处方1研好的药末搅匀，待冷装瓶备用。用时以处方3煎汤洗患处，揩干后涂药于创面上。1日2次，1个月1疗程。适用于血栓闭塞性脉管炎坏死期。

医案记录

姓名：骆某　**性别**：女　**年龄**：68岁

就诊日期：2022年9月11日

主诉：右侧足趾疼痛6个月。

现病史：患者6个月前无明显诱因出现右侧足趾颜色紫暗、疼痛、轻微肿胀，足大趾疼痛明显，屈伸疼痛加重。近期服用布洛芬，疼痛轻微缓解，停药后疼痛更加明显。前来就诊。

既往史:糖尿病病史 20 年;否认高血压、冠心病病史;否认 14 天内出现发热、咳嗽、咳痰等呼吸道症状。

过敏史:否认食物、药物过敏史。

体格检查:T:36.5℃,P:67 次/分,R:20 次/分,BP:120/80mmHg,双肺未闻及干湿性啰音,心律齐,未闻及明显病理性杂音,腹软,无压痛、反跳痛,双下肢无水肿,右侧足背动脉搏动未触及。精神尚佳,纳可,因疼痛寐差,二便正常,舌质暗,苔薄白偏腻,脉弦滑。

辅助检查:血常规正常,空腹血糖 7.0mmol/L

中医诊断:脱疽(消渴病之兼证脱疽)

证候诊断:脾虚湿热证

西医诊断:糖尿病足

治　法:健脾除湿,清热凉血解毒

治　疗:1.中药处方

生黄芪 30g,桂枝 10g,丹参 20g,鸡血藤 10g,三七粉 3g(冲服),地龙 6g,桃仁 10g,红花 10g,生薏苡仁 10g,川芎 6g,当归 10g,吴茱萸 6g,通草 6g,细辛 3g,甘草 6g

水煎服,日一剂,早晚分服。

2.痛甚可继续服用布洛芬。

二诊:9 月 18 日疼痛稍有缓解,足趾颜色未有明显变化,医嘱继续服用中药。

生黄芪 30g,桂枝 10g,丹参 20g,鸡血藤 10g,桃仁 10g,生薏苡仁 10g,川芎 6g,当归 10g,吴茱萸 6g,通草 6g,细辛 3g,甘草 6g,蒲公英 10g,紫花地丁 10g,连翘 10g,乳香 10g,没药 10g,生地黄 15g

水煎服,日一剂,早晚分服。

三诊:9 月 25 日足趾屈伸疼痛明显减轻,足趾色泽变淡,医嘱继续服用中药。二诊处方基础上加忍冬藤 15g,共七剂,水煎服,日一剂,早晚分服。

四诊:10 月 2 日足趾屈伸疼痛消失,色泽正常,痊愈。

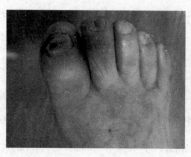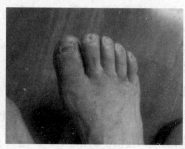

继续随诊。

按语:本病应以寒热、虚实来辨证。患者患肢皮肤暗红而肿,趺阳脉消失,患趾色如煮熟红枣,渐变紫黑,破溃腐烂,疼痛异常,伴发热,口干,便秘,尿黄赤,为热毒入络,以热证为主。宜清热解毒、消肿止痛、健脾除湿。本方以黄芪、桂枝扶正通络,丹参、鸡血藤、三七粉、地龙、桃仁、红花、川芎、当归活血化瘀,加吴茱萸、细辛增强通经止痛之功,加生薏苡仁健脾。加减调整处方,予蒲公英、紫花地丁、连翘、乳香、没药、生地黄增强清热解毒之效。

新冠肺炎的预防
及无症状感染者的治疗

新型冠状病毒肺炎(Corona Virus Disease 2019,COVID-19),简称"新冠肺炎",世界卫生组织命名为"2019 冠状病毒病",是指 2019 新型冠状病毒感染导致的肺炎。2019 年 12 月以来,湖北省武汉市部分医院陆续发现了多例有华南海鲜市场暴露史的不明原因肺炎病例, 证实为 2019 新型冠状病毒感染引起的急性呼吸道传染病。

发病特征

根据现有病例资料,新型冠状病毒肺炎以发热、干咳、乏力等为主要表现,少数患者伴有鼻塞、流涕、腹泻等上呼吸道和消化道症状。重症病例多在 1 周后出现呼吸困难,严重者快速进展为急性呼吸窘迫综合征、脓毒症休克、难以纠正的代谢性酸中毒和出凝血功能障碍及多器官功能衰竭等。值得注意的是重症、危重症患者病程中可为中低热,甚至无明显发热。轻型患者仅表现为低热、轻微乏力等,无肺炎表现。从目前收治的病例情况看,多数患者愈后良好,少数患者病情危重。老年人和有慢性基础疾病者愈后较差。儿童病例症状相对较轻。

传播途径

据央视新闻消息,上海疫情防控工作发布会介绍:卫生防疫专家强调,可以确定的新冠肺炎传播途径主要为直接传播、气溶胶传播和接触传播。直接传播是指患者喷嚏、咳嗽、说话的飞沫,呼出的气体近距离直接吸入导致的感染;气溶胶传播是指飞沫混合在空气中,形成气溶胶,吸入后导致感染;接触传播是指飞沫沉积在物品表面,接触污染手后,再接触口腔、鼻腔、眼睛等黏膜,导致感染。

临床表现

新型冠状病毒感染的肺炎患者的临床表现为:以发热、乏力、干咳为主要表现,鼻塞、流涕等上呼吸道症状少见,会出现缺氧低氧状态。约半数患者多在一周后出现呼吸困难,严重者快速进展为急性呼吸窘迫综合征、脓毒症休克、难以纠正的代谢性酸中毒和出凝血功能障碍。值得注意的是,重症、危重症患者病程中可为中低热,甚至无明显发热。部分患者起病症状轻微,可无发热,多在1周后恢复。多数患者愈后良好,少数患者病情危重,甚至死亡。

无症状感染者(asymptomatic patient),是指无相关临床症状(如发热、咳嗽、咽痛等可自我感知或可临床识别的症状与体征),呼吸道等标本新冠病毒病原学(通常指核酸检测)或血清特异性免疫球蛋白M(IgM)抗体检测阳性者。

预防及治疗

一、疫苗接种

二、中药预防

益正抗毒汤

1.处方

黄芪30g,白术10g,防风10g,沙参10g,麦冬10g,五味子10g,山药10g,山萸肉10g,麻黄10g,杏仁10g,鱼腥草15g,浙贝10g,瓜蒌10g,杷叶10g,苍术10g,厚朴10g,藿香10g,陈皮10g,玄参10g,芦根15g,黄芩10g,金银花10g,连翘10g,大青叶10g,薄荷10g,槟榔10g,草果10g,甘草10g

2.治则

益气养阴,健脾补肾,宣肺养胃,清热解毒,化痰止咳。

3.主治

(1)疫区正常人群预防新冠肺炎;

(2)隔离点密接人员;

(3)新冠肺炎无症状感染者;

(4)新冠肺炎轻症。

4.方解

黄芪、防风、白术益气固表,沙参、麦冬、玄参、芦根益气生津,清养肺胃,山药、山茱肉、五味子健脾养胃、补肾敛肺,麻黄、杏仁、鱼腥草、黄芩、浙贝、杷叶、瓜蒌宣肺清热化痰止咳,苍术、藿香、陈皮芳香化湿、健脾理气,槟榔、厚朴、草果开达膜原、辟秽化浊,金银花、连翘、大青叶、薄荷清热解毒、疏风解表。全方益气养阴、健脾补肾、宣肺养胃、清热解毒、化痰止咳,以达扶正祛邪之功效。

正如《黄帝内经》:"正气存内,邪不可干,邪之所凑,其气必虚"。

通过扶正起到预防疾病的作用。

5.运用

(1)用于正常人群预防新冠肺炎及隔离点密接人员时,扶正药与祛邪比例为3:1;

(2)用于新冠肺炎无症状感染者,扶正药与祛邪比例为1:1;

(3)用于新冠肺炎轻症,扶正药与祛邪比例为 1:3。

三、背部拔罐

取穴:大椎、肺俞、心俞、膈俞、肩髃。

脾气虚时加脾俞;肾气虚时加肾俞。

医案记录

姓名:张某　**性别**:男　**年龄**:33 岁

就诊时间:2020 年 2 月 24 日

主诉:新冠病毒肺炎,核酸检测弱阳性一天

现病史:患者妻子于 2020 年 1 月底感染新冠肺炎病毒,其做为密接人员一直在集中隔离,在 2 月 23 日核酸检测中呈弱阳性。

过敏史:否认药物及食物过敏史。

体格检查:神清,精神佳,无发热、咳嗽、鼻塞流涕,无恶寒、头身痛,纳可,眠可,二便调,舌边红略有齿痕,苔薄腻。

西医诊断:新冠肺炎无症状感染者

证候:脾虚湿毒郁肺

治则:补气养阴,健脾化湿,清热宣肺化痰

治疗:中药处方

柴胡 10g,黄芩 10g,草果 10g,厚朴 10g,焦槟榔 10g,苍术 10g,元参 10g,沙参 10g,鱼腥草 30g,半夏 10g,麻黄 6g,黄芪 20g,白术 10g,知母 10g,芦根 15g,浙贝 10g,连翘 15g,瓜蒌 15g,杏仁 10g,桔梗 6g,焦三仙各 10g,甘草 10g

7 剂,开水冲服,日一剂,早晚分服。

经过一周治疗,核酸检测阴性。

新冠病毒感染的中医治疗

新冠病毒感染侵犯人体,出现不同的表现,有的出现无症状感染,有的出现恶寒发热头痛身痛,有的出现发热咽痛咳嗽。在恢复期,疫毒伤气伤阴而出现气阴两虚的表现,干咳乏力,疫毒伤脾而出现脾虚湿蕴的表现,食少纳呆腹胀便溏乏力等。

根据表现不同,制定了固表抗毒方治疗无症状感染者,清解抗毒方治疗恶寒发热头痛身痛,清肺抗毒方治疗发热咽痛咳嗽,恢复期采用养阴抗毒方治疗干咳乏力,用健脾抗毒方治疗食少纳呆腹胀便溏乏力。五个抗毒方中,达原饮运用贯穿于各个抗毒方中。

达原饮出自明代吴又可的《温疫论》。吴又可称此方可驱离人体膜原之邪,"使邪气溃败,速离膜原",故方名"达原饮"。本方由槟榔、厚朴、草果等组成,有开达膜原、辟秽化浊之功,主治温病初起、邪伏膜原。现代可用槟榔 9g、厚朴 6g、草果 3g、知母 6g、白芍 6g、黄芩 6g、甘草 3g,水煎服。

方药解析:《温疫论》言:"槟榔能消能磨,除伏邪,为疏利之药,又除岭南瘴气;厚朴破戾气所结;草果辛烈气雄,除伏邪盘踞;三味协力,直达其巢穴,使邪气溃败,速离膜原。热伤津液,加知母以滋阴;热伤营气,加白芍以和血;黄芩清燥热之余;甘草为和中之用。"全方合用,共奏开达膜原、辟秽化浊之功,使疫毒之邪溃散,速离膜原,热毒得清,阴津得复,诸证悉除。

抗疫应用:此次新冠肺炎患者临床常表现为"湿浊"的症状和体征,所以达原饮受到广泛重视。该方的辨证要点为先畏寒后发热,或发热不畏寒、胸闷呕恶、头痛烦躁、舌苔垢腻或苔白厚如积粉等表现。应用达原饮时尤需重视舌象,古人说"杂病重脉,温病重舌",疫毒之邪侵入膜原,浊邪上犯,肺胃受伤,津液不能布化,就会出现"舌苔垢腻或白厚如积粉"这种特殊的舌象。

一、疫毒初期侵犯人体，毒力弱，人体正气不虚，邪弱正强内蕴体内，故无明显的临床表现，仅出现舌苔薄腻，湿毒内蕴。采用固表抗毒方，益气养阴，化湿解毒。

方药：黄芪10g，白术10g，防风10g，麻黄10g，杏仁10g，鱼腥草15g，元参10g，芦根15g，沙参10g，苍术10g，藿香10g，草果10g，槟榔10g，厚朴10g，金银花10g，连翘10g，甘草10g

本方由玉屏风散、达原饮、藿香正气散加减而成。用玉屏风散益气固表，而扶正，增强机体抵抗力。用达原饮，辟秽化浊，驱邪外出。用藿香正气散，理气化湿，解表和中；将人体内的湿邪排出体外。三方合用扶正祛邪，将疫毒排出体外。

附方：

1.玉屏风散

功用：益气固表止汗。

主治：表虚自汗。汗出恶风，面色㿠白，舌淡苔薄白，脉浮虚。亦治虚人腠理不固，易感风邪。

方义：本证多由卫虚腠理不密，感受风邪所致。表虚失固，营阴不能内守，津液外泄，则常自汗；面色㿠白，舌淡苔薄白，脉浮虚皆为气虚之象。方中黄芪甘温，内补脾肺之气，外可固表止汗，为君药；白术健脾益气，助黄芪以加强益气固表之功，为臣药；佐以防风走表而散风邪，合黄芪、白术以益气祛邪。且黄芪得防风，固表而不致留邪；防风得黄芪，祛邪而不伤正，有补中寓疏，散中寓补之意。

2.藿香正气散

面对疫情和疾病，利用政府的组织协调能力，减少其对人民群众的伤害自古有之。宋朝就专门设立了太平惠民和剂局，包括惠民局、和剂局两个部分，和剂局相当于制药工场(制药)，惠民局相当于药店(售药)。在宋朝的16次疫情记录中，太平惠民和剂局就颁布了12次官方医方。其中，藿香正气散作为祛湿圣药一直被沿用至今。

现代研究也发现，肺部的热邪如果不能及时排出体外，就会往下走，与人体的水液结合变成湿邪。湿邪凝固在体内，邪气不仅到处乱窜，将病传变到其他脏腑,而且比较难排出体外,就会表现出痰多咳嗽、头痛昏重、呕吐、腹泻等症状。

而藿香正气散的10余味中药,正好具有理气、化湿、解表、和中的作用。全方药物由藿香、紫苏、白芷、半夏、厚朴、陈皮、大腹皮、白术、茯苓、桔梗、甘草、生姜、大枣组成。可很好的将人体内的湿邪排出体外,至今藿香正气都是治疗肠胃性感冒,治疗中暑的一味良药。

二、疫毒外袭肌表,卫阳被遏,腠理闭塞,营阴郁滞,经脉不通,故见恶寒发热无汗头身痛;疫毒内蕴膜原,表里相应,外寒郁表,内有郁热。采用清解抗毒方,解表清热,辟秽化浊。方药:麻黄10g,桂枝10g,杏仁10g,生石膏30g,金银花10g,连翘10g,大青叶20g,苍术10g,藿香10g,草果10g,槟榔10g,瓜蒌10g,厚朴10g,薄荷10g,芦根15g,玄参10g,沙参10g,甘草10g

本方由麻黄汤、大青龙汤、达原饮、藿香正气散四方综合而成。用麻黄汤发汗解表,大青龙汤发汗解表,兼清郁热,藿香正气散和胃化湿,达原饮辟邪化浊,四方合用;通过发汗解表,使疫毒自外而表,通过内清郁热,辟秽化浊,使疫毒自内而清。

附方:

1.麻黄汤

功用:发汗解表,宣肺平喘。

主治:外感风寒表实证。恶寒发热,头身疼痛,无汗而喘,舌苔薄白,脉浮紧。

方义:本方证为外感风寒,肺气失宣所致。风寒之邪外袭肌表,使卫阳被遏,腠理闭塞,营阴郁滞,经脉不通,故见恶寒、发热、无汗、头身痛;肺主气属卫,外合皮毛,寒邪外束于表,影响肺气的宣肃下行,则上逆为喘;舌苔薄白,脉浮紧皆是风寒袭表的反映。治当发汗解表,宣肺平喘。方中麻黄苦辛性温,归肺与膀胱经,善开腠发汗,祛在表之风寒;宣肺平喘,开闭郁之肺气,故本方用以为君药。由于本方证属卫郁营滞,单用麻黄发汗,只能解卫气之闭郁,所以又用透营达卫的桂枝为臣药,解肌发表,温通经脉,既助麻黄解表,使发汗之力倍增;又畅行营阴,使疼痛之症得解。二药相须为用,是辛温发汗的常用组合。杏仁降利肺气,与麻黄相伍,一宣一降,以恢复肺气之宣降,加强宣肺平喘之功,是为宣降肺气的常用组合,为佐药。炙甘草既能调和麻、杏之宣降,又能缓和麻、桂相合之峻烈,使汗出不致过猛而耗伤正气,是使药而兼佐药之用。四药配伍,表寒得散,营卫得通,肺气得宣,则诸症可愈。

2.大青龙汤

功用:发汗解表,兼清郁热。

主治:外感风寒,兼有里热,恶寒发热,身疼痛,无汗烦躁,脉浮紧。亦治溢饮,见上述症状而兼喘咳面浮者。

方义:本方证为风寒束表,卫阳被遏,热盛伤津所致。治疗以发汗解表,兼清郁热为主。方中用麻黄、桂枝、生姜辛温发汗以散风寒,能使内热随汗而泄。甘草、生姜、大枣甘温补脾胃、益阴血,以补热伤之津;无津不能作汗,又可以充汗源。石膏甘寒清解里热,与麻黄配伍能透达郁热。杏仁配麻黄,一收一散,宣降肺气利于达邪外出。诸药配伍,一是寒热并用,表里同治,侧重于"于在表者,汗而发之";二是发中寓补,汗出有源,祛邪而不伤正。

三、疫毒自口鼻而入,侵犯呼吸道及肺部,故见发热咽痛咳嗽,湿毒内蕴化热,故见发热舌红苔腻,脉滑。采用清肺抗毒方,清热宣肺,辟邪化浊。

方药:麻黄 10g,杏仁 10g,生石膏 30g,牛蒡子 10g,金银花 10g,连翘 10g,桔梗 6g,芦根 15g,鱼腥草 20g,瓜蒌 10g,黄芩 10g,杷叶 10g,浙贝母 10g,沙参 10g,麦冬 10g,苍术 10g,藿香 10g,草果 10g,槟榔 10g,厚朴 10g,玄参 10g,大青叶 10g,薄荷 10g,甘草 10g

本方由:麻杏石甘汤、银翘散、藿香正气散、达原饮四方综合而成。用麻杏石甘汤清热宣肺平喘,银翘散辛凉透表,清热解毒。藿香正气散,和胃化湿。达原饮辟秽化浊。四方合用,通过透表宣肺清热,使疫毒自表而解,通过解毒,辟秽化浊,使湿毒自内而清。

附方:

1.麻杏石甘汤

疫气(病毒)传染致病,都是从口、鼻、眼等部位进入人体,最先伤害的就是呼吸道,然后病毒在人体的五脏六腑中随经传变,进而伤害人体的其他部位。对于肺部感染类疾病,张仲景在《伤寒论》中,就给后代留下了一个经典方——麻杏石甘汤。

麻杏石甘汤,用于治疗"发汗后,汗出而喘,无大热者",也被称为退烧第一药。麻杏石甘汤由麻黄、杏仁、甘草,石膏四味药组成,方中麻黄宣肺平喘。杏仁止咳化痰,石膏清泻肺热。炙甘草和中益气。方中解表与清肺并用,宣肺与降气结合,以清、宣为主,共奏辛凉疏表、清肺平喘之效。

麻杏石甘汤的这四味药,虽然没有一味是"杀菌"、"抗病毒"的中药,但对因肺部感染(肺炎)造成的退热的治疗却特别有效。现代临床研究也表明:麻杏石甘汤对于上呼吸道感染、急性和慢性气管及支气管炎、支气管肺炎等,可归属于中医"肺热"、"咳喘"的病证具有显著的疗效。

麻杏石甘汤不仅是为一个经典方,也为中医药防控疫病的诊疗思路:开门逐寇(病毒)。也就是说,不管是何种病毒变异株,进入肺部造成感染后,麻杏石甘汤首先想到的不是把人体当成战场,直接与病毒搏杀,而是通过药力的组合,将疫气(病毒)通过发汗、化痰、利大小便等方式排出体外。

2.银翘散

功用:辛凉透表,清热解毒。

主治:用于风热感冒,发热头痛,口干咳嗽,咽喉疼痛,小便短赤。

方义:方中金银花、连翘清热解毒,疏散风热,芳香避秽,为君药。薄荷、牛蒡子疏散风热,清利头目,解毒利咽;荆芥穗、淡豆豉解表散邪,四者均为臣药。芦根、淡竹叶清热生津;桔梗开宣肺气而止咳利咽,同为佐药。甘草调和药性,护胃安中,又合桔梗利咽止咳,为佐使药。诸药合用,共奏辛凉解表、清热解毒之功。

四、若疫毒郁表,湿毒化热,或疫毒自口鼻而入,湿毒化热壅肺。治疗失当,不愈,湿毒日久耗气伤阴,而见干咳乏力,舌红少苔,脉细,采用养阴抗毒方,补气养阴,润肺化痰止咳。

方药:沙参 10g,麦冬 10g,五味子 10g,桔梗 10g,瓜蒌 10g,杏仁 10g,浙贝10g,芦根 15g,鱼腥草 15g,杷叶 10g,款冬花 10g,百部 10g,草果 10g,厚朴 10g,甘草 10g,山药 15g,山萸肉 15g

本方由沙参麦冬汤、达原饮二方综合而成。用沙参麦冬汤,甘寒生津,滋养脾胃,达原饮辟秽化浊,通过补气养阴润肺化痰止咳,辟秽化浊使湿毒内清。

附方:

沙参麦冬汤

功用:甘寒生津,清养肺胃。

主治:燥伤肺胃或肺胃阴津不足,咽干口渴,或热,或干咳少痰。现用于气管炎、肺结核、胸膜炎、慢性咽炎等属于肺胃阴伤者。

方义:沙参、麦门冬清养肺胃,玉竹、天花粉生津解,生扁豆、生甘草益气培中、甘缓和胃,以甘草能生津止渴,配以桑叶,轻宣燥热,合而成方,有清养肺胃、生津润燥之功。

五、若疫毒郁表,湿毒化热,或疫毒自口鼻而入,湿毒化热壅肺。治疗失当,不愈,湿毒日久伤脾,而见食少、纳呆、腹胀、便溏、乏力,舌淡红,脉弱,采用健脾抗毒方,补气健脾,化湿止泻。

方药:党参10g,白术10g,茯苓10g,山药10g,砂仁6g,薏米15g,苍术10g,藿香10g,厚朴10g,草果10g,马齿苋20g,炮姜10g,扁豆10g,焦山楂10g,焦麦芽10g,焦神曲10g,甘草10g

本方由藿香正气散、参苓白术散、达原饮三方综合而成。用藿香正气散,和胃化湿。参苓白术散健脾化湿止泻。达原饮辟秽化浊。通过补气健脾,化湿止泻,辟秽化浊,使脾气健运,湿毒内清。

附方:

参苓白术散

功用:补脾胃,益肺气。

主治:用于脾胃虚弱,食少便溏,气短咳嗽,肢倦乏力。

方义:方中人参补气,健脾养胃;白术、茯苓燥湿健脾;山药、薏苡仁、扁豆健脾化湿;砂仁芳香化湿,和胃降逆;桔梗宣肺养肺;甘草调和诸药,诸药合用,共奏健脾益气、渗湿止泻之效。

新冠病毒感染中医病因病机辨证治疗

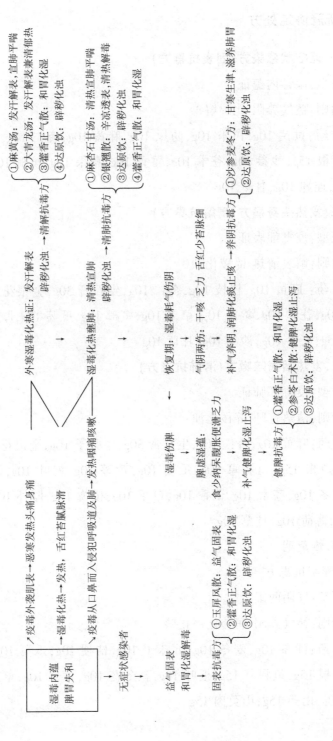

湿毒内蕴
脾胃失和
↓
无症状感染者 → 益气固表
和胃化湿解毒
↓
固表抗毒方 ①玉屏风散：益气固表
②藿香正气散：和胃化湿
③达原饮：辟秽化浊

↗疫毒外袭肌表 →恶寒发热头身痛
→湿毒化热 →发热，舌红苔腻脉滑
↘疫毒从口鼻而入侵犯呼吸道及肺 →发热咽痛咳嗽

外寒湿毒化热证：发汗解表
辟秽化浊 →清解抗毒
↓
①麻黄汤：发汗解表，宣肺平喘
②大青龙汤：发汗解表兼清郁热
③藿香正气散：和胃化湿
④达原饮：辟秽化浊

湿毒化热壅肺：清热宣肺
辟秽化浊 →清肺抗毒
↓
①麻杏石甘汤：清热宣肺平喘
②银翘散：辛凉透表，清热解毒
③达原饮：辟秽化浊
④藿香正气散：和胃化湿

湿毒伤脾 → 湿毒蕴脾：
脾虚湿蕴：
食少纳呆腹胀便溏乏力
↓
补气健脾化湿止泻
↓
健脾抗毒方 ①藿香正气散：和胃化湿
②参苓白术散：健脾化湿止泻
③达原饮：辟秽化浊

恢复期：湿毒耗气伤阴
↓
气阴两伤：干咳 乏力 舌红少苔脉细
↓
补气养阴，润肺化痰止咳 →养阴抗毒方 ①沙参麦冬方：甘寒生津，滋养肺胃
②达原饮：辟秽化浊

新冠协定处方

一、无症状感染方(固表抗毒方)

证型:湿毒内蕴证

治则:益气养阴 化湿解毒

方药:黄芪 10g,白术 10g,防风 10g,麻黄 10g,杏仁 10g,鱼腥草 15g,元参 10g,芦根 15g,沙参 10g,苍术 10g,藿香 10g,草果 10g,槟榔 10g,厚朴 10g,金银花 10g,连翘 10g,甘草 10g

二、发热头身痛方(清解抗毒方)

证型:疫毒郁表证

治则:解表清热 辟秽化浊

方药:麻黄 10g,桂枝 10g,杏仁 10g,生石膏 30g,金银花 10g,连翘 10g,大青叶 20g,苍术 10g,藿香 10g,草果 10g,槟榔 10g,瓜蒌 10g,厚朴 10g,薄荷 10g,芦根 15g,玄参 10g,沙参 10g,甘草 10g

三、发热咽痛咳嗽方(清肺抗毒方)

证型:疫毒郁肺证

治则:清热宣肺 辟秽化浊

方药:麻黄 10g,杏仁 10g,生石膏 30g,牛蒡子 10g,金银花 10g,连翘 10g,桔梗 6g,芦根 15g,鱼腥草 20g,瓜蒌 10g,黄芩 10g,杷叶 10g,浙贝母 10g,沙参 10g,麦冬 10g,苍术 10g,藿香 10g,草果 10g,槟榔 10g,厚朴 10g,玄参 10g,大青叶 10g,薄荷 10g,甘草 10g

四、恢复期

1.养阴抗毒方

证型:气阴两虚

治则:补气养阴 润肺化痰止咳

方药:沙参 10g,麦冬 10g,五味子 10g,桔梗 10g,瓜蒌 10g,杏仁 10g,浙贝 10g,芦根 15g,鱼腥草 15g,杷叶 10g,款冬花 10g,百部 10g,草果 10g,厚朴 10g,甘草 10g,山药 15g,山萸肉 15g

2.健脾抗毒方

证型:脾虚湿蕴

治则:补气健脾 化湿止泻

方药:党参 10g,白术 10g,茯苓 10g,山药 10g,砂仁 6g,薏米 15g,苍术 10g,藿香 10g,厚朴 10g,草果 10g,马齿苋 20g,炮姜 10g,扁豆 10g,焦山楂 10g,焦麦芽 10g,焦神曲 10g,甘草 10g

临床典型医案

发热医案

一、结核病发热

姓名:张某　**性别**:女　**年龄**:33 岁

就诊日期:2020 年 6 月 11 日

主诉:发热 20 天。

现病史:患者于 20 天前不规则发热,体温在 38.4℃,上级医院检查均未见明显异常,于天津市海河医院检查后痰液检出结核杆菌。常规抗痨治疗后,体温始终偏高。于 2020 年 6 月 11 日前来就诊。

既往史:既往体健。

过敏史:否认药物及食物过敏史。

体格检查:双侧小腿肿胀,神清,纳可,面色萎黄,眠佳,二便调,舌淡红苔白腻,脉细。

辅助检查:无

西医诊断:发热

中医诊断:湿温发热

证候诊断:湿温郁于气分

治　　法:化湿清热

处　　方:1.中药三仁汤加减

土茯苓 15g,茯苓皮 20g,滑石粉 30g,清半夏 10g,杏仁 12g,薏苡仁 20g,苍术 10g,竹叶 10g,厚朴 10g,白豆蔻 12g,瓜蒌 10g,木通 10g,黄柏 10g,知母 10g,连翘 10g,防风 10g,藿香 10g,佩兰 10g,车前子 10g,桂枝 10g,白芍 10g,生黄芪 20g,防己 10g,焦山楂 10g,焦麦芽 10g,焦神曲 10g,山药 20g

7剂,水煎服,日一剂,早晚分服。

2.西洋参 10g/日,水煎服

复诊: 2020 年 6 月 18 日,体温 37℃恢复正常,小腿肿胀症消,继续服用中药 7 剂,西洋参 10g/日,水煎服。服药后随访体温恢复正常,没有再次发热,痊愈。

按语: 此病案患结核病耗伤正气,感受湿温邪气,郁于气分所致发热。予以三仁汤加减治疗。方中土茯苓解毒除湿,茯苓皮利水渗湿消肿,杏仁宣利上焦肺气,肺气宣则湿亦化;白蔻仁芳香化湿,行气宽中,畅中焦之脾气;薏苡仁甘淡性寒,利湿清热而健脾,可以疏导下焦,使湿气从小便而去;配伍滑石之甘淡性寒,利湿清热;木通、竹叶甘寒淡渗,以助清利湿热之力;半夏、厚朴辛苦性温,行气化湿,散结除痞,既助行气化湿之功,又使寒凉而不碍湿。诸药相合,宣上畅中渗下,使湿热之邪从三焦分消。瓜蒌清化痰热,宽胸散结,知母清热。连翘、防风清表热,藿香、佩兰除湿,车前子健脾利湿,桂枝、白芍调和营卫而止汗,防己利水消肿,生黄芪补气,焦三仙、山药健脾。西洋参扶正,益气养阴。正复邪退而痊愈。

二、湿温发热

姓名: 罗某　**性别:** 女　**年龄:** 21 岁

就诊日期: 2022 年 7 月 25 日

主诉: 发热 15 天。

现病史: 患者于 15 天前无明显诱因不规则发热,体温在 37.8℃,上级医院检查均未见明显异常,遂来就诊。

既往史: 既往体健。

过敏史: 否认药物及食物过敏史。

体格检查: 神清,纳可,眠佳,二便调,舌红苔白,脉缓。

辅助检查: 无

西医诊断: 发热

中医诊断: 湿温发热

证候诊断: 湿温郁于气分

治　法:化湿清热

处　方:1.中药三仁汤加减

半夏 10g,杏仁 10g,薏苡仁 15g,滑石粉 30g,芦根 30g,生石膏 30g,知母 10g,连翘 15g,厚朴 10g,川木通 10g,苍术 10g,生地 30g,淡豆豉 10g,沙参 15g,玄参 10g,焦三仙各 10g,竹叶 10g,生甘草 10g

7 剂,水煎服,日一剂,早晚分服。

2.西洋参 10g/日,水煎服。

二诊:服药 4 天后体温恢复正常为 37℃。

前方去沙参加太子参补气生津;栀子清热除烦,山药健脾,服药 7 剂巩固疗效。7 天后随访体温正常未复发。

按语:本病患者感受湿温邪气,郁于气分所致发热。予以三仁汤加减治疗。方中杏仁宣利上焦肺气,盖肺主一身之气,气化则湿亦化;白蔻仁芳香化湿,行气宽中,畅中焦之脾气;薏苡仁甘淡性寒,利湿清热而健脾,可以疏导下焦,使湿气从小便而去;配伍滑石之甘淡性寒,利湿清热;通草、竹叶甘寒淡渗,以助清利湿热之力;半夏、厚朴辛苦性温,行气化湿,散结除痞,既助行气化湿之功,又使寒凉而不碍湿。诸药相合,宣上畅中渗下,使湿热之邪从三焦分消;连翘清表热,生石膏清热泻火,除烦止渴;苍术健脾燥湿,生地清热凉血,养阴生津。淡豆豉解表除烦。沙参养阴清肺,益胃生津。玄参清热凉血,焦三仙健脾开胃。

三、结肠癌术后发热

姓名:李某　性别:男　年龄:65 岁

就诊日期:2020 年 5 月 1 日

主诉:发热 30 天。

现病史:患者于 30 天前结肠癌术后发热,体温在 38~38.6℃波动。经多方治疗,发热不退。于 2020 年 5 月 1 日前来就诊。

既往史:结肠癌。

过敏史:否认药物及食物过敏史

体格检查:神清,面色萎黄,表情淡漠,胃胀纳呆,倦怠乏力,夜寐不佳,小便黄,大便调,舌红苔腻,脉滑。

西医诊断:发热

中医诊断:湿温发热

证候:湿热郁阻脾胃

治则:清热利湿健脾

治疗:1.中药处方:三仁汤加减

茯苓 10g,芦根 20g,滑石 30g,藿香 10g,厚朴 10g,竹叶 10g,豆蔻 10g,柴胡 10g,木通 6g,栀子 10g,天花粉 10g,连翘 15g,杏仁 10g,薏苡仁 15g,黄芩 10g,焦三仙各 10g,甘草 10g

七剂,水煎服日一剂,早晚分服。

2.西洋参 10g/日,水煎服。

复诊:5 月 10 日,服药后发热症减,体温降至 37.5℃,胃胀症减,舌淡红苔腻,脉缓。仍觉乏力。上方加黄芪 30g、山药 30g、苍术 10g,麦冬 10g,五味子 10g,山萸肉 20g,元参 15g,半夏 10g,瓜蒌 30g,砂仁 6g,七剂,水煎服,日一剂。

随访:服药后体温正常,乏力症消,饮食正常。嘱其清淡饮食,注意休息。

体会:上述三个发热医案,一个是结核病发热 20 天,感受湿温,郁于气分所致,一个是感受湿温发热 15 天,一个是结肠癌术后发热 30 天。三方均使用三仁汤加减化湿清热,三者均发热 15 天以上,发热过久,人体正气受损,气阴两伤,故采用西洋参扶正益气养阴,通过扶正祛邪,正复邪退,热退身凉,痊愈。使用西洋参是根据施今墨老先生治疗发热经验,用于临床效如拂鼓。

舌缩医案

刘维君　选自《中国针灸》第二届全国针灸科研与临床研讨会论文集 1996

高某,男,32 岁,农民,1996 年 2 月 16 日初诊。

主诉:舌体不能伸缩两天。

现病史:两天前,患者与其父吵架生气,后与孩子逗玩大笑后,其舌体即不能吐出口外,自觉舌体后坠,伸缩失灵。随即到当地医院诊治,予以输液治疗,效果不显,转天来我处诊治。

查:神清,面色微红,舌体伸缩失灵,其口微能张开,语言不清,四肢活动正常,苔腻脉弦。

诊断:舌缩

证属气郁痰湿阻闭心窍。

治疗:开窍,化痰,行气通络。

取水沟用泻法,强刺激以流泪为度,不留针;内关,左右两手各持一针同时针刺,平补平泻,留针 10 分钟;廉泉穴强刺激,以局部酸胀为度,用泻法。用上法治疗一次后,患者当时即能将舌吐出口外,舌体伸缩自如,仅觉舌后胀痛,语言清晰。第 2 天针刺后,各症消失,痊愈。

按语:舌缩又称舌短。临床很少见,中医文献报道很少。该患者由于与其父吵架生气,后又与孩子逗玩,大笑后而现此症。中医辨证属于气郁痰湿,阻闭心窍。"心开窍于舌"故见舌体伸缩失灵。取穴水沟、内关开窍通心,廉泉化痰通络,从而达到开心窍,通经络,行气血的目的。

孕期面瘫

姓名:诸某某　性别:女　年龄:32 岁

就诊日期:2022 年 10 年 16 日

主诉:右侧口歪 7 天。

现病史:患者于 7 天前突然右侧口歪,右侧额纹消失,眼裂不能闭合,鼻唇沟消失,鼓腮漏气。

既往史:已婚

过敏史:否认药物及食物过敏史。

体格检查:神清,口苦,不欲饮食,夜寐佳,二便调。

西医诊断:面神经麻痹

中医诊断:口僻

证候:风痰阻络 少阳不和证

治则:祛风化痰通络

处方:1.中药内服:牵正散加减

白附子 10g,柴胡 6g,羌活 6g,白芷 10g,蜈蚣 1 条,僵蚕 10g,黄芪 15g,黄芩 10g,甘草 6g,栀子 10g,当归 10g,川芎 10g

7 剂,水煎服,日一剂,早晚分服

2.中药外敷:牵正散加减研面,蜂蜜调外敷患侧

全蝎,蜈蚣,当归,川芎,羌活,肉桂,白附子,僵蚕,甘草

3.针刺治疗:阳白、攒竹、丝竹空、人中、地仓、承浆、颊车、风池,留针 30 分钟,每周二次

4.刺络拔罐:阳白、颊车

留罐 5 分钟,每周二次

复诊:经过 1 周治疗,右侧额纹显现,鼻唇沟略显,月经错后 10 天,检查已经怀孕,停内服中药,其他治疗不变,针刺不取合谷。

经过三周六次针刺、拔罐治疗,配合中药外敷治疗,患者双侧额纹对称,右眼闭合正常,双侧鼻唇沟对称,痊愈。

按语:怀孕后出现面瘫,由于孕期免疫力低下,过度疲劳或压力过大,少阳不和,面部感受风寒而引起。用牵正散加减内服外敷,配合针灸浅刺是特色,方药以牵正散加减,祛风化痰通络,患者兼见口苦,默默不欲饮食,脉弦,故配合柴、芩、栀和解枢机,清泄热邪,当归、黄芪、川芎共奏疏通面部经络气血之效,并促进病变局部气血运行,让局部经络得以疏通,经筋得以恢复正常弛纵功能。额纹,鼻唇沟,口角歪斜都应归于阳明经,故用白芷引诸药入阳明经。采用中药内服外敷、针刺、刺络拔罐治疗而愈,注意孕期面瘫不选合谷穴,以免引起流产。

虫咬皮炎

患者姓名:张某　**性别:**男　**年龄:**8 岁

就诊时间:2019 年 12 月 20 日

主诉:右侧面部皮疹瘙痒 3 月

现病史:3 个月前右侧面部因虫咬,出现红肿渗出皮疹结痂,反复发作,面积 3cm×4cm,痒甚,曾多次到医院治疗未见好转。遂来我科就诊。

既往史:既往体健

体格检查:精神佳,纳可,眠佳,二便调,舌淡红脉滑。

西医诊断:虫咬皮炎

中医诊断:湿疮病

证候:脾虚湿热内蕴证

治则:健脾化湿,清热解毒

治疗:1.中药处方

丹皮 10g,板蓝根 15g,地肤子 10g,苍术 10g,熟军 6g,没药 6g,赤芍 10g,生石膏 20g,白鲜皮 10g,生甘草 10g,车前子 10g,生黄芪 10g,生地 20g,知母 10g,黄柏 10g,金银花 10g,当归 10g,元参 10g,水牛角粉 3g(冲服),乳香 6g,连翘 12g,川芎 6g

水煎服,日一剂,早晚分服。

2.刺络拔罐:2 次/周

复诊:经过三周治疗皮疹结痂脱落,痊愈。

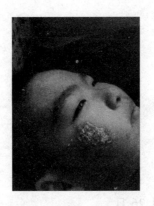

按语:本例患者蚊虫叮咬后,邪毒侵犯面部而见红肿。患者年幼正气不足,红肿皮疹渗出日久,正虚邪毒郁于肌表。故采用黄芪、苍术、当归、甘草、元参补气养血滋阴,丹皮、水牛角粉、赤芍、金银花、连翘、板蓝根、熟军、生石膏、黄柏、车前子清热凉血解毒,川芎、乳香、没药化瘀消肿,白鲜皮、地肤子祛风止痒。配合刺络拔罐,清热解毒化瘀消肿,正复邪消而愈。

支气管哮喘

患者:刘某　　**性别**:男　　**年龄**:56 岁

就诊日期:2022 年 5 月 26 日

主诉:气喘痰鸣 5 天

现病史:患者于 2022 年 5 月 21 日突然出现气喘、痰鸣,活动加重,胸闷乏力。三伏贴连续治疗三年。

既往史:哮喘病史十年。

过敏史:否认药物及食物过敏史。

体格检查:精神可,纳差,寐不佳,二便调,舌淡红苔腻,脉细。

辅助检查:无

西医诊断:支气管哮喘

中医诊断:哮病

证候:肺肾气虚　痰湿阻肺

治则:补肾养阴　宣肺化痰平喘

处方:1.中药治疗

麻黄 10g,杏仁 10g,石膏 30g,浙贝 10g,山药 15g,山萸肉 15g,芦根 20g,甘草 10g,地龙 10g,射干 10g,鱼腥草 30g,橘红 10g,车前子 10g,麦冬 10g,五味子 10g,熟地 10g,仙茅 10g,洋火叶 10g,瓜蒌 10g

7 剂,水煎服,日一剂,早晚分服。

2.拔罐治疗:大椎、肺俞、心俞、膈俞、肾俞、肩髃,每周一次,留罐 10 分钟。

经过五周治疗,气喘痰鸣胸闷症消。

按语:支气管哮喘是在支气管在高反应状态下由变应原或其他因素引起的广泛气道狭窄的疾病。临床特点为间歇性发作。本例患者发病十年,全年不定期发作,以致肺肾气虚、痰湿阻肺,阻塞气道而出现哮喘病。治以补肾养阴、宣肺化痰平喘。方用五味子、仙茅、洋火叶、山药、山萸肉温补肾气,麻黄、杏仁、浙贝、橘红、射干化痰止咳平喘,鱼腥草、地龙清肺平喘,麦冬、熟地、芦根滋养肺阴。经过三年三伏贴治疗,患者哮喘发作次数减少,症状减轻,随访今年秋冬季节未发病。

带状疱疹

姓名:刘某　**性别**:男　**年龄**:82 岁

就诊时间:2021 年 6 月 14 日

主诉:右侧腰腹部皮疹 2 天

现病史:患者于 2021 年 6 月 12 日,右侧腰腹部出现片状簇状大疱皮疹,色红,最大面积 2cm×3cm,内为透明色液体,成片状分布,疼痛不明显。

既往史:既往高血压、糖尿病、冠心病病史

体格检查:神清,纳可,眠差,二便调,舌红苔腻脉细。

西医诊断:带状疱疹

中医诊断:蛇串疮

证候:脾虚湿热内蕴

治则:健脾化湿,清热解毒化瘀

治疗:1.中药处方

牡丹皮 10g,麸炒白术 10g,醋没药 10g,车前子 10g,连翘 15g,苦参 10g,赤芍 10g,黄芪 20g,当归 10g,炒川楝子 10g,麸炒薏苡仁 15g,焦山楂 10g,地黄 30g,玄参 10g,川芎 10g,醋延胡索 10g,甘草 10g,焦麦芽 10g,麸炒苍术 10g,醋乳香 10g,滑石 30g,金银花 10g,黄柏 10g,焦神曲 10g

7 剂,水煎服,日一剂,早晚分服。

2.刺络拔罐:每日一次,4 日

复诊:6 月 28 日经过两周治疗,右侧腰腹部疱疹已结痂,腰部有一处有少量渗出未结痂,续服中药 7 剂。

复诊:7 月 5 日腰腹部结痂脱落,愈合。

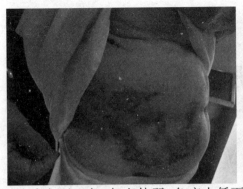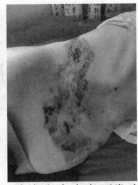

按语：患者年过8句,年老体弱,免疫力低下,感染疱疹病毒而发病。年老体虚脾胃虚弱,湿郁化热,湿毒郁于肌肤而形成大疱皮疹。方中采用黄芪、白术、苍术、焦三仙、甘草健脾益气,薏米、滑石、苦参、车前子化湿清热,金银花、连翘、丹皮、赤芍、黄柏、生地清热凉血解毒,元胡、川芎、乳香、没药化瘀消肿,玄参、当归养阴和血。配合刺络拔罐,清热解毒化瘀消肿。纵观全方扶正祛邪,正复邪去而愈。

肌酐偏高

1.脾肾两虚型

姓名:韩某　**性别**:女　**年龄**:74 岁

就诊日期:2021 年 10 月 24 日

主诉:血肌酐升高 4 个月

现病史：患者 2021 年 6 月健康查体，发现尿素氮 12.56mmol/L，肌酐 127μmol/L,尿蛋白 2(+),潜血 2(+),尿酸 596mmol/L。10 月 24 日遂来就诊。患者乏力甚,无周身瘙痒,无尿频尿急尿痛等明显不适。

既往史:既往高血压病史。

过敏史:否认药物及食物过敏史。

体格检查:刻诊,患者面色萎黄,晦暗无光,无晨起眼睑或下肢水肿,无肾区叩击痛,精神可,纳可,夜寐差,小便黄,大便调。舌红苔薄腻,脉细。

辅助检查:尿素氮 12.56mmol/L,肌酐 127μmol/L,尿蛋白 2(+),潜血 2(+)。泌尿系彩超无明显异常。

诊断:肾功能异常——肌酐升高

证候诊断:脾肾两虚湿热内蕴证

治法:健脾补肾,清热化湿

处方:黄芪 30g,玄参 10g,葛根 15g,丹皮 10g,焦神曲 10g,太子参 10g,熟地 10g,菟丝子 15g,茯苓 15g,丹参 10g,大蓟 15g,赤芍 10g,生地 20g,焦山楂 10g,焦麦芽 10g,甘草 10g,山萸肉 15g,鱼腥草 20g,山药 15g

水煎服,日一剂,早晚分服。

复诊：原方加减持续服药,2022 年 4 月 13 日复查肌酐99μmol/L, 尿素氮

9.25mmol/L,尿酸 482mmol/L。2022 年 6 月 30 日复查尿素氮 9.73mmol/L,肌酐 95umol/L,尿酸 576mmol/L,尿蛋白阴性,潜血 1(+)。肾功能明显好转,继予中药汤剂,随症加减。2022 年 7 月 28 日复查尿素氮 9.16mmol/L,肌酐 99μmol/L,尿酸 563mmol/L,潜血 1(+),白细胞(+-)。期间间断服药,肾功能基本稳定,予以停药,嘱低盐、低脂、优质低蛋白饮食,注意休息,避免过度劳累。2022 年 10 月 24 日复查肌酐 94μmol/L,尿素氮 9.2mmol/L,尿酸 466mmol/L。肌酐恢复正常值,肾功能稳定,未复发。

按语:慢性肾功能不全属中医学"水肿""癃闭""尿浊""尿血""腰痛""关格"等范畴,初始以邪实为主,反复发作,迁延不愈,最终耗伤正气,形成虚劳或关格,并容易产生病理产物蓄积,虚实夹杂。现运用现代医学检验手段可以在症状不明显发现肾功能异常,运用传统医学手段早期干预,可以逆转肾功能,提高患者生活质量,避免出现中、重度肾功能不全甚至尿毒症的产生。辨证论治从患者自身出发进行调理,扶正益气养阴,结合清热凉血化湿泻浊,截断肾脏病的进一步发展。

2.肾虚湿热型

姓名:肖某　**性别:**男　**年龄:**28 岁

就诊日期:2022 年 10 月 5 日

主诉:血肌酐升高 1 年

现病史:患者 2021 年 10 月健康查体后发现尿素氮 7.56mmol/L,肌酐 107μmol/L,尿酸正常遂来就诊。患者伴有汗出,活动加重。

既往史:既往体健。

过敏史:否认食物及药物过敏史。

体格检查:患者面色萎黄晦暗无光,无晨起眼睑或下肢水肿,无肾区叩击痛,精神佳,纳可,夜寐佳,小便黄,大便调。舌红苔腻,脉细。

辅助检查:尿素氮 7.56mmol/L,肌酐 107μmol/L,泌尿系彩超无明显异常。

西医诊断:肾功能异常——肌酐升高

中医诊断:自汗病

证候诊断:肾虚湿热证

治法:补肾化湿,清热止汗

处方:清半夏 10g,茵陈 20g,黄柏 10g,知母 10g,大黄炭 20g,车前子 10g,生薏米 10g,浮小麦 15g,生龙骨 10g,生牡蛎 10g,滑石 20g,山药 15g,山萸肉 15g,生地 10g,夏枯草 10g,地骨皮 10g,甘草 6g,菟丝子 10g

水煎服,日一剂,早晚分服。

复诊:经过四周 28 剂治疗,患者汗出症消,肌酐 91μmol/L,恢复正常,嘱其忌酒。

按语:患者青壮年,嗜酒,日久湿热内蕴,伤及肾脏,故出现汗出,活动后加重,肌酐升高。故采用山药、山萸肉、菟丝子滋补肝肾,半夏、茵陈、车前子、滑石、大黄炭、生地、薏米清热凉血化湿,黄柏、知母、地骨皮、夏枯草清热除蒸,浮小麦、龙骨、牡蛎益气敛阴止汗。湿热除,肾精复,故汗出止,肌酐恢复正常。

包皮水肿

姓名:刘某　**性别**:男　**年龄**:28 岁

就诊时间:1993 年 11 月 3 日

主诉:包皮肿胀 2 天

现病史:2 天前阴囊搔痒,经服龙胆泻肝丸后,瘙痒未减,并痒及龟头,随后出现阴囊肿胀,包皮肿胀,龟头出现散在红点,奇痒难忍。随后到中医一附院皮肤科治疗。

体格检查:阴囊肿胀,包皮水肿,冠状沟皮肤肿大如核桃大,内为积液。

西医诊断:包皮水肿

中医诊断:水肿

证候:湿热内蕴

治则:清热解毒,利湿消肿

处方:1.三妙散加减

苍术 10g,黄柏 10g,牛膝 6g,金银藤 20g,蒲公英 20g,木通 10g,马齿苋 40g,土茯苓 40g,赤芍 15g,萆薢 12g,车前草 15g,泽泻 10g,生薏米 30g

7 剂,水煎服,日一剂,早晚分服。

2.中药外敷:(1)黄连膏(2)地榆油

每日两次,交替使用

3.氯雷他定片。10mg,每日一次

复诊:11 月 5 日按上述方法用药 2 天后痒减,但包皮水肿未减,仍肿如核桃。采用注射器抽液治疗,用 75% 酒精棉球及碘伏消毒后,用 5ml 注射器,在肿胀部位穿刺,抽出液体5ml。继续服用上方,3 天后包皮肿胀及阴囊肿胀消失,搔痒消失,病痊愈。

按语:包皮水肿一般由术后感染,包皮龟头炎,药物过敏所致。本例病人是由于服药后,出现包皮水肿,由药物过敏所致。中医认为是由湿热蕴结肝经所致,导致阴囊及包皮水肿、搔痒。采用三妙散加减,清热解毒、利湿消肿,配合注射器穿刺治疗,肿消湿退而痊愈。

手腕腱鞘炎

姓名:徐某　　**性别**:男　　**年龄**:42岁

就诊时间:2005年7月10日

主诉:右侧腕背肿胀疼痛2月

现病史:患者于2月前突感右侧手背腕部肿胀疼痛,活动加重。曾经按摩治疗,效果不显。于7月10日到咸水沽镇卫生院就诊。

体格检查:右侧腕背部食指肌腱肿胀如果仁大小,活动加重。

诊断:手腕腱鞘炎

治则:疏经通络,消肿止痛

处方:局部围刺治疗

方法:取0.5寸毫针,将肿胀部位用75%酒精棉球消毒。用8支毫针,在囊肿周围围刺进针,针尖刺向囊肿中心。再取一支毫针对准中心直刺。留针30分钟,每日一次。

经过5次治疗腕部肿胀消失,活动正常。

按语:腱鞘炎是日常工作生活中,由于手长时间处于1个动作,或者经常做某一个动作,致使肌腱和腱鞘之间产生摩擦,从而引起的炎证。采用围刺治疗,疏经通络,消肿止痛,使腱鞘肿胀消退。

足踝关节肿痛

姓名：吕某　**性别**：男　**年龄**：50 岁

就诊时间：2022 年 10 月 23 日

主诉：右踝关节肿胀 1 天伴疼痛

现病史：右踝关节肿胀伴疼痛，右足底有两处钱币状红色结痂。

既往史：既往体健，无扭伤史。否认高血压、心脏病史。否认 14 天内出现发热、咳嗽、咳痰等呼吸道症状。

体格检查：右踝关节内外侧肿胀明显，按之无凹陷，皮温略高，皮色微红，足背及小腿无明显肿胀

辅助检查：血常规 WBC6.8×10⁹/L

西医诊断：踝关节肿胀

中医诊断：痹病

证候：湿热下注

治则：清热凉血 利湿化瘀 通络消肿

治疗：1.中药处方

牡丹皮 10g，赤芍 10g，生地黄 10g，忍冬藤 10g，鸡血藤 16g，茯苓皮 10g，炒苍术 10g，黄柏 10g，醋乳香 10g，醋没药 10g，川芎 10g，牛膝 10g，滑石 20g，车前子 10g，甘草 6g，生薏苡仁 15g

共 7 剂，水煎服，日一剂，早晚分服

2.针灸：围刺法针刺肿胀部位，留针 30 分钟，每周两次

3.刺络拔罐：在肿胀明显部位及小腿内侧踝上 8 寸、小腿外踝上 4 寸、8 寸处刺络拔罐，留罐 5 分钟，每周两次

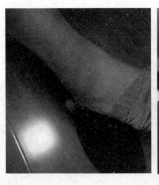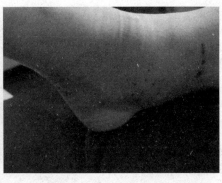

首次治疗后：患者足踝部肿胀明显减轻达 70%，无疼痛，局部皮色皮温均正常。治疗 4 次后，肿胀疼痛消失，痊愈。

按语：热痹是由于湿热之邪引起的肢体关节疼痛、红肿的病证。病机主要是气血痹阻不通，筋脉关节失于濡养所致。方中选用丹皮、赤芍、生地、黄柏清热凉血，苍术、茯苓皮、滑石、车前子、生薏苡仁利湿消肿，乳香、没药、川芎活血化瘀，忍冬藤、鸡血藤清热活血通络，牛膝引经下行。针刺舒经通络，刺络拔罐清热化瘀消肿。以上共奏，清热凉血利湿，通络消肿，湿热病除而痊愈。

紫癜

姓名:冯某 **性别**:男 **年龄**:71 岁

就诊时间:2018 年 10 月 16 日

主诉:左侧下肢内侧瘀斑,疼痛 3 天

现病史:患者 3 天前无明显诱因出现左侧大腿内侧,小腿内侧片状紫色瘀斑,关节疼痛,夜间疼痛加重。

既往史:既往高血压、冠心病病史

体格检查:神清,纳可,眠差,二便调,舌淡,紫暗,脉弦滑。

辅助检查:血常规查血小板 141×10⁹/L ,其余各项指标均正常

西医诊断:过敏性紫癜

中医诊断:紫斑

证候:热毒内蕴,气虚血瘀

治则:清热凉血止血 补气化瘀

治疗:1.中药处方

丹参 15g,丹皮 15g,生地 30g,赤芍 10g,牛膝 10g,红花 10g,川芎 6g,乳香 10g,没药 10g,黄柏 10g,龙胆草 10g,车前子 10g,金银藤 15g,三七 3g,熟地 10g,柴胡 10g,黄芩 10g,焦山楂 10g,焦麦芽 10g,甘草 10g,白芍 10g,大蓟 10g,小蓟 10g,白茅根 10g,仙鹤草 10g,黄芪 15g

7 剂,水煎服,日一剂,早晚分服。

2.针刺治疗

取穴:血海、阴陵泉、三阴交,每日 1 次

二诊:下肢紫斑色变浅,疼痛减轻,范围较前缩小,舌淡紫暗,脉弦滑,加大活血化瘀之功,去川芎,加红花 10g、泽泻 10g,丹参 15g,7 付水煎服,日一剂,早

晚分服。

三诊：紫斑消退，疼痛消失，病灶部位只留下浅淡印记，舌淡紫暗，脉弦滑，病情已趋于痊愈，加大补气化瘀之功，去大蓟、小蓟，黄芪加至20g,7付水煎服，日一剂，早晚分服。

经过三周治理，瘀斑消退，疼痛症消，痊愈。

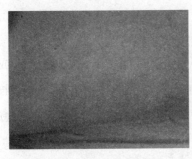 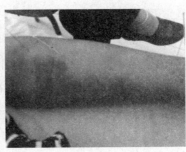

按语：紫癜是一种血液溢于皮肤黏膜下，进而出现瘀点、瘀斑的一种疾病。本例患者年过七旬，年老脾虚感受热邪，热毒内炽，营阴被灼，血液黏滞难行，气虚不能摄血于脉内，血溢脉外，瘀血停滞经络。

方中采用丹皮、赤芍、生地，黄芩、黄柏、龙胆草清热凉血止血，大蓟、小蓟、仙鹤草、白茅根凉血止血，乳香、没药、红花、川芎、三七、金银藤凉血化瘀之通络，黄芪补气健脾，熟地、白芍养血敛阴，牛膝引经下行。针刺疏经通络。以上共奏，清热凉血止血，补气化瘀消斑，正复邪去，斑消瘀去而痊愈。

针刺治愈外伤性截瘫一例

刘维君　选自《天津中医学院学报》NO.4　1995

　　外伤性截瘫是由于脊柱突然受到外界直接或间接暴力,引起骨折或脊柱脱位,不完全或完全地损伤了脊髓或马尾神经所造成的损伤平面以下的肢体感觉或运动功能不完全或完全地丧失,以及二便功能障碍等。现将针刺治愈腰椎压性骨折所致截瘫一例,简介如下。

　　马某,男 25 岁,农民。于 1988 年 3 月,在村办厂工作时,不幸被机器砸伤,以致昏迷。经当地医院抢救,苏醒后,即感双下肢完全不能活动,腰以下部分完全丧失感觉。腰椎 X 片显示腰五椎粉碎性骨折。先后两次施行腰五椎板减压术,脊髓探查,殖骨融合术。术中发现马尾神经受到损害。术后疗效不佳。出院后,又经他人针刺治疗两月无效。于 1988 年 10 月请余诊治。神经系统检查:神清合作,腰以下痛温觉,触觉及深感觉减退,双下肢肌力力,近端 1 级,远端 0级,双足下垂,双下肢肌肉萎缩,双下肢肌张力降低,腱反射消失,双下肢病理反射(一),小便为潴留性尿失禁,大便秘结。

　　取穴:①督脉穴:人中、至阳、筋缩、命门、腰阳关;②华佗夹脊穴:胸 1、3、5、7、9、11、腰 1、3;③环跳、秩边、大肠俞;④双下肢经脉排刺法:a 足太阴阳明经排刺法;b 足厥阴少阳经排刺法;c 足少阴太阳经排刺法。以此疏通督脉,以上带下,调理阴阳。

　　治法:①、②、③组穴,每日针一次,④组穴下肢经脉,日针一经,交替使用。进针后,一定要有针感,有向下肢或阴部放射感为佳。如针刺人中,定要刺到流泪为度。针至阳,筋缩、命门、腰阳关,定要局部酸胀或向下肢传射为度。针刺环跳、大肠俞要以针放射至足底,针刺秩边针感既要传至足部还要传至阴部,以上腧穴不留针。华佗夹脊穴以得气为度留针 30 分钟。双下肢经脉排刺法,日选一组。如足太阴阳明经刺法，即在下肢经脉循行部位，每隔一寸依次排列，以得气为度，留针 30 分钟。余者同理。经过四个月的针刺治疗，患者下肢感觉已基本恢复正常，双下肢肌力均为 V 级，肌萎缩不明显，腱反射可引出，未见病理反射，大小便恢复正常，能独自行走。一年后随访，患者已能骑自行车，参加体力劳动。

体会：祖国医学认为，外伤性截瘫是督脉损伤所致。《难经》记载："督脉者，起于下极之俞，并于脊里，上至风府，入属于脑"。由此可见督脉与脊髓和脑之间都有着密切关系，因而脊柱骨折伴脊髓损伤后，督脉之阳气亦损伤，经气运行不畅，气滞血瘀，不能濡养筋骨肌肉，以致肢体麻木，痿软不用。所以取人中、至阳、筋缩、命门、腰阳关以疏通督脉，调理阴阳。所以，通过针刺能加速瘫痪肢体恢复。

新冠病毒感染后胃肠后遗症

姓名:刘某　**性别**:女　**年龄**:57 岁

就诊时间:2023 年 1 月 19 日

主诉:呕吐、腹泻、头晕 1 天

现病史:1 月前感染新冠全身症状基本消失后,仍留有腹胀,大便溏,粘马桶,不易冲,患者于 2023 年 1 月 18 日晚,饮食不节后出现恶心呕吐、腹泻、头晕,后到二附属医院急诊输液 1 次,症状未见改善。1 月 19 日上午到八里台卫生院就诊。

既往史:既往体健。于 2022 年 12 月 17 日新冠病毒感染。

过敏史:否认药物及食物过敏史

体格检查:面色萎黄,语言无力,倦怠乏力,纳差。有时腹痛,大便稀,每日三次,头晕、失眠,舌红苔腻脉细。血压 120/80mmHg。

西医诊断:新冠病毒感染后胃肠后遗症

中医诊断:1.呕吐

　　　　　　2.腹泻

　　　　　　3.头晕

证候:脾虚湿热内蕴

治则:补气健脾,和胃止呕,清热化湿止泻

治疗:1.中药内服

生黄芪 15g,山药 15g,炒白术 10g,苍术 10g,半夏 10g,竹茹 10g,柴胡 10g,黄芩 10g,天麻 10g,柏子仁 10g,合欢花 10g,龙骨 10g,牡蛎 10g,山萸肉 10g,草果 6g,厚朴 10g,藿香 10g,马齿苋 30g,葛根 10g,黄连 10g,白扁豆 10g,滑石 20g,车前子 10g,木香 6g,白芍 10g,防风 6g,瓜蒌 15g,焦山楂 10g,焦神曲 10g,

焦麦芽 10g,甘草 10g

7 剂,水煎服,日一剂,早晚分服。

2.针灸治疗

取穴:内关、中脘、天枢、四神聪、风池、足三里、阴陵泉、三阴交、太冲,每日一次,3 日。

复诊:1 月 20 日,患者一夜眠好,语音洪亮,呕吐、腹泻症消,头晕症减,饮食好转。

1 月 21 日,针灸、中药治疗 2 天后,头晕症消,睡眠佳,纳可,痊愈。

按语:患者新冠病毒感染后,湿毒未消,内蕴体内。由于劳累劳心,脾胃虚弱,加之饮食不洁,湿毒侵犯胃肠出现恶心呕吐、腹泻,脾虚不运,气血不足,出现头晕、失眠、乏力、语言无力。采用补气健脾安神,化湿清热止泻。方中用黄芪、山药、白术、苍术,补气健脾,藿香、厚朴、草果、马齿苋、车前子、白扁豆,芳香化湿、辟秽化浊止泻,半夏、竹茹,清热和胃止呕,木香、白芍,理气缓急止痛,天麻、龙骨、牡蛎,平肝潜阳止晕,葛根、黄芩、黄连,清热止泻,柏子仁、合欢花,养心安神,配合针灸补气健脾调理肠胃,正复邪消而痊愈。